# 社会ネットワークと健康

「人のつながり」から健康をみる

トーマス・W・ヴァレンテ——［著］

森 亨 ＋ 安田 雪——［訳］

# Social Networks and Health

Models, Methods, and Applications
Thomas W. Valente

東京大学出版会

Social Networks and Health:
Models, Methods, and Applications
by Thomas W. Valente

Copyright © 2010 by Oxford University Press, Inc.

*Social Networks and Health: Models, Methods, and Applications* was originally published in English in 2010. This translation is published by arrangement with Oxford University Press. University of Tokyo Press is solely responsible for this translation from the original work and Oxford University Press shall have no liability for any errors, omissions or inaccuracies or ambiguities in such translation or for any losses caused by reliance thereon.

Translation by Toru MORI and Yuki YASUDA

University of Tokyo Press, 2018
ISBN978-4-13-060413-0

# まえがき

　本書は、医学、公衆衛生方面での社会ネットワーク分析の研究・応用に関する主要な理論、方法、モデルおよび知見を紹介しようとするものである。ネットワーク分析に関心のある者なら誰にでも読めるように構成したが、同時に、社会ネットワーク分析の大学院課程の序論としても使えるようにしてある。社会ネットワーク分析研究の基本的な特徴は、関係——誰が誰と結びついているか——が、行動を説明するうえで格段に重要である、ということである。関係および関係のパターンは、個人やグループの行為に広範で多彩な影響を及ぼす。社会ネットワーク分析に関する研究は、過去70年間にわたり学界で行われてきたが、近年の、コンピューターやコミュニケーション技術の発達は、この学問を劇的に変化させた。

　本書は3部に分けられる。第Ⅰ部は第1章～第4章にわたって「モデル」を扱う。第1章では、社会ネットワーク分析が関連するこの学問・研究の問題の主要な領域を紹介する。第2章は、この分野の歴史を要約し、社会ネットワーク分析が既存の行動変容の理論をどのように補っているかを紹介する。第3章は、ネットワーク・データの収集に関する5つの方法について比較検討し、それぞれが一部共通、一部特殊な形式を持っていること、これらによってネットワーク・データ収集について10通りの研究方法が区別されることをみる。第4章は、パーソナルおよびエゴ・セントリックなネットワークの効果、およびパーソナル・ネットワーク・データを用いて検証される多くの仮説について記述する。

　第Ⅱ部は「方法論」で、ネットワーク・データから得られる概念や尺度を計算するための方法に関する情報について述べる。中心性に関する尺度はネットワークの中で最も重要なノードを確認する方法であるが、これについては第5章で扱う。第6章は、ネットワークの中のグループを定義する方法について述べる。第7章では、ネットワークの中での位置を規定する方法を論じる。そ

して第8章では、密度、平均パス長、クラスターといったネットワーク・レベルの尺度について紹介する。

第Ⅲ部は「応用」として、第9章から第11章にわたって行動変容に対する社会ネットワーク分析の応用について検討する。ここでは、社会ネットワークの文脈の中での個人の行動が重要になる。ストカスチックなネットワーク推定ないしは指数型ランダムグラフモデル、思想の普及、およびネットワークによる介入という、3つの応用分野を概観し検討を行う。第Ⅲ部の最後には、第12章として全体の要約をつける。

記述は、初心者の読者に対して明快、簡潔、そして包括的になるように心がけた。ときとして章によっては、重要な指標や概念に関する短い数式を示した。数学に慣れていない読者は、これらの式は飛ばしても、理解や流れが損なわれることはない。数学に強い読者は、これらの概念に関する表面的な扱いに多少がっかりするかもしれない。筆者としては、この相矛盾する要求のつりあいに関して、数学に強い読者、慣れていない読者の両方に謝らなければならない。

筆者が期待したいのは、社会ネットワーク分析の理解に関心のある研究者が、本書を通して自分の研究や実践の中に、この方法を取り入れるようになってくれることである。ネットワーク分析の分野は、組織の向上、リスク行動の理解、連携関係の調整、保健ケアの提供といった、さまざまな状況のいずれに対しても応用可能で、研究・実践に役に立つ、すばらしいツールと技法を提供してくれる。社会ネットワーク分析の応用の普及に対する唯一の障壁は、ネットワーク分析の使い方に関する人々の理解と訓練にあった。本書は、このような障壁を少しでも取り除き、みながよりよきネットワーカー、そしてネットワーク分析者になるのに役立つことを目指している。

## 謝　辞

本書は、「公衆衛生研究者に社会ネットワーク分析の領域を紹介する教科書を」という希望から作られたものである。制作にあたっては、南カリフォルニア大学の同僚の支援に助けられるところが大きかった。これにはとくに、Chih-Ping Chou、Michael Cousineau、Kayo Fujimoto、Marientina Gotsis、

Andy Johnson、Mary Ann Pentz、Alan Stacey、Donna Spruijt-Metz、Anamara Ritt-Olson、Steve Sussman、Jennifer Unger らとともに行った研究業績が含まれる。同様にジョンズ・ホプキンス大学、南カリフォルニア大学で数年来私の社会ネットワーク分析の講義をとった多くの学生にも感謝したい。さらに社会ネットワーク研究を私と一緒にしてくれた学生、とくに Kate Coronges, Heather Hether, Patty Kwan, Janet Okamoto, Lisa Prosser, Beth Hoffman にお礼を言いたい。Marc Boulay（ジョンズ・ホプキンス大学）、Jenine Harris（セントルイス大学）、Charles Kadushin（ブランディーズ大学）には準最終原稿を読んでもらい、コメントをいただいた。妻の Rebecca Davis には、本書への貴重なヒントや助言をもらった。

　本書のネットワーク・グラフの大半は NetDraw で作成し、多くの分析は UCINET を用いて行った。

　さらに、以下のいくつかの機関から資金援助を受けた。USC transdisciplinary Drug Abuse Prevention Research Center（TPRC）に対する National Institute on Drug Abuse（NIDA）の支援（とくに Projects 2: TND Network (DA16094))、Transdisciplinary Tobacco Use Research Centers（P50-CA84735）に対する National Cancer Institute の支援、Steps Toward Effective Prevention（STEP）(CA-012524, Pentz, PI) に対する National Institute on Drug Abuse の支援、Transdisciplinary Research on Energetics and Cancer（U54 CA 116848）に対する National Cancer Institute の支援、組織づくりに関する我々のネットワーク研究（HS-CG-06-000006）に対する California Endowment の支援、我々の Wellness Partners study（U-64448）に対する Robert Wood Johnson Foundation の支援。

# 日本の読者の皆様へ

　私の著した *Social Networks and Health: Models, Methods, and Applications* の日本語訳をお届けすることを、たいへんうれしく思います。私は 1992 年から社会ネットワーク分析を教えてきましたが、その間にこの学問領域の構成や機能についての私なりの見解を作り上げてきました。本書は、そうした見解をいろいろな面で反映しています。社会ネットワーク分析（Social Network Analysis, SNA）は、数学と社会学の交叉点の片すみから成長して、社会学、生物学、物理学のすべての分野に応用しうる世界的なパラダイムとなりました。この本が皆様にこの世界への展望を提供すること、それによってこれら社会ネットワーク分析の理論、方法、技法に関して日頃から発表される文献や知見を、皆様がより容易に使いこなせるようになることを希望します。

　さらに、本書が皆様にとって研究の役に立ち、社会ネットワーク分析全般の理解を助けるものになることを願っています。初学者の皆様には本書がしっかりとした入門書となり、これによって理論と方法論に親しみ、ご自分の研究課題を組み立てられるようになることを期待します。多少なりとも経験をお持ちの方には、本書によって知識がさらに深まり、研究が強化されることを望みます。指導者の方々には本書の話題に基づいた PowerPoint つきのシラバスを用意し、自由にお使いになれるようにしてあります（https:github.com/USCCANA/netdiffuseR）。

　ご覧のように、本書は 3 部に分かれています。すなわち、①SNA の用語とデータについての序章、②ネットワーク・データから導かれる主要な尺度に関する方法論、そして、③ネットワーク・データを現実の世界の問題に適用するときの多くの方法に関して説明した応用編です。保健や行動の問題はすべてネットワークの観点から論じることができます。研究している、あるいは追求したいと思っているのがどのような話題であろうと、その現象の発生に関わるネットワークがあり、またネットワークの観点からその現象を研究することによ

## vi　日本の読者の皆様へ

って得られる洞察があるものです。ネットワークのデータも多くの場合、観察や簡単な調査、もしくは電子的な手段によって直ちに手に入れられます。

　本書を読めば、皆様はネットワークの観点から世界を見られるようになります。最も基本的に、私たちを家族、友人、知己、隣人、地域、組織、そして文化に結びつけているのは、関係であり、結合であり、そして紐帯だ、ということです。人間であることの意味、社会の中での帰属（ときには非帰属）の意味を理解するのは、重要な関係を通してです（ときとして、それほど重要ではない関係のことも）。これらの関係はしばしば隠されていたり、不透明であったり、記述困難であったりしますが、ネットワーク分析はそれらを測定できるようにしてくれます。

　ネットワーク理論と洞察をもってすれば、これらの関係のなぞを可視化し、定量化し、そしてそれらの複雑な姿が追求できるようになります。私は、本書が皆様にとって、価値ある資源となることを願ってやみません。

　この日本語版を私が特にうれしく思うのは、私が日本と日本人に対して特別の親近感とつながりを持っているからです。私は1年間日本語を勉強したあと、1986〜87年の間、大阪・上新庄に住み、タイム・ライフ社に勤務しました。そこでさまざまなお客様に英語を教え、日本の小さな出版社のコピーライターをしました。その間に私は寺社を訪ね、琴の調べに耳を傾け、日本料理を味わいました。人々がこぞって示してくれた親切とおもてなしは、どことも比べものにならないものでした。

米国カリフォルニア州レドノ・ビーチにて

トーマス・ヴァレンテ

　本文中の ［　］ は訳注。長文の訳注は脚注に示した。

# 目　次

まえがき　i

日本の読者の皆様へ　v

第 I 部　モデル

## 第 1 章　「つながり」をみつめる────────3

重要なのは「関係」　3

無作為抽出だけでは不十分　7

文献概観　8

主要な研究の進歩　10

個人およびネットワーク・レベルでの尺度　27

要　約　31

## 第 2 章　歴史：学際を越えた歩み────────33

歴史再考　36

行動科学　38

生涯研究　44

公衆衛生および医学への応用　45

要　約　50

## 第 3 章　「つながり」の調べ方────────51

データ収集技法　54

データマネージメント　62

viii　目　次

データの特性　68

ネットワーク変数　69

要　約　74

## 第4章　エゴ・ネットワークおよび<br>パーソナル・ネットワークの効果————————77

尺　度　81

統計分析　88

パーソナル・ネットワーク対ソシオメトリック変数　91

スノーボール形式の逐次型データ　93

要　約　97

第II部　尺　度

## 第5章　中心性：「中心人物」は誰か？————————101

次　数　102

近接性　104

非結合ノードの距離　107

媒介中心性　109

中心性尺度間の相関　115

他の中心性尺度　116

連結中心性と辺中心性　116

中心性対集中度　117

中心性と行動　119

オピニオン・リーダーの特性　122

要　約　124

目 次　ix

## 第6章　ネットワークの中の仲間：グループ———————125

コンポーネントおよび $K$-コア　126

Girvan-Newman 技法　132

グループと行動　135

グループ加入と病気　138

グループ、密度、ブリッジ　138

要　約　141

## 第7章　「立ち位置」を測る———————————143

ネットワーク・レベルの位置　144

CONCOR　151

個人位置尺度　152

位置としての個人尺度　154

位置と行動　155

ネットワークの重み　157

要　約　158

## 第8章　ネットワークを測る———————————159

サイズ　159

密　度　161

互酬性・相互性　162

トライアド／推移性　164

直径・平均パス長　166

密度と直接結合度　168

クラスタリング　170

集中化　171

コア—周辺（ペリフェリ）　174

2モードデータ　178

x　目　次

個人ネットワークレベルの相互作用　181

要　約　182

第 III 部　応　用

## 第 9 章　指数型ランダムグラフモデル、P\* および行為者中心モデル————185

リンクの推定　187

行列のベクトル化　188

指数型ランダムグラフモデル（ERGM）　191

シミュレーション　192

新たなモデル　196

肥満の実例から　198

行為者中心モデル　200

WINCART　204

要　約　210

## 第 10 章　新技術の普及————211

均質混合（Homogeneous Mixing）　215

統合とオピニオン・リーダーシップ　220

構造モデル　222

動的モデル　227

普及ネットワーク・データによる経験的推定　230

感染と感受性　234

閾　値　235

普及理論の限界　238

要　約　239

目次　xi

## 第11章　ネットワーク介入 ————————————241

オピニオン・リーダー　242

キー・プレイヤー　247

グループ　249

リーダーとグループの特定　250

スノーボール抽出とネットワーク動員　252

ネットワークの組み替え　254

ブリッジおよび潜在ブリッジ　255

リンク対ノード　257

ネットワークと属性　261

医原性効果　263

製薬市場の実例　266

要　約　268

## 第12章　要　約 ————————————271

エージェント・ベース・モデル　278

閾値を高めること　286

統計学的分析　287

ネットワークの規模　287

将来への研究課題　288

分析の始め方　293

制　約　294

結　語　294

付　録　297

参考文献　309

訳者あとがき　331

著者索引　335

事項索引　341

# 第Ⅰ部
# モデル

# 第1章————

# 「つながり」をみつめる

　本書は人間の行動、とくに保健行動を理解するための社会ネットワーク・モデルとはなにかを述べようとするものである。まず、社会ネットワークの多くの理論や方法、モデルについて全般的に紹介し、人間の行動を理解し、変えさせるために、研究者は社会ネットワークをどのように用いることができるのかを示す。モデルでは、社会ネットワークおよび人々や集団の間、あるいはその中での意思疎通が、多種多様な方法でそれぞれに影響を与え、行動を制約しあうことが示される。ネットワークのパラダイムでは、人々の間の関係やつながりに焦点をあてる。社会ネットワークは、人や組織、政治的な単位（州や国）、その他もろもろの単位の間の結びつきとして定義され、測定される。社会ネットワーク分析はこれらの関係を理解し、それらがどのように行動に影響するのかを明らかにするための理論的な体系であり、一連の技法の集まりである。

## 重要なのは「関係」

　ある人の属性以上に、その人の行動に影響するものは関係である。性とか年齢、教育水準、収入、職業、人種といった属性は重要であり、人の態度や信条、行動に影響を与える。これらの属性はその人が誰を知っているか、誰と時間を過ごすかといったこと、つまりその人の「社会ネットワーク」に影響する。

　個々の属性は重要なものであり、一部は人の社会ネットワークをも決定しうるものであるが、ネットワーク分析は、人の持つ関係の型やその関係が行動に与える影響に焦点をあてる。ボルガッティら（Borgatti *et al.*, 2009）が指摘したように「社会科学において最も強力な思想の１つは、個人が社会的な関係と相

**4**　第I部　モデル

互作用の緊密な網目の中に埋め込まれている」ということである（Borgatti *et al.*, 2009, p. 892）。

　社会ネットワークは、地域社会や組織の中で、誰が、誰を知っているか、あるいは、誰と話をするか、ということから成り立っていることが非常によくある。ネットワークのモデルは、これらの関係が、態度や信条、行動にいかに影響を与えるかを示すために構築される。また、組織をつなぐネットワークとか、電算機、生物の細胞、道路、配電系統などのネットワーク、そのほか人が思いつくすべてのものがネットワークになる。ネットワークは普遍的であり、千差万別でもある。ネットワークは人と人の間、人と物の間の関係を記述する。関係を調べることで、ネットワーク研究者は人間の行動を説明する新たな次元ないし一連の要因を追加する。本書を通して多くの新しい用語が用いられるが、それらの必要なネットワーク関連の定義の一覧が巻末の付録Aに掲げられている。

　図1-1は、カリフォルニア州のあるミドル・スクールの第6学年生[訳注1]の交友関係に基づいたネットワークを示したものである。生徒たちに最も親しい友人の名前を、クラスの名簿から挙げてもらった。生徒には独自の個人識別番号（1~334）があり、生徒にはこれを用紙に書いてもらう（調査票の写しを付録Bに示す）。この用紙には、記入する生徒自身の個人識別番号の欄がある。個人識別番号のリストはスプレッドシートに入力し、交友関係はその後広く用いられているネットワーク分析ソフトによって描出される。個々の○ないし□は生徒を表す（男子は□、女子は○）。おのおのの生徒の識別番号は○や□のそばに示し、それらを結ぶ線は誰が誰を指名したかを示す。この例ではネットワークの境界は学級であるが、場合によっては学年であったり、学校全体であったりすることもありうる。

　線には矢印がついているが、これは指名の方向を示す。例えば、図中27の生徒は3を友人として指名しているが、3は27を指名していない。この図の矢印の長さや太さにはなんの意味もないが、図によっては線の性質（幅やスタ

---

　[訳注1]　米国の学制では、日本の小中学校にあたる学校の学年は通して数え、小学6年に続いて第7学年……と進む。この第5ないし第6学年からの課程を、とくにミドルスクールと呼ぶ州がある。ミドルスクールでも学年を呼ぶ場合は、小学校からの通算学年を用いる。

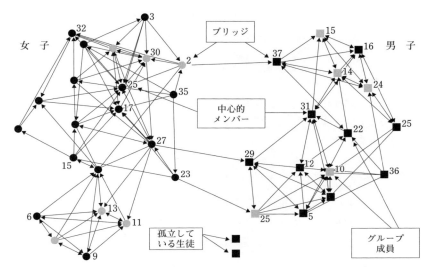

**図 1-1** 第 6 学年生に学級内の最も親しい友人を 5 人挙げてもらったときのネットワーク。女子は□、男子は○で示す。このデータは、孤立している生徒、中心的メンバー、グループ成員、ブリッジ等々のネットワークの中の位置を示すのに用いられる。さらにネットワークは濃厚―まばら、集中―分散などの特徴も示す。喫煙しやすそうな生徒は灰色の網掛けで示した（これらの図は NetDraw で作成した。2006 年）。

イル）を変えて、関係の強さや関係のタイプを表すようにすることもできる。図は通常、最も中心的な人物を真ん中に、そのような人々との結びつきをその近くに配置するように描かれる。

　図中の人物の配置の仕方にはいろいろな方法があり、図の領域内に全員を配置するにもさまざまなテクニックがある。色や形で人の性質を表すこともできる。ネットワークの図に含まれるノードは、それらの色（または模様）、形、ラベル、大きさを用いて 4 種類の属性を、また関係については線の太さとスタイルによって 2 つの属性を示すことができる。

　ネットワークには特定の位置があり、たいていの人は本能的に誰がそのネットワークの中心にいるのかをみる。だが、中心的であることを定義し、それによって実際にそのような人を特定する方法は、うんざりするくらいたくさんある（第 5 章参照）。これはまた、孤立者（誰ともつながっていない人）や周辺的なメンバー（ネットワークの外部とのリンクが 1 つしかない、あるいはほとんどない

6　第Ⅰ部　モデル

人）を決定するのにも有用なことがある。強調しておかなければならないのは、多くの人が、ネットワークの中で周辺的あるいは孤立的なことはネガティブな性質としてみているが、しばしば周辺的なメンバーが他の人々や他のネットワークと関係を持っており、その中で重要な位置を占めていることだ。同様に、周辺的なメンバーが異なるネットワークをつなぐブリッジの役割を持っていることもある。図1-1では、我々はネットワークの中でブリッジの位置を占めている人々を識別することができる（2番と37番）。

　このネットワークには、やはり性で定義される2つのグループ（男と女）がある。人々を特定のグループのメンバーであるか否かで分類することができるが、ここでも同様にあるグループを定義する、つまり1つのネットワークをグループとして区分けする方法がいろいろあるということになる（第6章参照）。ネットワーク分析者はまた、ネットワークを異なる位置に区分けする方法を作り出してきた。ネットワークの中で他の人々に対する関係が似ている人々は、似たような位置を占めるということである（第7章）。その結果として、同じグループにいる人々が別の位置にいるとか、その逆のことが起こりうる。

　本書は社会ネットワークを分析し、ネットワーク間で思想や行動がいかに伝播していくかを学ぶための技法とツールを提供する。上記のいくつかの段落に出てきた中心性、ブリッジ形成、グループ、位置などについて考察すれば、それらがネットワークの中のある行動の広がりにいかに影響するかが分かる。図1-1のネットワークでは、第6学年[4ページ脚注参照]の生徒の中に喫煙者はいなかったが、喫煙しそうな者は何人かいた（将来喫煙しないと明言することを拒否したことで示される）（Pierce *et al.*, 1996）。喫煙しそうな者は2年間以内に、生徒の3人から8人にまで増える。この研究期間中に、8人の生徒が喫煙しやすくなったことが網掛けで示されている。新たに喫煙しやすくなった生徒は、以前から喫煙しやすいとされていた生徒と結合していることからみて、喫煙しやすい者がクラスターを形成していることが分かる。

　関係の全体的な配置ないしパターンも、同様に重要なことがある。個々人の結合はその人の行動に影響するとはいうものの、これらの結合の影響はネットワーク全体の中の関係の全体的なパターンによって変わりうる。ネットワーク全体の中での結合パターンはネットワーク構造と呼ばれ、この構造こそが重要

第1章 「つながり」をみつめる　**7**

である。例えば、このネットワークはその密度（ネットワークの中のリンクの個数を、可能なすべてのリンク数に対する比率で示したもの）、互酬性、サブグループの個数等々によって記述される。ネットワーク分析は、ネットワークを記述するときに用いる一連の標準的な尺度を作り出してきた（第8章）。これらの尺度を用いてネットワークを記述することも面白いが、同時にこれらのネットワークの結果にその尺度が関連しているか否かを調べることもできる。例えば、行動は密度が高いネットワークの中でより早く伝播するか、それともより希薄なネットワークの中のほうが伝播しやすいか（Valente, 1995）など。ひとたびネットワーク・データが収集されれば、研究者は個人およびネットワークのレベルでの尺度を抽出し、そして思想や意見、態度や行動がそのネットワークの中でどのように分布しているかを調べることができる。本書はこれらの考察および、さらにそのほかの点についても理解するための技法を紹介する。

## 無作為抽出だけでは不十分

　社会科学や行動科学における伝統的な技術や方法——とくに無作為抽出——は、ネットワークの概念の計量には十分なものとはいえない。むしろ、無作為抽出は、問題になっていて研究されるべき課題を限定してしまうことが多い。無作為抽出は、行動に影響しそうな社会的な文脈から個人を除去してしまう。既存の知識を補い、保健問題に取り組むための新しい方法や技術の追求も行われてきた（Needle *et al.*, 1995）。ネットワーク分析は、他の研究方法の足りないところを補う新たなパラダイムとして登場してきたが、同時に多くの社会科学や行動科学の問題に対応するのに有用な一連の技法、ツール、仮定をも提供した。

　無作為抽出のデザインを用いるときには、エゴセントリック技法によってネットワークのデータを収集することが可能である（第4章参照）。局所的あるいは個人的なネットワーク環境を計測する場合——典型的なのはエゴ（回答者）の観点から行うときであるが——エゴセントリックのデータ収集法が用いられる。これらのデータはネットワーク情報という点では多少限定されたものであるが、個人の行動の予測を行おうとするときには、かなりの説明力を発揮する。

## 文献概観

　社会ネットワークの科学的研究はこの数十年間続けられており、とくに最近の数年、その応用や発表は莫大に増加している。ネットワーク分析は、インターネットや他の電子的通信の研究のために、ますます多く利用されている。ネットワーク分析の考えや技法は、少し例を挙げるだけでも人類学、商学、通信、計算機科学、経済学、教育学、マーケティング、医学、公衆衛生学、政治学、心理学、社会学などを含む、多くの学問領域で広く応用されている。このようなネットワーク研究の増大と成長にともなって、ネットワーク分析研究の手法やその限界に関する研究も行われるようになった。ネットワーク自体はどこにでもあるものだが、そのパラダイムを構成する用例や技法、モデルといったものも近年かなりの成長をみせている。

　ネットワークの方法論や理論を紹介する論文や総説は無数にある（Boissevain, 1974; Burt, 1980; Burt & Minor, 1983; Carrington *et al.*, 2005; Degenne & Forsé, 1999; Harary *et al.*, 1966; Knoke & Kuklinski, 1982; Knoke & Yang, 2008; Luke & Harris, 2007; Marsden, 1990; Marsden & Lin, 1982; Rogers & Kincaid, 1981; Scott, 2000; Valente, 2007; Wasserman & Faust, 1994; Wellman & Berkowitz, 1988）。また、社会ネットワークの特定領域への応用の論文もある。とくに集団行動（Diani & McAdam (Eds.), 2003）、マーケティング（Van den Bulte & Wuyts, 2007）、組織行動（Monge & Contractor, 2003; Nohria & Eccles (Eds.), 1992）、社会的影響（Friedkin, 1998）、薬物使用（Coyle *et al.*, 1998）などがある。

　社会ネットワーク研究がこの数十年の間に急成長した基本的な理由は、行動の属性理論に研究者が満足できなくなったことである。例えば、ある行動に対する態度がその行動に関連していることを示す理論は、それらの態度をいかに変容させるかということを理解するうえでは、しばしば無用のことがある。一般的に属性理論の多くは、ある人々はあることを行う（例：禁煙）のに、別の人は行わないのはなぜかについて説明できない。社会ネットワークでは、その人に対して重要な社会的紐帯を持った人が圧力をかけることによって禁煙するという事例にみるように、きれいな説明を与えることができる（Christakis & Fowler, 2008）。

第1章 「つながり」をみつめる　　9

　健康に関する話題も、それぞれネットワークの観点からみることができる。これまでに行われたネットワーク研究は、主に性的接触のネットワークを介したHIV/AIDSの伝播（Morris (Ed.), 2004; Rothenberg et al., 1998）、薬物乱用（Valente et al., 2004）、とくに注射薬物使用（Friedman et al., 1997; Neaigus et al., 2001）、喫煙（Alexander et al., 2001; Ennett & Bauman, 1993, 1994）、自殺（Bearman & Moody, 2004）、恋愛関係（Bearman et al., 2004）、医師の行動（Gross et al., 2002）、避妊具の使用（Entwisle et al., 1996; Valente et al., 1997）、肥満（Christakis & Fowler, 2007）、その他もろもろである。さらに個人の行動とは別に、多くの人が組織間の共同の研究（Harris et al., 2008; Provan et al., 2003）、保健サービスの提供における情報伝達（Kwait et al., 2001）などにもネットワーク分析を利用している。

　近年のネットワーク分析の、成長の第2の理由は、今日の社会的活動が根本的にネットワーク活動であることにある。電子通信、携帯電話、インターネット、電子メールなどの目を見張らせる発達は、ネットワークやネットワーク形成を日常生活の中の不可欠の要素にしてしまった。自動車やジェット機のような交通手段と、それによる往来の増加は、社会ネットワークを徹底的に、想像を超えるまでに一変させてしまった。200年前の地球上の多くの人々の社会ネットワークは、家族とその地域社会の人々とに限定されていた。今日ではたいていの人々のネットワークは、彼らの数世代前の先祖のものよりもはるかに多様であり、膨れ上がっている。我々の多くは、自分がつきあう仲間によってかなりの部分が規定されていると感じている。我々は自分の社会的接触関係、つまり自分のネットワークが自分のアイデンティティーの重要な一部分になっていることを自覚している。

　ネットワーク分析の、成長の第3の理由は、計算およびグラフ描画のソフトウェアがこの10年の間に普及したことである。これまでは社会ネットワークの分析は手間のかかるものであり、ネットワークの特徴や性質を際立たせる便利なグラフ表示の方法がなかった。優れたコンピューティング技術の開発によって主要な分析技術が創造された。今日では社会ネットワークの十指にあまるコンピューティングシステムがあり、研究者が好きに選ぶことができる（Huisman & van Duijn, 2005）。

　最後にいえることは、社会ネットワーク分析は、ある行動がネットワークの

10 第Ⅰ部 モデル

中でどのように分布しているか、そして行動変容の関連要因がなにかについて、深い理解を与えてくれるということである。ある行動の変容を加速させ、また悪い行動が広まったときにその負の結果を軽減させるのに、ネットワークの情報を利用することができる（第11章参照）。例えば、ネットワーク分析を用いて自然に発生するオピニオン・リーダーをみつけ出し、新たな製品やアイデアの開発をさせることができる（Valente & Davis, 1999）。ネットワーク・データはまた、グループの間に病気を伝播するブリッジを発見するのに用いうる。ネットワーク研究はこの数十年間、かなりの伸展をみせてきた。すべての分野で進歩に追いついていくことは不可能であるとはいえ、ネットワーク分析に特徴的ないくつかの成果がみられ、引き続き近い将来にもネットワーク研究にふさわしい成果を挙げるであろう。

## 主要な研究の進歩

ネットワーク研究の伸展にあたっては、多くの研究の最前線で研究者がエネルギーを注いできた。そこにはさまざまなモデルがあり、さまざまな研究者がいて社会ネットワークの科学的研究を進めてきたが、本書ではそれらの研究、知見、モデルが人間の行動にどのように影響を及ぼしているかについて焦点をあてる。本節ではネットワーク研究がこの数十年間に進歩を遂げたいくつかの主要な分野について記述する。

### スモールワールドのネットワーク

スモールワールドという言葉は、もともとは研究者たちが、人から人へ情報を伝達するのに何人の見知らぬ人を経由すればよいかを推定しようとして作り出されたものである（ボックス1-1）。形式的にいうと、**スモールワールド・ネットワーク**とは、「そのネットワークの中でほとんどのノード（人々）があまり結合を持たないが、任意の2人の間の距離が、全体として偶然によって期待されるよりも小さいようなネットワーク」と定義される（Watts, 1999）。スモールワールド・ネットワークを特徴づけるのは部分的なクラスター形成であり、そこは相互結合の濃密な領域となっている。しかも、これらの部分集団を結合

第1章 「つながり」をみつめる　11

するブリッジが存在し、そのブリッジが一見遠くにある2人を、無作為なネットワークで起こると思われるよりも少ないステップで、結びつけることを可能にするのである。プールとコーチェン（Pool & Kochen, 1978）は、スモールワールドが存在する多くの理由をまとめ、さらに人のネットワークの研究における対人接触ネットワークの特性として、唱えられている知見を整理した。スモールワールド・ネットワークは「小さな世界」現象として、多くの人々に分かりやすかったので人気を集めることになった。

---

**ボックス1-1　スモールワールドに関するミルグラムの実験**

　2人の人が初めて出会ったとき、彼らはお互いに共通の場所とか出来事があることを知ることがある。片方の人が「私はこれこれという町に住んでいました」とか「しかじかというところで働いていました」「かくかくという学校に行きました」といったとする。そしてもう1人がその町に住んでいた人とか、その学校に行っていた人を知っていたとすると、「えっ、それでは誰それさんを知っていますか」と尋ねることになるであろう。そしてしばしば2人に共通の知り合いがいるとか、同じ人物を知っているなどということを発見することがある。そういうときには「なんと、世界は狭いね！」ということになる。多くの人が、お気に入りの小さな世界の話を持っており、またはとんでもないところ、見知らぬところで知り合いに出会ったという話を持っている。

　この小さな世界という現象は社会構造にまつわる現象として、そして次のような研究課題として一般化することができよう。「無作為に選ばれた2人が、1人、2人、3人……k人との紐帯を介して結合される確率はどれほどあるか？」。この問いに答えるべく、ハーバード大学の社会心理学者スタンレー・ミルグラム（Stanley Milgram）はある研究を行い、1969年に発表した（Milgram, 1967; Travers & Milgram, 1969）。

　ミルグラムはボストンのある株の仲買人を「標的」として選び、次に以下のような、約100人から成る3組の標本を無作為に選んだ。①無作為に選んだネブラスカ州の住民、②無作為に選んだネブラスカ州の住民でブル

12 第Ⅰ部 モデル

ーチップの株［米国の優良株］の保有者、③無作為に選んだボストン市住民。この実験の参加者はある小包を渡され、それを友人なり、誰か「標的人物」を知っていそうな人を通じて、その標的人物に送り届けることを要求される。ひとたび小包を友人に送った人は、小包についているはがきを投函し、誰が誰に小包を送ったかを知らせる。

このようにして296個の小包のうち217個（73.4%）が少なくとも1人の人に送られた。このうち64個（29.5%）がめでたくボストンの株式仲買人に届けられたのである（成功率21.6%）。うまく送り届けられるまでの橋渡し回数の平均は5.2回であった。最初の人物から標的までの間には名前の連鎖がある。職業上の人のつながりを利用して（別の株式仲買人に小包を託した場合）成功した場合の連鎖の平均的な長さは4.6であったが、住所に基づいた知り合いに小包を渡した（ボストン市のあるマサチューセッツ州に知り合いがいる人に託した）場合には、連鎖の長さは6.1であった。ミルグラムの初期の研究の1つに由来するこの成果は、世界中の人々はわずか6人によって隔てられているだけだ——つまり「6次の隔たり」だけという、よく知られた考えのもとになった。

このスモールワールド数が本当に6なのかについては、ネットワーク領域では異論もあり、その後近代的な電子通信媒体を用いた再現実験が行われている（Liben-Nowell & Kleinberg, 2008）。

ミルグラムはおそらく、人は権威に対してどのように反応するかを実験した科学者としてのほうが有名かもしれない。実験で、研究対象者は、被験者（研究対象者にはやはり研究参加者と思わせてあるが、実はおとり）に電気ショックを与えるよう指示される。実際には被験者はショックを受けるふりをするだけなのだが、研究対象者は命令されると徐々に電気を強くしていき、致死量すれすれまでに達する。このようにしてミルグラムは、人は指示されると他人にかなりの痛みや苦痛を与えるのをいとわないものだということを明らかにした。

スモールワールドの起こり方には少なくとも3通りある。①2人の人が初めて出会って、第3の人（ないし場所）を介して共通のつながりを発見する、②

第3の人物が自分の知り合い2人のつながりを発見する、③知り合っている2人の人物が思いがけないところで出くわす（例：ある空港で）。たいていの人はお気に入りのスモールワールド・ストーリーを持っているものである。私の場合は、住んでいるロサンゼルスでの出来事である。あるとき新居のお披露目パーティーにお客を大勢招待したが、その中に仕事仲間が何人かいた。私の家族はもともと米国東海岸（約2500マイルも離れている）出身なのだが、お客の1人がたまたまロサンゼルスに住んでいたいとこだった。たまたまそこにいたごく親しい仕事仲間に、娘がサッカーをするという人物がいた。驚いたことにその仕事仲間は、私のいとこを「ジョーダンコーチ」として知っていたのである。「世間は狭いね」。まさに我々は、みなつながっていたのである。これまでその同僚の娘の話は何度となくしてきたし、もちろん、いとこのことは生まれてこのかた知っているのにもかかわらず、まさか自分の同僚がいとこと知り合いとはつゆ知らなかった。2人の見ず知らずの人が共通の友人や知り合いを持っていたことを発見するとか、私の場合のようにパーティーや食事会での会話でお互いの共通の知り合いやもっと親しい人がいることが分かったという話は、数限りなくある。体験したスモールワールド現象がどのようなタイプのものであっても、それが起これびっくりすることが多い（またそれで安心したり、救われたりすることもある）。

　スモールワールド効果は、2つの理由で起こる。①ネットワークは無作為なものではなく、実際には社会的な地位とか人の選択などによって形作られている、②人は自分の友人のことは知っていても、その友人の友人とかそのまた友人に関する情報はあまり持っていない。ネットワークはクラスターを形成しているものの、我々はそれぞれ友人の友人について漠としか知らず、あるいはその先にある世界中に広がる、我々の誰もが結合しているネットワークについてもはっきり意識しない。いいかえれば、「我々が目でみえるネットワークの範囲はたかが知れている」ということである。スモールワールド・ネットワークは重要であり、興味深いものであるが、未解決のまま残されている疑問がある。ネットワークはどのようにしてスモールワールド・ネットワークになるのか？この疑問に答えようとする中で発見されたのが、スケールフリー・ネットワークである。

## スケールフリー・ネットワーク

　もし、ネットワークがある特徴的な構造を持っていたとするならば、それはどのようにしてできたのであろうか。別の問い方をするならば、「**個人（またはノード）が既存のネットワークに結合するときに、どのような人と好んで結びつきやすいか**」。バラバシ（Barabási, 2003）はさまざまなタイプのネットワークを数多く調べ、**スケールフリーな性質**と彼が呼ぶものを発見した。バラバシのいう「スケールフリー」とは、個々人が互いにつながっている結合の個数の分布は予想可能なもので、それは正規分布ではなく、高度にひずんだ分布であるという。多くの人が持つつながりは1個だけであり、2個の人は予測のとおり少数であり、3個の人はさらに少なく、そして……となって、1人くらいは何百のつながりを持っていたり、場合によっては何千のつながりを持つ人もいるかもしれない。

　バラバシ（Barabási, 2003）は、スケールフリーな分布は、人がネットワークに結合するときに、その最も中心的な場所をえり好みするということから発生するという仮説を立てた。これはインターネットの拡大の仕方に、とくによくあてはまる。もし誰かが新たにウェブサイトを立ち上げて、そのサイトに多くの人がアクセスしてもらいたいのなら、最もよい方策は、内容が似ていて最も中心的な［人気のある］サイトにリンクを貼ることである。このようにすれば、そのネットワークが拡大するにつれて中心的なサイトはその中心的な地位を保持し、周辺にあるサイトはその人気を増やそうとして競争を続けることになる。これはネットワーク用語では、ときに「金持ちはますます金持ちになる」という言い方をする。

　社会ネットワークもまた、優先的選択をしやすい。ある若者が転校してきたとき、彼または彼女は、誰が学校の中で最も人気があるのかをいちはやく判断する。その転校生は自分自身の人気を高めるために、その人物と仲良くなろうとする。転校生に対するリーダーの反応は、その転校生の社会的階層の中での地位を決定することになろう。スケールフリー・ネットワークと優先的選択は、ネットワークは——ある程度までは——硬直したものであって、それゆえ予測可能な安定した構造を持っていることを示唆している。しかし、ネットワークはどの程度まで安定しており、またどの程度まで変化しうるものであろうか。

## ネットワークの動態

ネットワーク分析の分野では、個人レベルと同時にネットワークのレベルで社会ネットワークの動的な性質の研究が始まっている（Banks & Carley, 1997; Doreian & Stokman (Eds.), 1997）。新しいメンバーがネットワークに加入する一方、それから抜ける人もある。与えられたネットワークの中で結合を追加・除外し、また関係の性質を変化させることもある（親友がただの知り合いに変わったり）。このような動態は、相互関係の中にいる一連の人物が変わることから、分析にとっては手ごわい問題を生み出す。人々の変化は、りんごとオレンジを比較するような、もともとの難問であるが、多くの社会ネットワークの動的研究では同じ人々、同一組織の変化を時間軸に沿って追求する。

ネットワークの中では、変化は個人とネットワークという2つのレベルで発生する。個々人においては結合が増えたり減ったりするし、また個人の中心性の指標やパーソナル・ネットワークの密度、互酬性（他の指標も同様）は、時間とともに変化する。ネットワークのレベルでみると、ネットワークの全体的な密度や中心性の集中度、推移性（他の指標も同様だが）が、時間とともに変化する。研究者はしばしば個人の指標の時間的変化を研究するのか、ネットワークの変遷を研究するのかの選択を迫られる。ネットワークが資源や情報へのアクセスを与えてくれることが研究によって示されていることから、ネットワークの動態は重視されてきた。


## ソーシャルキャピタル

伝統的に、経済的あるいは物的な成功は人の知力（人的資本とも呼ばれる）と現存の富（物的資本とも呼ぶ）の産物であると考えられてきた（Borgatti *et al.*, 1998; Coleman, 1990）。最近、研究者たちは、ビジネスマンなら誰でも知っていることに注目するようになった。つまり問題は、何を知っているかではなくて、誰を知っているかということである。そしてさらに、単に誰を知っているかだけでなく、自分の社会的資源をどう上手に活用しているかが肝心だということである。これらの社会的資源を誰かが**ソーシャルキャピタル**［社会関係資本とも］と名づけたが、これはある人の社会ネットワークの中で利用可能な資源の質と量のことである（Lin, 2001）。高度のソーシャルキャピタルを持っている人

は、優れた人名録を持っている人である。

　ソーシャルキャピタルは就職の機会（Granovetter, 1973, 1974）や有利な職業の情報を与えてくれる。ソーシャルキャピタルは、健康に関する情報へのアクセス、よりよい適切なヘルスケアの利用に関する情報を入手するために活用することもできる。またそれは、市民グループに加入するための信用であり、または能力および意欲であるとも定義されてきた。パットナム（Putnam, 2000）はソーシャルキャピタルの概念を広めるのに功績のあった人であるが、米国では人々がロータリークラブのような市民団体に参加しようとせず、代わりにテレビをみて余暇を費やすようになったことから、米国のソーシャルキャピタルは低下しているといっている。

　多くの人が、ソーシャルキャピタルを自分たちの隣人の間での信用の目安としてきた（Moore *et al.*, 2005）。このことから、ソーシャルキャピタルをどう定義づけ、どう識別するかの研究が行われるようになり、また個人や地域の健康を向上させるためにこれを応用しようということが考えられるようになった。手元の資産を明らかにして強化しようと試みる中で、ソーシャルキャピタルは、不遇な疎外された隣人たちが直面した緊急事態を打破するきっかけにもなる。最も貧しい人であっても、隣近所の誰が力と資産を持っているかを知っているという意味の、ソーシャルキャピタルを持っている。もしこのソーシャルキャピタルが活用できれば、おそらく近所の誰かの問題が解決されることになるであろう。逆に、地域社会をこの不利な状況に陥れたそもそもの原因が、組織ないし歴史的なものであったかもしれないことを考慮せずに、ソーシャルキャピタルだけを強調することは、地域社会に負担をかけることになる。


　ホモフィリー

　スモールワールド、スケールフリー・ネットワーク、ソーシャルキャピタルなどは、主としてネットワークをマクロレベルで記述する概念であるといえよう。つまり、ネットワークの大まかな絵である。しかし、ネットワークの構造やプロセスの多くはミクロないし個人のレベルに存在する。そうしたネットワークの最も際立った特徴の1つがホモフィリーで、これは人が自分と似た人と親しくし、仲間になる傾向があるということである。人は友人を選ぶときに同

じ性、民族、社会経済的状態、宗教の人、そして多くの場合は信条や態度、行動が似た人に限定することが多い（McPherson *et al.,* 2006）。ある人の社会ネットワークも、その人自身を反映するようだ。なぜならば、人は自分自身と似た人々と一緒にいるほうが、異なる人々といるよりも心地よいからである。例えば、図 1-1 にあるネットワークで、男子は圧倒的に男子を友人として選び、一方、女子は女子を選んでいる。厳密にいうと、1 人の男子は平均 3.44 人の男子の友人を持つが、女子には男子の友人は平均 0.33 人しかいない。また、1人の女子は平均 4.09 人の女子の友人を持つが、男子の持つ女子の友人数は平均 0.91 人だけである。

　ホモフィリーという人の偏りはまた、スモールワールド効果がなぜ起こるのかも説明する。たいていの人々は民族や社会経済的状態、あるいは宗教を同じくする人と接触関係を持つので、2 人の人が出会うときには、彼らは同じような特性を持った人から成る社会ネットワークをそれぞれ持っている。そのため知り合いを選定するもとの人々の集合は、これらの特性によって小さくなる。そして、2 人が同じ知り合いを持っている確率は、無作為の偶然だけによる場合よりもはるかに大きくなるのである。

　ホモフィリーが起こる傾向によると、新奇な発想や行為は、たいていの社会ネットワークの内部では、よりどころを得にくいことを意味している。たいていの人は、他人に対しても自分自身に話すのと同じように話しかけるので、話しかけられた人は同じような態度を示し、信条を持ち、行動をとる。かくして、人々が話をするときには、たいていの場合に合意ができているので、新奇な発想がネットワークに入る機会はほとんどない。一般に、人は自分と意見の合わない人を避けるので、新しい考えの普及は遅くなる。

　ホモフィリーは同時に、普及を加速することもある（これについては次項であらためて説明する）。人は自分と同じような人と一緒だと心地よいと感じるので、社会ネットワークの中には大きな信頼感が生じやすい。均質なネットワークの中の人同士の意思疎通は容易に進みやすく、ひとたび新しい発想や行為がこれらのネットワークに入り込めば、普及するのは速い。そうなればホモフィリーはグループ内での発想や行動の普及を加速しうるが、異なるグループの間には紐帯があまりないので、グループの間には障壁ができやすい。

## 普及／伝染

ネットワークの成り立ちと変遷は、それがスモールワールドであれ、スケールフリーであれ、社会ネットワークのありさまを理解するのに有用であった。ネットワークの性質は、考えや態度、行動がどのように広がっていくかに対しても意味がある。すでに述べたように、ある人の考えや意見、態度、信条、行動は、その人の社会ネットワークの考えや意見、態度、信条、行動の関数である。技術革新の普及は、新たな考えや行為が地域社会の中で、またそれらの間で広まっていくプロセスそのものである（Rogers, 2003）。ある人が新しい考えや態度、行為を採択するか否かは、その人の社会ネットワークのあり方に強く影響を受けることを示唆する証拠が相当ある（Valente, 1995）。この社会的な影響は、新しい考えや行為の普及を説明するものではあるが、互いに結合した人々の間で行動が似通っていることが選択によって発生することも事実である。

**選択とは、人が友人を求めるとき、その人の行動が自分のそれに適合するような人を選ぶ傾向のことである**。喫煙する人は、喫煙者を友人として求める。なぜなら、それによって、当人とその友人の間の行動の違いから生じるなんらかの認知的不協和を軽減できるからである。喫煙は、そしておそらく他の行動も、ともに文化的な信条の目印になりうるので、人は、友人が自分と同じ信条や価値観を持っていることを期待して、このような外からみえる行動に基づく友人の決め方をするのであろう。社会的影響がどのように広がるのか——ある考えがネットワークの中にどのように普及するか——を解きほぐすのがややこしい原因は、ネットワークの形成のされ方（つまりホモフィリー）の影響にある。人は自分に似た人を友人に選ぶので、ネットワークが行動に影響するか否か、自分があこがれる行動をとる人を友人に選んだためなのか否かなどを明らかにするのは難しい（Hoffman *et al.*, 2007）。

社会ネットワークを通した技術革新の普及に関する優れた研究が、いくつかある。とくに3つの研究——医学分野の革新、ブラジルの農民、韓国の家族計画——は、人々が新しい行動を採択するのはどのようなときなのか、地域社会の中で助言を求めたり、議論をしたりする関係を介して、人々はどのような人に結合しているのかを明確にデータで示していることから、いまや古典となっている。これら3つの研究は、行動採択の時期を収集して、普及の軌跡が描き

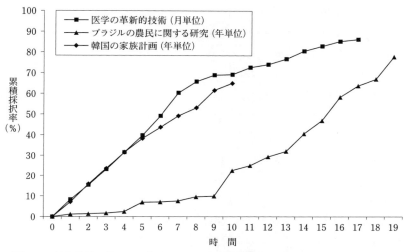

図1-2 技術革新の普及に関する3つの研究から判明した普及の割合。グラフは各研究における、時間的にみた採択者の累積を示す。

うるようになっている（図1-2）。これらの研究のネットワーク・データから、ネットワークの特性が採択時期とどのように関連しているかの追求が可能になった（Valente, 1995）。

　普及に関する研究は、それが起こる長い時間経過のために複雑化する。新しい考えや行為が迅速に広がることはめったになく、採択の決定は多くの場合個人のコントロールを超えた市場の力でなされる。しかし、これにはネットワークも関連している。選択によるにせよ、推定によるにせよ、ある人の仲間の行動はその人の行動に強い影響を及ぼしているようである。ただし、その程度にはかなりのばらつきがある。新しい考えの採択に関して、ある人はまだほとんど誰もが採択していないときに受け入れ、ある人は大多数の人が受け入れるまで待っているといったように、採択に対する閾値には相当のばらつきがあるようである。この閾値の分布が、そのネットワーク内である考えや行為がどのように採択されていくかを決定づける（Valente, 1995, 1996）。主として閾値の高い人たちから構成されている集団は採択に抵抗しがちであり、そのため普及は遅れる。

　普及に影響するもう1つのネットワーク要因は、人のネットワーク内の位置

20　第Ⅰ部　モデル

である（Becker, 1970）。いくつかの研究によれば、ネットワークの中心にいる人は考えや行動を早期に採択する人であるという（Alexander *et al.*, 2001; Rogers & Kincaid, 1981; Valente, 2005）。ネットワークの中心的な位置を占めると、他の人がなにをしているかをみる有利な視点が与えられる。それはまた、他の人に影響を与えるという強みもある。なぜなら、オピニオン・リーダーは定義どおり他人の意見に影響を与えるからである。しばしばネットワークの中心的なメンバーと評価されるオピニオン・リーダーは、普及過程を示す鏡ともなり、同時に推進役にもなるといえる（Valente & Davis, 1999; Valente & Pumpuang, 2007）。

### 中心性

　中心的なメンバーがネットワークの中で非常に重要であること、また人々は本能的に誰が中心で、誰がリーダーであるかを知りたがるということから、ネットワーク分析者たちは、中心性の尺度を多数開発してきた（Borgatti & Everett, 2006）。**中心性**とは、ある人がネットワーク内でどれほどまで誉れ高い、あるいは重大な地位を占めているかを示す程度のことである。中心性は単純に、ある人がネットワーク内の他の人から受け取る指名の個数として測定することもできる。中心性のその他の尺度としては、ある人がネットワーク内の他人を結合する最短のパスの上にどの程度位置しているかを示す**媒介性**、さらにある人がネットワーク内のすべての人からの距離の平均を示す**近接性**などがある（Freeman, 1979）。第5章ではこれらの中心性のさまざまな計算方法と、多様な研究課題に対して、どの中心性尺度を用いるべきかの決め方について説明する。

　中心性は、これまで我々が検討してきたすべての概念に関係する。中心的な人とは、ネットワークに加入する新顔が最初に結合する人で、これによってスケールフリーの現象が起こる。これら中心的メンバーはしばしばネットワークの異なる部分の間の橋渡しとなって、与えられた大きさのネットワークに対して短い全体的パス長を持つスモールワールド・ネットワークを作る。このように中心的ノードのパターンや行動は、ネットワークの構造や進化、行動に対するキーとなるので、中心性は社会ネットワーク研究の中心的概念と目されることが多い。また、中心的メンバーは行動変容（普及）の速度に対してもかなりの影響を持っている。それにしてもホモフィリーの傾向のもとで、**限られた**

第1章 「つながり」をみつめる　21

**人々がその他の人々よりも人気が高いのはなぜか？**

　人気の高さやオピニオンリーダーになれることは生まれつきのものなのか、学んで得られた性質なのかについての証明はあまりない。たいていのネットワークは何人かの中心的メンバーを持っているが、その他大多数のメンバーは並の人――接触する人の数が多くも少なくもない人々である。組織が作るネットワークの多くにおいては、中心的な位置を共有する一群の組織と、その他多くの周辺組織とに分かれていることが多い。どの組織がコアにおり、どの組織が周辺にいるのか、コアと周辺の関係を用いてネットワーク内の結合パターンがどのように記述できるかなどのために、コア―周辺分析が行われる（Borgatti & Everett, 1999）。ただし、周辺にいることはネットワークの境界としての機能を持っている。つまり、あるネットワークでは周辺にいる人が別のネットワークに組み込まれていたり、そこで中心的メンバーであったりする。

　多かれ少なかれ、つきあいや人気を求めてしかるべき位置を選ぶ組織や人がいる一方、逆に周辺にいることを選択する組織や人もいる。また、これらの位置が組織や個人の生来の性格、または地域社会の文化的規範に由来することもある。社会ネットワーク分析はコア―周辺の程度を決める要因とか、コアや周辺に誰がいるのか、さらにはこれらのネットワークのパターンが組織間関係の効果やパフォーマンスにどんな影響を及ぼすかなどについて理解しようとする。

　スモールワールド、スケールフリー・ネットワーク、コア―周辺構造、ならびにその他のモデルが、これらのネットワークの中での考えや行動の普及能力に影響することが、これまで主張されてきた。同時に、ネットワークの中心的メンバーは、ネットワーク構造のいかんによらず、影響力が強いとされてきた。さらに本書で扱っているように、多くのネットワーク要因が行動変容に影響している。そこで次の質問がよく提起される。**最適ないし効率的なネットワークのかたちを発見あるいは創造することは可能だろうか？**

### 効率的なネットワーク形式

　研究者はネットワークに関する多くの重要な性質を発見し、また日常生活の中でのその重要性も指摘してきたが、それにつれていくつかのサークルから次のような質問が繰り返し出されるようになった。**グループの標的に到達するた**

**22** 第I部　モデル

めの最も効率的なネットワークの形式とはなにか？　素朴な意見としては、意思疎通が多いほど——ネットワーク密度が高いほど——ネットワークの効率は大きいということになるのではないか。革新技術の普及に関する研究では、革新技術はまばらなネットワークよりも濃密なそれにおいて、より迅速に普及するといわれてきた（Valente, 1995）。しかし、経験的な証拠からは、これが常に事実とは限らないことが示唆される。あまりにも濃密になると、無駄なコミュニケーションが発生し、ネットワーク内の人々の外部の情報や影響力の発生源へのアクセス能力を低下させる（Valente, 2007）。グラノヴェッター（Granovetter, 1973）が、弱い紐帯の強さに関する自分の議論の中で強調しているように、外部の情報源や資源への結合が非常に重要なことがある。このように、ある組織が一定の成果を得るための至適な密度のレベルを決めることは難しい。

　ネットワーク密度とパフォーマンス（例：全体的生産性）の間の関連は曲線的なもので、一定の成果を上げるためには至適な閾値の密度が必要であり、同時に密度が高すぎても無駄、ときには有害にすらなる。この**至適**な密度はまた、時とともに変わりやすく、ネットワークの成長過程の初期には**より高い**レベルの密度が必要だが、ネットワークが成熟してくると**より低い**密度が必要になる。もちろん、至適密度は達成しようとしている仕事の性質、携わる人の能力にも高度に依存する。

　ネットワークの構造を組織のパフォーマンスに結びつけることは、収益性や機能の点で確かに興味深い考えである。しかしながら、他の成果も研究にとっては重要である。例えば、ネットワークのある形式が他よりも持続可能性が高く、あるいはより頑健ということがある。クレブス（Krebs, 2002）は、テロリストのネットワークは中心化傾向がほとんどなく、攻撃に対してより鈍感という特徴があるということを指摘している。分散化したネットワークは、コミュニケーションを潰そうとすると多くの結合を除去しなければならないので、容易には潰されない。反対に、中心化した情報ネットワークは最も中心のノードを除去することで不能にすることができる。

　組織やグループに対する至適の密度水準はなにかという問いに答えるのは、単純ではない。ネットワークの研究者は、ネットワークの尺度とパフォーマンスの関連が個々の特性によって変わるということを示す研究結果の取りまとめ

第 1 章 「つながり」をみつめる　23

にかかっている。中心化のようなその他のネットワーク特性（第5章、第8章参照）もまた、パフォーマンスや最適な構成との関連に関する研究の対象となろう。

## 介　入

　ネットワークの新たな研究が直面する課題の1つとして、ネットワークを改変し、そのパフォーマンスを最適化させることができるか、できるとしたらどの程度まで可能かというものがある。**もし至適なネットワーク形式が発見されたとしたら、それを創出することは可能であろうか。**クロスとパーカー（Cross & Parker, 2004）は、ネットワーク・データを用いて組織のコミュニケーション構造の間隙をみつけ、それを埋めるための介入方法を開発する研究を多く行った。結果によれば、ひとたび組織のマネージャーがネットワーク・データを示されると、彼らは示された変容を実現しようと懸命になるということが分かった。そのような努力の結果は、コミュケーション構造の変化、最終的にはパフォーマンスの変化を観察することによって計測することができる。

　組織あるいは健康づくりのための介入に、ネットワーク・データを応用するためのアプローチはいくつかある（Valente & Fosados, 2006）。最もありふれたアプローチは、社会ネットワークの方法を用いてオピニオン・リーダーをみつけ、彼らに変容の担い手になってもらうことである（Lomas, 1991）。もう1つは、ネットワークのサブグループをみつけ、彼らを説得して行動変容を勧める、あるいはサブグループのリーダーを探し出し、彼らの手助けを取りつけることである（Buller, 1999）。ヴァレンテとデーヴィス（Valente & Davis, 1999）は、まず最初にリーダーをみつけ、これらのリーダーの周りに社会ネットワークによる指名に基づいたグループを形成することを提唱している。これまでの証拠によれば、ネットワーク・データは行動変容の努力のためにきわめて有用であることが知られている（Valente *et al.*, 2003, 2006; Valente, 2007）。ネットワーク・データはまた、グループや階層構造を特定し、これらのグループに対する既定の、あるいは個別的な変容努力を行うためにも利用できる。

　意図的にネットワークを変化させ、ブリッジを架けたり強化したりすることも可能である。組織の中のネットワーク・データを収集して、ネットワークの

**24**　第I部　モデル

中の穴や隙間を埋めたり、明らかになったひび割れを入念な関係構築によって修復することも可能である。さらにネットワーク分析は、ある個人ないし1組の人々が、要望やコミュニケーションの上で過剰な負担をかけられており、ひとたびその人たちが抜けたり病気になったりすれば、その組織が脆弱になってしまうおそれがあるといったことを明らかにもする。このような診断手段がマネージャーや従業員に対して、さまざまな方法で組織変化に対する力を付与することもある。ネットワーク・データはまた、地域社会や市場のレベルで収集され、変容の適切な担い手を特定することも可能である。

　ネットワークへの介入の課題の1つに、いかにネットワークと行動データを統合するかがある。オピニオンリーダーをみつけ出すだけでは十分とはいえず、むしろ推奨される行動に関して適切な意見を持っているオピニオンリーダーを探すことが必要になることもある。例えば、従業員に対して新しい伝票の切り方に変更させるとき、ネットワーク・データを用いて組織の中に適切な変容の担い手をみつけることが必要なこともあるし、またこれらの担い手には新しい方式に対して批判的であったり、支持的であったりしてもらう必要もある。

### エージェント・ベース・モデルの構築とシミュレーション

　ネットワーク研究の応用の広がりは、高度の電算機技法やプログラムが使えるようになって、ネットワークの機能がシミュレーションできるようになったことで促進されてきた面がある（Epstein, 2006）。ネットワーク内の思想や行動の流れに関する初期の研究では、セル・オートマトン模型を用いて、人々が格子の中にいて四方の隣人と結合しているように模擬されていた（Bak, 1996）。研究者はその格子の中を思想なり行動なりが広がるときの条件を変化させるが、それは最初何人が受容したか、周囲の受容者が何パーセントになると受容するか（個人的閾値）、受容者が非受容者をいかに上手に説得するかなどを変更することで行った。

　最近、専門家はネットワーク・モデルの実にさまざまな類型を作り出し、これによって互酬性紐帯を変更したり、時間や中心性の量を模擬したり、それがスモールワールドのネットワークであるか否か等々を模擬することができるようになった。これらのモデルは「もしそうだったら、なにが起こるだろう

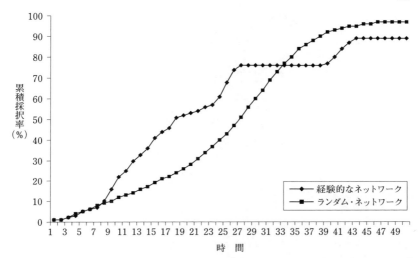

図 1-3 経験的なネットワークと仮想のランダム・ネットワークでの普及の違いをみた、仮想的なネットワーク普及のシミュレーション。ランダム・ネットワークでは、経過は平滑で連続的、経験的なネットワークでは相互結合のたまり場が普及を加速する。

か？」という状況を探求するための、不測事態対応計画にも有用である。例えば、バイオテロやインフルエンザ流行に対する準備体制のためには、毒力の強いウィルス流行株のような人口集団レベルの脅威に対する防備のための行動計画が必須である。エージェント・ベース・モデルではインフルエンザの毒力がどの程度で、人口の結合度がどのくらいのときに流行状態になるかといったことの、パラメーターを決定することができる。この他にもモデルを走らせて、最初に誰に予防接種をしたらよいかを決めたり、予防接種の順序が流行伝播に及ぼす効果をみることができる。

電算機によるシミュレーションはまた、仮想的なネットワーク分析における理論の展開にも用いることができる。例えば図 1-3 では、仮想のネットワークでの普及のシミュレーションを示したもので、ここでは普及の違いを、経験的なネットワークとランダム・ネットワークにおける、仮想の普及との差として比較している。ネットワークの条件においては、母集団の 5% の人だけが新しい考えを採択すると仮定し、その人たちは自分の個人的ネットワーク内の人の 15% が採択すると自分もそうすると仮定する。ランダムなネットワークの発

26　第Ⅰ部　モデル

生では、サイズや密度は経験的なネットワークと同じだが、紐帯はランダムに分布させている。ネットワーク条件のシミュレーションでは採択率がネットワークの相互結合の濃厚な場所、たまり場の中で加速することで普及過程が不均一になることが示される。つまり、新技術がある相互結合のたまり場から別のたまり場へと移動しようとするにつれて、普及率は時点 27 から 41 の間にみるように一定になる（Valente, 2005）。ランダムな条件のもとでは普及率はスムースであるが、これは、ネットワーク構造は普及率に影響しないことを示している。

### アルゴリズムと尺度

さまざまな学問領域で研究が進む一方、多くのネットワーク研究者が、それぞれの分野における基本的課題としてのアルゴリズムや尺度に関して、たゆまず研究を深め、広げようと努めてきた。例えば、今日まで少なくとも 8 個の中心性の尺度が発表され、ネットワーク研究で用いられてきた。しかも専門家たちは、これらの尺度の計算のより効率的なアルゴリズムの開発（Brandes & Erlebach, 2005; Newman *et al.*, 2006）と、現存の中心性のアルゴリズムに関する検討を続けた（Koschützki *et al.*, 2005）。ネットワーク理論の基本は数学であるから、これらの進歩は、ここ数十年は止む兆しはない。

新しいアルゴリズムに加えて、ネットワーク研究者は尺度の妥当性や信頼性の統計量の計算（Marsden, 2005; White & Watkins, 2000）、そして欠損データがあるときにネットワークの尺度がどのくらい頑健であるかを決定すること（Costenbader & Valente, 2003; Borgatti *et al.*, 2006）についても精力をつぎ込んできた。社会ネットワーク概念が多くの他の学問領域に拡張されるための基礎となるという点で、妥当性、信頼性、欠損データの問題の理解は社会ネットワーク分析という学問にとって決定的な意味があった。さらに、広く用いられた社会ネットワークのソフトウェア・プラットフォームが少なくとも数個あって、それらが着実に、競いあってツール開発を行う状況を形成してきた（Huisman & van Duijn, 2005）。

おそらくネットワーク分野での最も意義ある進歩は、第 9 章で検討する、指数型ランダムグラフモデル（Exponential Random Graph Models, ERGM）および

第1章 「つながり」をみつめる　27

行為者中心共進化モデルの開発であろう。これは、確率の基礎の理解のために推測統計学が進歩した、という点で1950年代、60年代にあった進歩に相当する。

## 個人およびネットワーク・レベルでの尺度

　上に概観したホモフィリー、スモールワールド、フリースケール・ネットワーク、その他ネットワークの性質についての理解の主な進歩は、新たな思想がネットワークの中でどのように普及していくかに関して理解するために、意味のあることである。ただ、この過程を説明するにはネットワークの尺度、および個人レベルおよびネットワーク・レベルでの尺度の複雑な相互作用についての理解が必要である。

　個人レベルでの尺度は、ネットワーク内の個々の人の情報を、ネットワーク成員の報告による関係に基づいて提供してくれる。例えば、個人はネットワーク内で孤立しているとか、ネットワークに結合しているとかによって、分類することができる。個人がネットワークのどの程度中央にいるか、周辺にいるかは、中心性に関する尺度で計算することができる。個人をサブグループ間のブリッジか、あるいはサブグループの成員であるかに分類することもできる。簡単にいえば、調査に基づいて各人が誰に結合しているかが示され、これらの所見を全部あわせると、研究者は個々人をネットワーク内におけるそれぞれの位置によって分類することができるのである。さらに行動を含めれば、個々人の行動との接触が計算できる。

　ネットワーク・レベルの尺度は、ネットワークの全体的な性質に関する情報を提供する。例えば、ネットワークは密あるいは疎と記述される。濃密なネットワークは多くのリンクを有し、疎なものでは少ない。他のネットワーク・レベルの尺度として例えば集中度があり、これはリンクが1個あるいは数個のノードに集中している度合いを示す。同様に互酬的紐帯のばらつきを示す互酬性、また推移的三角関係（共通の知り合いを持つ関係）の割合を示す推移性などはよく用いられるネットワーク・レベルの指標である。これらの用語——密度、中心性の集中度、互酬性、推移性、その他もろもろ——については詳細な定義を

28　第Ⅰ部　モデル

後で掲げる。ネットワーク・レベルの尺度は、ネットワークの全体的な構造の指標となるものである。ネットワーク図は全体的なネットワーク構造の視覚的なイメージを与えるものであるが、これには制約がある。ネットワークが大きくなるとグラフだけを用いて他のネットワークと比較をするのは難しい。

　ネットワークが計量されるときに、計算の対象になりうる情報が3種類ある。①ある人の社会ネットワークの性格を明らかにするために用いる個々の局所的関係の尺度（例：友人のうち何人が女性かなど）、②社会ネットワークの位置に関する個々の尺度（例：個々の回答者がネットワーク内でどの程度中心的か）、③ネットワークの全体的な構造のネットワーク・レベルでの尺度（例：ネットワークが濃密かあるいは疎か）。


### 行　動

　モデルや研究課題のおりなす紋様は、社会的行動、組織、配電網、交通システム、ミミズ類、食物連鎖、その他もろもろの生命分野に応用されてきた（Watts & Strogatz, 1998）。すべてのものは互いに結合しており、このつながりの科学は学問の中で人気領域となった（Barabási, 2003）。**しかし、これらのモデルは人間の行動、とりわけ個人ならびに人口集団の健康や福祉にどのようにあてはまるだろうか。**手始めに「スモールワールド」特性を取り上げると、それが病気、思想、行動など急速に伝播する経路となることが分かる。ネットワークをスモールワールドのネットワークにするブリッジは、情報や病気、行動の伝播に対する決定的な経路を提供する。

　スモールワールドという現象はグローバルないしマクロ・ネットワークの構造に影響を及ぼし、それによってミクロないし個人レベルで環境条件の変化を作り出す。もし、ブリッジが存在しないならば、ある大陸の小さな町の住民は別の大陸で発生した病気のリスクにさらされることはない。ブリッジは病気が新しい人口集団に伝播するための経路を提供する一方、近代的な技術や斬新な文化思想の普及をもたらす。最近のジェット機旅行、貿易の流れ、政治的な相互結合性といった状況を考えれば、どこかで発生する健康への脅威から隔絶されている人口集団という者はありえないことになる。伝染病は、地域内で広がるのと同じくらいやすやすと世界中に伝播しうる。

第1章 「つながり」をみつめる　29

　世界的な脅威からの隔絶というものは、あとになって地域社会を脆弱にする
かもしれないということから望ましいとはいえない。最もよいのは地域社会を
病気の脅威に曝露させながら、隔離ではない適切な予防的な防衛体制を作り出
すことである。さらに、病気や他の脅威に対して身をさらすことは危険に感じ
られるが、代わりに地域社会やそこの住民は多くの有用な思想や機会にも接す
ることになり、そのほかの脅威に対して強くなる。我々は孤立することはでき
ず、またコネクテッドネス（被結合性）はいまの時代の必須の条件であるから、
結合されていることの利点を最大限にする方法を見出すことが最善なのである。
　スケールフリーの研究で示されたように、個人にせよ集団にせよ、ネットワ
ークの中でおのれの位置を制御できるものはいない。たいていの人の場合、形
成される結合の普通の取り合わせは、その人が生まれた家族や、社会経済的、
地理的、文化的は環境に由来している。「自分の両親を上手に選べ」とよくい
われるが、それは両親こそが、我々が社会ネットワークを形成し始める環境を
我々に与えてくれることが多いからである。人生を通してこれらの社会ネット
ワークは最初の社会化の手引きをし、思春期や青年期には健康リスクのネット
ワークの環境やキャリア、人間的成長のきっかけを与えてくれる。
　思春期の若者は徐々に両親から分離し自我を確立していく段階で、情報や影
響の源泉としての友人のほうを向いていくようになる。思春期の社会ネットワ
ークは、深い結びつきを形成し、生まれて初めて行う自立的意思決定に関わる
という意味で若者の生活の中で重要な役割を演じている。それが、ときにリス
クを犯すことにもなる。人気のある学生はしばしば将来の成功者と目され、彼
らの優れた社会化の能力はキャリア上の成功に有利な地位に彼らを押し上げる。
しかしながら状況によっては、人気ある学生が自分の考える社会規範について
張り合おうとすることで、人気が、たばこや薬物使用の割合を高くするという
リスク要因となることもある（Valente *et al.*, 2005）。
　若者の時代には社会的接触から交友関係が生まれ、早期のキャリアの決定や
そのための対人関係の源が作られる。有利で生産的な早期のキャリアとなる就
職は、一流ないし有望な組織の「登竜門」へと導いてくれる対人接触の有無に
よって決まることが多い。「昔の友だち」のネットワークはしっかり生きてお
り、ますます「ネットワーク」そのものになりつつある。ネットワーク作りの

重要さはこれまでになく高まり、ますます多くの人々がホワイトカラーの情報産業の職種を目指して競争するようになった。

かくしてソーシャルキャピタル——各人のネットワークの中から得られる資産——は、人的あるいは物的資本と同じくらい重大なものとなった。高い地位にいる友人を持つことは、ビジネス管理の裏表に接することになる。ハリウッドのスターの子弟が、他の人々よりもスターになるよい機会に恵まれることは驚くにあたらない。彼らは若い時期からこの業界の仕組みをみてきており、他の競争相手よりも有利にオーディションやふるい分けで勝ち進む。ウォール街は自己再生産しようとしており、またワシントンの政治家の名前は不気味なくらい同姓が多い。

**我々はソーシャルキャピタルを変えられるか?** それは容易ではない。不遇な世帯の貧困の中に生まれた若い男女には、高収入の職業につながる対人接触やネットワークを創る機会があまりない。しかしネットワークは、ポジティブなソーシャルキャピタルの生成を促すことでこの苦境から立ち直るキーを与える。地域社会は適切な接触や結合を明らかにすることで、住民の隣人関係を変容することができる。恵まれない地域の住民の暮らしを改善することを目指した政策や計画は、そのような社会に内在するソーシャルキャピタルは何なのかを明らかにし、それをポジティブなネットワーク環境を作り出すための対策を通して強化することによって、初めて成功しうるものである。地域社会は、保有している資産を明らかにすることができて、初めてより健康的な隣人関係に移行する確率を高めることができる。

ネットワークはあまりにもホモフィリーの紐帯によって支配されているために、閉鎖的になりやすい。すでに述べたように、これらのネットワーク中で普及する新しい思想や行動を獲得することは、地域社会を結合する確かなブリッジをみつけ、オピニオン・リーダーに変革の推進役になってもらわない限り難しい。新たな行動の採択は、それが危険を冒すものであれ、防御的なものであれ、近くの緊密な紐帯の存在する状況の中で実現しやすい。とはいえ、新たな思想が閉ざされたコア・グループに浸透するか否かに影響するのは、マクロレベルにおける弱い紐帯である。

社会ネットワーク研究に期待されるのは、それがいくつかのレベルにわたっ

て人間行動のより深い理解を与えてくれるということである。第1に、人間関係のモデル化によって、研究者は人の強いまたは弱い紐帯を測定し、それらがどのように行動を左右するかを示す。第2に、社会ネットワーク分析は病気伝播を起こす接触ネットワークをその目的に沿って明示することができる。第3に、社会ネットワーク分析は、例えば、パーソナル・ネットワーク特性の重要性がネットワーク・レベルの特性によっていかに違うかを研究することによって、マクロレベルとミクロレベルの構造的影響力を結びつけることができる。第4に、普及の進み方を明らかにすることでネットワーク介入を作り出し、普及を加速させ、または病気の伝播を抑えることができる。第5に、社会ネットワークの技法は社会ネットワークの管理・維持を、かつてないまでに容易で、マルチメディア化したものにした。最後に、人々はどのように、誰と反応し、連絡しあうのか、という興味深い問題を考え、答えることができるようになった。社会的な相互関係に関する多くの基本的な性質について、ネットワークというパラダイムの中でこれから検討を始める。本書は、行動と実績に影響を及ぼす社会ネットワークに関する研究の実施に、必要な基礎を提供するものである。

## 要　約

　本章は、ネットワーク分析の現場における重要な研究領域や原則のいくつかについて素描した。研究の話題は多彩で、幅広い出来事を対象にしているが、基本的にはすべて**被結合性**や、一連の社会的関係をどのように調べるかが関心事であった。これらの種々の研究テーマは、雑多な研究分野が人間の行動の研究にどのような意味を持っているか、人は資源や職業をどのように獲得するか、社会ネットワークはどのように個人やシステムの行動に影響を与えるかなどについて、多少なりとも明らかにしてきた。本書は、社会ネットワークのモデルやその人間行動への影響などについて深く踏み込む。とくに健康のリスクと病気予防の行動がいかに伝播するかは重大な関心事であるが、それは次のような質問に答えるためである。**社会ネットワークの理解は、個人や人口集団レベルでの病気やリスク行動の伝播の解明に、どのように役に立つだろうか？**

# 第2章————

# 歴史：学際を越えた歩み

　本章では、社会ネットワーク分析の簡単な歴史を示し、社会科学の内部で推測統計学を強調しすぎたことによって、ネットワーク研究の発展が一部停滞したことに注目する。続いて、主要な行動科学の理論が社会ネットワークの概念をどのように利用してきたかについてふり返る。そして、ネットワーク分析の公衆衛生や医学分野への応用についての文献考察で章をしめくくる。

　フリーマン（Freeman, 2004）は社会ネットワーク分析について示唆に富んだ歴史書を書いているが、その中で初期の社会学研究は、ある意味で社会ネットワーク研究であったと述べている。フリーマンという人にとって社会ネットワークの構造に関する研究は、以下の4つの性質を持ったものであった。①全体のネットワーク構造を考慮し、②ネットワーク構造が個々人の行動にどのような影響を与えるかを論議し、③グラフ的な描画技術を使い、④数学的な形式論を用いる。これら4つの性質を持った研究は、社会ネットワーク分析の研究とみなすことができる。

　フリーマンは、多くの初期の社会ネットワーク分析家の業績と生涯について論じた。とくに、社会ネットワークとその所産に関する研究のプログラムを開発したジェイコブ・モレノ（Moreno, 1934）に注目したが、モレノは社会ネットワークとそれが作り出すものに関する研究の方法を最初に開発した。モレノは、リーダー、友人、敵などのようなさまざまな役割に関して、まさにピッタリと思われる同級生の名前を書かせるといった方法論を編み出した。さらに、生徒たちをデータの中のソシオメトリーの結合のパターンに基づいて分類してみせた。リーダーや友人として多くの人から名指しされた者は社会的に人気があり、精神的および社会的に健康的であると考えられることが多い。発達心理

**34** 第Ⅰ部 モデル

学者はいまだにこのような技法を、小児の社会的な健全さを測るために用いている（例：Cairns *et al.*, 1988）。

1950年代頃までには、多くの研究者たちが**社会ネットワーク分析**とか**ソシオメトリー**と呼ばれる分野を創り出していた。ミシガン大学のグループダイナミックスセンターは社会ネットワークの解明のための初期のグラフ理論に関する優れた専門家の養成に貢献した。

ハイダー（Heider）、カートライト（Cartwright）、ホーマンス（Homans）、フェスティンジャー（Festinger）といった有名な社会心理学者たちは、職場や地域社会における社会ネットワークに関する研究を行った。

スコット（Scott, 2000）が示した研究史では、1960年代の初期までのネットワーク研究の拠点を作った、2つの異なるネットワーク分析集団を区別している。第1の集団はバーンス（Barns）、ボット（Bott）、ボアスヴァン（Boissevain）、ミッチェル（Mitchell）といったマンチェスター人類学派（英国マンチェスターから）であり、アフリカで小さな村の地域社会のネットワーク構造に関する一連の研究を行った。このグループはいくつかの古典的な著作を著し、これらの村における日常生活に影響する相互作用の構造に、あるパターンがあることを示した。第2の集団は、1960年代のハーバード大学でハリソン・ホワイト（Harrison White）を中心とした人々である。ホワイトは社会学の大学院生たちを次々と指導したが、彼らは後に社会ネットワーク分野のリーダーとなっていった。このグループにはボナチッチ（Bonacich）、ブーアマン（Boorman）、ブレイガー（Breiger）、カーリー（Carley）、グラノヴェッター（Granovetter）、ウェルマン（Wellman）等々がおり、ネットワーク構造について研究したことから、構造学派と定義されている。ハーバード構造学派は米国でネットワークのパラダイムを確立し、いくつもの分野を橋渡しした。

1970年代の中頃までに、それまでばらばらに社会ネットワークに関心を持っていたさまざまな研究者たちを糾合するための集会が2つ、ハワイで開催された。これらの集会は、国際社会ネットワーク分析ネットワーク（International Network for Social Network Analysis, INSNA）を立ち上げるまでの盛り上がりをみせ、1981年から年次総会を開催することとなった。雑誌 *Social Networks*、機関紙を兼ねた雑誌 *Connections* も刊行された。こうして職業的研究者集団が

第 2 章　歴史：学際を越えた歩み　**35**

誕生したのである。INSNA は社会ネットワークの方法論や理論の開発や応用、またネットワーク研究者養成の支援のためのよすがとなってきた。1980 年代になると、これまではこの分野を公に支援する大学の学部もなかったのに対して、専門的学問領域をいかに活性化するかについて関心が高まった。

　ノークとクリンスキ（Knoke & Kuklinski, 1982）は、ネットワーク分析の中心的な思想を 2 点挙げるならば、結びつき（ネットワーク）はランダムではないこと、そしてネットワークの中の結合のパターンは、しばしば 1 組の機能的に同値の位置に収束させられるといっている（第 7 章参照）。これら 2 つの考えは、ネットワーク科学の成長の基礎となり、さらにネットワーク特性の数学的な記述・分析への傾倒を促した。1980 年代中頃には、ネットワーク分析研究者は主要な指標の測定のための社会ネットワークのアルゴリズムのライブラリーの開発や学問的交流、分野内協調、共同研究の強化に取りかかった。UCINET は 1980 年代中頃から後半に公開され、社会ネットワーク分析の足場となった。

　AIDS 流行の到来と、公衆衛生研究者が熱心にこの研究方法を重要な公衆衛生問題の研究に利用しようとして参入したおかげで、1990 年代初期にはネットワーク研究分野は一段と活気づいた。ネットワーク研究はいまや黎明期を過ぎ、より強力で使いやすい電算機ツールやプログラムの開発を始めた。World Wide Web、インターネット、電算機通信技術の爆発的な成長は、ネットワークおよびネットワーク操作を明示的かつ普遍的なものとした。かくして研究たちは、ネットワーク研究分野が多くのばらばらな学問領域の中の重要で中心的な研究対象であることに、突然気がついたのである。

　21 世紀に入ったいま、ネットワーク分析は多くの学問領域にとって意義あるものと思われている。コンピューター科学や物理学、生物学のような分野ではコネクテッドネス、関係、ネットワークなどの重要性が見出されている。ネットワーク研究に、文字通り殴り込みをかけてきたのが物理学である。ネットワークは性格からして数学的であり、多くの物理学者が古いネットワークの問題を取り上げ、新しい問題を提起したのである（Bonacich, 2004）。突然ネットワーク分析は、専門書、雑誌、一般新聞などに驚くべき頻度で取り上げられるようになった。社会ネットワークを売買、利用する新会社が作られ、社会分析を行うことはホットで新奇なたしなみになった。同時にネットワーク分析は、

36　第Ⅰ部　モデル

多くの分野における研究課題に答えを出すための、正統的かつ必須のツールとして受け入れられるようになった。

## 歴史再考

上にみたネットワーク分析の歴史に関する見解は、おおむね受け入れられているものであるが、いくつかの注意事項ないし注釈を必要とする点もある。まず、1950年代、60年代に社会ネットワーク分析が科学方法論として広く採用されなかったわけは、SAS（SAS Institute, Cary, NC）や SPSS（SPSS Inc., Chicago, IL）といった電算用統計パッケージが台頭してきたことが、おそらくその原因である。これらのプログラムは、無作為に選ばれた回答者標本からの母集団の母数の推定を行うために開発された。社会的な相互関係やネットワークがこれらの意見に影響を与えるかを理解することよりも、投票データの予想の精度のほうが重要だと考えられた。回帰分析は一方の変量が他方の原因となるかどうかを調べるための優先手段となった。そして社会科学といえば、リッカート尺度[訳注1]で測定された人々の態度や行動の研究というほどになったのである。事実上すべての社会科学の研究が、それぞれの社会的な背景を考慮することなく、無作為標本を作って回答者の面接を行うようになっていったのである。

社会科学者たちはその学問的正当性を求め、それを獲得するための最善の方法が、科学的研究の体裁を整えることであった。母集団の統計学や推測は社会科学と自然科学の間の活動領域の「地ならし」の手段として喧伝された。社会科学者たちは無作為標本をとり、母集団調査をする訓練を受けた。調査には知識、態度および実践に関する質問をするのが代表的であった。また、尺度は無作為に発生させた標本からとるので、母集団に関する推測が可能ということになる。研究者は、一も二もなく無作為標本や推測統計学の重要性を教え込まれた。線形代数やマトリックス操作のような、ネットワーク研究で用いられる手順に必要な技法を学ぶ者はあまりいなかった。そのため、典型的な人間行動の研究は、社会や人間関係という状況から人々を切り離したものを扱うようにな

---

[訳注1]　アンケート調査などで、回答者の意見や態度に関する問いに、例えば5段階方式で答えてもらって得られる尺度。

第2章 歴史：学際を越えた歩み **37**

っていった。

さらに、1960年代のネットワーク分析拡大へのさらなる障害は、新技術の普及に関する研究の中で起こった。1950年代後半までに、この普及に関する研究が何百も行われ、その中から普及過程における意思疎通と社会ネットワークの重要性を強調する一般的なパラダイムが浮かび上がってきた（Valente & Rogers, 1995）。1960年代中頃には、政治と科学の接近が起こり、環境に対して有害な影響をもたらす農業技術の革新の、無制限な普及に対する批判が唱えられるようになった。多くの専門家はそれまでは普及の理論を用いて、新しい殺虫剤や農業技術がどのように採用されてきたかを説明していたが、いまや新しい論者がこの普及を止めなければならないといい出したのであった。かくして普及理論は、新技術の普及の成功とそれによる環境への悪影響に結びつけられるようになってしまった。普及の研究は文化帝国主義と同義語になり、あらかた滅び去った（Valente & Rogers, 1995）。普及理論の研究や応用は、ネットワーク研究のかなりの部分を生み出すはずであったが、このような展開の結果、多かれ少なかれ抑制され、ネットワーク研究がより早く花を開かせる機会は失われたのである。

最後に、普及に関する社会ネットワーク研究は、専門家が誰でも利用できる方法論というわけではなかったために、学術研究の分野では絶滅寸前までいった。多くの専門家には、未解決の普及問題を論じるために社会ネットワーク分析という、全く別個のツールが必要なのだということが認識されないまま、普及問題の興味深い部分はおそらくすでに解決済みであるかのように思われてしまった。

近年の統計分析の発達によって、人間に関する多くのデータの背景や非独立性の重要性が認識されるようになった。統計学者は真にランダムで独立した標本というものはまれなものだと考え、観察結果の非独立性を説明する統計学的なツールを開発した。同じ郵便番号の世帯で行った2つの面接調査では、異なる2つの郵便番号の世帯での調査の場合よりも、互いに似た回答が出やすい。したがって、個々の回答は独立ではなく、地理その他の要因に応じてクラスターを作っていることが多いといえる（Murray, 1998）。統計分析におけるクラスターデザインに対する広範な注目は、いまや社会ネットワーク分析の中でも背

景要因や非独立性の意義の理解に集中している。かくしてネットワーク分析は、今日では社会理論ないし行動理論の一部として受け入れられてはいるが、その成熟には時間がかかり、多くの異論が唱えられた。

　要約すると、社会ネットワーク分析の応用は、行動に関する個々の説明の過度の重視、政治的文化的な理由からくる革新理論の普及への冷水のために遅滞した。しかし、多くの人間データの非独立性が次第に認められるようになって、行動に対する影響要因としての環境、とくに人間関係の大切さを重視する社会・行動の研究が注目されるようになった。今日では社会ネットワーク分析は、いうならば「多くの社会研究本流における伝統的個人主義に取って代わることに成功した感がある」（Freeman, 2004, p. 167）。

## 行動科学

　理論というものはさまざまな役割を持っているが、提起された研究テーマの型やそれを解決する研究方法の種類を定義したり、誘導したりすることなどもその役割の1つである。理論は、世界の営み、人間の相互作用や行動に関する我々の考えを先導する。またデータ収集方法の選択、なにを問題にするか、どう問題にするかなどについても教えてくれる。以下、文献のレビューを行いつつ、ネットワークがいかにして行動理論やその研究に統合されていったかを議論する。

### ホモフィリーと選択

　「類は友を呼ぶ」という。この単純な概念は、人は共有する結果や信条に基づいて1つにまとまりやすいという、1つの観察以上の何物でもない。ある特定の行動をとる人々は、同じ行動をとる、あるいはそれを肯定する友人、家族、仲間に囲まれていることが多い、ということは多くの研究者の認めるところである。その実例は数多くある（Hoffman *et al.*, 2006）。研究によれば、個々の青年の薬物使用は彼らの友人の薬物使用に関連しており、おそらく原因のうえでも結びついていることが示されている。例えば、喫煙の場合、一番の親友が喫煙すること（Urberg *et al.*, 1997）、喫煙する友人を持つこと（Alexander *et al.*,

2001; Aloise-Young *et al.*, 1994; Botvin *et al.*, 1993; Bauman & Ennett, 1994; Ennett *et al.*, 2006, 2008; Flay *et al.*, 1994; Kirke, 2004, 2005; Urberg *et al.*, 1997）などが、その人が喫煙することに関連している。高校生の場合、友人の不法薬物使用（Rai *et al.*, 2003; Windle, 2000）や、飲酒（Windle, 2000）は、その若者自身がそのような行動に走ることに関連することを示す断面観察の証拠がある。友人と自身の薬物使用の関連を示す縦断的な証拠もある（Ennett *et al.*, 2008; Pearson & West, 2005; Rice *et al.*, 2003）。その他、薬物を使用する友人の人数と自身の薬物使用の関連も検証されている（Donato *et al.*, 1994; Meijer *et al.*, 1994; Wang *et al.*, 1997）。不法薬物を使用する友人の数（Jenkins & Zunguze, 1998）、喫煙する友人の数（Wang *et al.*, 1997）は、それぞれ自分自身の不法薬物使用や喫煙と正の関連を示す。アンガーとチェン（Unger & Chen, 1999）は喫煙する友人を持つ個人は、自分自身も喫煙をより開始しやすいということを示唆する縦断観察の証拠を挙げている。エネットとボーマン（Ennett & Bauman, 1994）は、友だちグループのメンバーであることは喫煙することと関連していることを見出した。非喫煙者が、喫煙者が構成するクリークの人とつながっている場合は、非喫煙者のクリークとつながっている場合よりも喫煙者になりやすい。フリードマンら（Friedman *et al*, 1997）は、薬物を使用する大きな集団につながっていることは、薬物を使用することと関連があることを示した。

　アレキサンダーら（Alexander *et al*, 2001）は、喫煙する友人を多く持つ若者は、非喫煙者の友人が多い若者よりも、ほぼ2倍自分自身も喫煙をすることを見出した。さらにこの研究では、喫煙と友人が喫煙する割合との間に正の関連があることを見出している（Botvin *et al.*, 1993; Urberg *et al.*, 1997）。シービングら（Sieving *et al.*, 2000）は、若者の友情関係を3年にわたって縦断観察し、友人が薬物使用する程度が高いほど、時とともに飲酒する者が増えていくことを示した。推定によれば、対象者のパーソナル・ネットワークが非採択者あるいは非使用者のそれから、全員採択者ないし使用者のそれに変わると（接触率は0%対100%）、対象者が採択者ないし使用者になる尤度は200%に上がるという。このホモフィリーは、どのようにして起こるのだろうか。

40    第 I 部　モデル

## 社会的学習理論

「類は友を呼ぶ」の考えは単純思考である。このようなネットワークのクラスター形成のもとになる機序を理解したいと思う人もあろう。このクラスター形成の説明として引き合いに出されそうな理論が、社会的学習理論である。社会的学習理論（Bandura, 1986）は、ある行動には、他の重要な人の行動を手本にしたことの結果や、また、そこからくる社会的再強化といったものが取り込まれている、ということを前提とする。社会的学習理論によれば、人々は他人がある種の行動に対して報酬を受けることを観察することで、そのような行動に関心を抱くのではないかという。例えば、子どもは友だちが泣き叫ぶことでプレゼントをもらうのをみると、そのような行動を模倣する。このような擬似的な接触（曝露、照射）と報酬は、テレビや DVD、雑誌のようなメディアを介した行動への接触によって成り立つこともある。擬似的な接触はまた、隣近所、地域、学校あるいは組織の中で、距離を置いて目撃する他人の姿に由来することもある。最後に、この擬似的な接触の多くが、親友や信頼関係のある同僚や仲間に由来することも多い。行動は観察され、場合によってはおおっぴらな指示や圧力が新たな行動を試行させることもある。

## 選　択

技術革新の普及、社会的学習理論のいずれもが、人の行動は仲間に影響されてのことである、ということを前提としている。しかし、別の説明もありうる。人は自分と態度や行動が似ていることで、注目の人や友人になりそうな人の中から友人を選ぶのではないか。例えばドナヒューら（Donohew *et al.* 1999）は、刺激欲求型の人はやはり、そのような人を友人として選び、アルコールやマリファナ、その他の薬物を試したがると仮定している。この仮定に合わせてピアソンとウェスト（Pearson & West, 2005）は、マルコフモデルを用いて、薬物使用者になる人はリスクを冒さない集団からリスクを冒す集団へと移行していくことを示した。

エネットとボーマン（Ennett & Bauman, 1994）は、ある集団の中での喫煙行動の一様さは、喫煙行動に基づいた交友関係の選択によるものなのか、それとも社会的影響によって決定されるのかを示す研究を行った。この研究は、青少

第 2 章　歴史：学際を越えた歩み　**41**

年の喫煙とその仲間の喫煙との相関関係の、どの程度までが社会的影響による
ものなのか、どの程度までが選択によるものなのかを明らかにする必要性がそ
の動機の一部となっている。彼らは「我々の知見は、仲間の影響が青少年の喫
煙の原因の大部分であるという世間の知恵とは相反しているが、影響と選択過
程の双方が仲間内の喫煙の均一性に貢献しているという以前の研究結果を確認
するものである」と結論づけている（Ennett & Bauman, 1994, p. 660）。カンデル
（Kandel, 1985）の高校生の縦断研究もまた、選択と仲間の影響の両者を含むモ
デルが、どちらかだけによるモデルよりもマリファナを始める状況をよく説明
している。

　他の研究も、選択と仲間の影響を切り離すことを試みている（Engels *et al.*,
1997; Fisher & Bauman, 1988）。フィッシャーとボーマン（Fisher & Bauman,
1988）は安定した 1 対 1 の交友関係を観察し、これらの 2 人は喫煙行動に関し
て似ており、影響が作用しているらしいことを示した。一方、流動的な 1 対 1
の交友関係でも類似性がみられ、影響の効果を示している。エンジェルスら
（Engels *et al*, 1997）も影響と選択の双方を支持することをみている。より最近
の研究で、アーバーグ（Urberg *et al*, 1997）は仲間集団の行動と友人の喫煙に関
する申告に関する評価を行った。そして、影響の程度は学年を通してみると非
常に軽度であり、吸い始めについては最も親密な友人によるところが大きいと
みている（Urberg *et al.*, 1997, p. 840）。ミッチェルとエーモス（Michell & Amos,
1997）は、喫煙者が多い集団の女子は喫煙しやすいとみている。事実、少女た
ちはその集団の中での自分の地位を高めるために喫煙を開始することを示した。
多くの少女は自分が他人よりも成熟した状態にあることを示すために、早期に
喫煙を開始するという。全体としてみると、社会的な影響、仲間の選択の双方
が、友人の間での似た喫煙行動の原因であり、それぞれは仲間関係がいかに喫
煙の開始や維持に寄与しているかに対する、それぞれ異なる因果の仕組みを示
唆しているといえる。

　ホールとヴァレンテ（Hall & Valente, 2007）は、影響と選択は関係の方向に基
づいて測定できることを示唆した。彼らによれば、ある人から出る紐帯（出次
数）は、それらが友人を選択することを示すことから、選択を意味しており、
ある人に向かう紐帯（入次数）は、それが人に影響を与えようとする人からの

42 第Ⅰ部 モデル

ものだということから、影響を示しているという。同じくホールとヴァレンテ（Hall & Valente, 2007）は、第6学年生で喫煙者を友人として選択したならば、第7学年生［日本の中学1年生にあたる］には喫煙していること、および喫煙に敏感であることが予測されることを示した。また、選択から影響を切り離して考えることは、交友関係と対人関係の動態を考えれば、無理そうだということは明らかである。このようなことから、ほとんどの研究が選択と影響は個人の行動と仲間の行動の類似性の説明としては、おおよそ同等のものであるとみている。


規　範

　行動科学の黎明期から、他の人がなにを信じるか、なにをするかということの認識が、個人の選択に影響を与えることが研究によって示されてきた。ソロモン・アッシュ（Asch, 1956）は被験者に、壁に書かれた3本の線を示し、それらの長さを比較する（例えば、全部同じ長さか、より長いとか短いとか）よう求めるという、後世に影響を与えた実験を行った。アッシュ（Asch, 1956）は、実験参加者たちは線の長さについての報告を、同じ実験の他の参加者に合わせるような偏りを持っていることを示した。

　合理的行為の理論は、単純な形でみれば、（仲間の）社会的規範に対するその人の認識、その規範に協調したいという気持ち、そして実際に行動するときの対価と利益についてのその人の見通しが、その人自身の行動の意図に影響を与えることを仮定する。これらの意図は、しばしば行動につながる（Fishbein & Ajzen, 1981 参照）。このさまざまな規範的な信条は、仲間たちとの相互作用に強い影響を受ける。社会的学習理論と同様、規範は仲間の行動をみたり、または友人が話すのを聞いたりすることから学習される。場合によっては仲間の強力な影響力が、さまざまな準拠集団にとって何が規範的であるかについてのその人の社会的認識を、ひどく間違ったものにしてしまうことがある。例えば、ある人の友人がなんらかの薬物を使用していると、実際にはほんの少数の人しか使用していないのに、その薬物を使用することが全員にとって規範的だと信じてしまうような場合である。

　合理的行為の理論は、行動は部分的には知覚された仲間の規範に影響される

第 2 章　歴史：学際を越えた歩み　**43**

と主張する（Fishbein & Ajzen, 1981）。若者に関する研究から、若者はそうする
ことが規範的だと勘違いすることによって、しばしば薬物を使用することが知
られている。若者はよく、喫煙や飲酒、薬物使用などが自分の学校でどのくら
い行われているかを過大評価する。例えば、サスマンら（Sussman *et al.*, 1988）
は第 8 学年生、第 9 学年生は、自分たちの喫煙状況と無関係に、同年代の生徒
の 1 週間あたりのたばこ消費量を過大に評価していることをみている。とはい
え、同じ年齢の生徒の喫煙について、喫煙しない生徒は大幅に過小評価をし、
いつも喫煙している生徒は過大評価する。この所見は、そのような認識の「再
規範化」という薬物使用予防プログラムに使われてきた。ある介入研究でマッ
キノンら（MacKinnon *et al.*, 1991）は、友人の薬物使用の受け入れについての認
識の変化が、薬物使用に対するプログラムの効果の最も強力な要因になること
を見出した。

　ここで研究に対する重要な問いになるのが、若者は薬物使用を一般に大げさ
に表明するのか、それとも薬物使用に関する彼らの一般的な不正確な判断は、
特定の人の使用状況について正確に知覚したうえでのことなのか、ということ
である。もしも若者が使用について一般的に過大評価するとしても、知り合い
や同じ環境にいる人々の中で実際の使用率を知っている人がいて、その人が若
者に過大評価していることを諭し、訂正させる（そして、これによって「みんな
がやっているから」薬物を使用すべきだという意識を抑える）というようなことがあ
ってもよさそうなものだと思われる。さらに、もし友人が本当に薬物を使用し
ているのだったら、その若者にはより広い社会の中での薬物使用の規範を示し
て、仲間の偏った影響に対抗させる必要があろう。イアノッティとブッシュ
（Ianotti & Bush, 1992）は、学生に最も親しい友人を 3 人指名させ、それぞれが
喫煙、飲酒およびマリファナを使用していると思うかどうかを申告させた。そ
の結果、友人の使用状況に関する回答者の申告は、その友人たち自身の申告と
相関していなかった。イアノッティとブッシュ（Ianotti & Bush, 1992）は、友人
の薬物などの使用に関する知覚は、回答者本人の使用の申告とより強く関連し
ていることを見出した。同様に、ライスら（Rice *et al.*, 2003）は、友人の薬物使
用に関する一般的な質問に対する高校生の申告は、友人自身の自己申告と相関
しないことをみている。友人の薬物使用に関する知覚は、推測や暗黙的な認知

44　第I部　モデル

を反映しているのであろう。

　関連した研究でヴァレンテら（Valente *et al,* 1997）は、カメルーンのボランティア組織の女性が友人の避妊器具の使用について誤った判断をしていることを見出した。ただ、彼らは、友人の使用状況の知覚は、その知覚の確度とは関係なしに、回答した女性自身の使用状況と関連していることをみている。健康リスク行動に関する仲間の申告と、本人の申告の間の食い違いに関連する要因を突き止めることは必要である。データによれば、人というものは友人の行動を正確には知らず、喫煙者が友人の喫煙を過大に申し立てるように、自分自身の行動に一致する方向での誤った推量をすることを示唆している。

### 社会的結末の知覚

　さらに仲間の薬物使用と、仲間がその使用を容認しているか否かの区別をすることも必要である。薬物使用の結果として仲間に受容されるとか、支持されるという望ましい社会的結末が生じる、それゆえ薬物使用に動機づけされる、ということを信じている若者は多い。例えば、ジェンキンス（Jenkins, 2001）は、薬物を使用していない高校生がビールやマリファナ、薬物を勧められたときにそれを拒むのがなぜ難しいかの理由として、仲間からの圧力が最も頻繁に挙げられることを見出した。サスマンら（Sussman *et al,* 1995）も、特別高校（continuation（alternative）high school）［社会的ないし能力的に、通常の高校では就学に困難のある生徒のための高校］の生徒の間では、仲間からの圧力を知覚することが、問題のある生徒がたばこよりも薬物を使用する理由になっていることをみている。

　さらに他の研究では、男子高校生の中では薬物使用（Luthar & D'Avanzo, 1999）、喫煙（Alexander *et al.,* 2001; Vega *et al.,* 1996）は、仲間から使用を容認されているか否かと関連していることが知られている。

## 生涯研究

　仲間からの影響、仲間の選択、仲間の規範の知覚、さらに社会的な結末の知覚などの影響は、生涯にわたる仲間関係の構造や重要性の変化のために、年齢

によって異なることがあることに注意すべきである。ある縦断的研究において
ファイリングとルイス（Feiring & Lewis, 1991）は、仲間のネットワークは 13
歳になるまでは大きくなり、同性の友人の数が増えていくことを見出した。高
校生年齢になると、若者は大人と離れて過ごす時間が長くなり、彼らの生活は
同性の小さな仲間集団との交際に支配されにくいものになる［小児期に比して異
性の仲間が増え、成人との接触が減ることによる］。同時に、彼らは監視されない、
幅広い社会的な集まりに接触することが多くなるが、それらの集まりとしては、
より幼い時代に比して、群集との相互作用、デートのような 1 対 1 の関係、ま
た「弱い」紐帯（連携）が多くなる（例えば Dunphy, 1963; Gavin & Furman, 1989;
Shrum & Cheek, 1987）。もちろん、同性の仲間集団を含む社会的状況の要因は、
依然として中期ないし後期思春期の行動の、きわめて重要な予測要因であるこ
とに変わりはない（Sussman *et al.*, 1995）。

　しかしながら他の所見からは、特定の友人からの影響は、自我観念の発達に
よって思春期には弱まっていくことが示唆される。例えば、クラーク - レンパ
ースら（Clark-Lempers *et al.*, 1991）は、同性の最も親しい友人を含むさまざまな
人々の重要性は、思春期早期から後期にかけて低下していくことを示唆してい
る。それゆえ思春期に関する介入研究では、薬物使用への抵抗への動機づけと
か、薬物使用の誘いの断り方の社会的技法のような、個々の特性に関するもの
も標的にすべきである（Sussman *et al.*, 2006）。要約すると、ネットワーク分析
は社会や行動の理論の一要素であり、人間行動を説明するものとなってきてお
り、公衆衛生とくに思春期のリスク行動に関しても広汎に応用されている。

## 公衆衛生および医学への応用

　思春期の薬物使用に関するこのような研究に加えて、ネットワーク分析の健
康問題への応用は少なくとも 5 つの分野に分けて考えることができる。

①ソーシャルサポートとその死亡や罹患に対する影響は、応用の最大の領域で
　ある（Albrecht & Adelman, 1987; Gottlieb, 1985; House, 1981; Knowlton, 2003; Sara-
　son *et al.*, 1983）。

**46** 第Ⅰ部　モデル

②AIDS や性感染症、家族計画の研究は、ネットワーク理論やモデル化でみる
　べき成績を上げてきた（Aral, 1999; Klovdahl, 1985; Kohler, 1997）。
③地域保健プロジェクトでネットワーク分析を用いて、メッセージの伝達や計
　画実施の改善を行った（Stoebenau & Valente, 2003）。
④組織間の協働、協力、交換による研究が行われ、保健サービス提供に関する
　理解が深まった（Harris *et al.*, 2008; Kwait *et al.*, 2001; Wickizer *et al.*, 1993; Valente
　*et al.*, 2007a）。
⑤保健サービス提供者のパフォーマンスに対する理解とその改善（Lomas *et al.*,
　1991; Soumerai *et al.*, 1998）。


　ソーシャルサポート

　ソーシャルサポートは、個人の一連の対ネットワーク接触の客観的な評価と、
これらの接触が果たす機能とから成る。ソーシャルサポートにはまた、パーソ
ナル・ネットワークがその人にもたらす資源や反応の主観的な評価という面も
持っている。ソーシャルサポートは、社会ネットワークを通して伝播されるあ
る種の情動を代表し、また社会ネットワークが健康に影響を与える重要な手段
にもなる（Albrecht & Adelman, 1987; Berkman & Syme, 1979; Cassel, 1976; Cohen &
Syme, 1985; Gottlieb, 1985; Hammer, 1983; House, 1981; Knowlton, 2003; Orth-Gomer &
Unden, 1987; Sarason *et al.*, 1983; Turner & Marino, 1994; Vaux, 1988）。ソーシャルサ
ポートに関する研究としては、ソーシャルサポートとストレスやそれへの対処
との関連に関するものが多く行われており、またソーシャルサポートと一般的
な健康や福祉との関係についても数多くの研究がなされている。少なくともソー
シャルサポートには 4 つのタイプがある。それぞれ①情緒、②手段、③情報、
そして④評価に関するものである（Barrera, 1986; Barrera & Ainlay, 1983; Cutrona
& Suhr, 1992; House, 1981）。**情緒**サポートは、焦点となる個人に対して同情、関
心、世話、共感を表明する友人や家族によって提供される。**手段**サポートとは
困っているときに援助、資源、金銭、品物、器材、サービスなどを提供するこ
とである。**情報**サポートでは個人に対して役に立つ助言、知識、示唆、手段を
提供する。**評価**サポートではフィードバックや分析を行って、対象となる個人
が自分の状況を評価できるようにする。

## HIV／性感染症

　HIV／性感染症は性的接触で伝播することから、これに関するネットワーク研究には、応用研究の重大な領域が含まれる（Klovdahl, 1985; Morris, 1995; Morris（Ed.）, 2004）。クロヴダール（Klovdhal, 1985）は米国CDC（疾病対策予防センター）が収集した性的接触に関するデータを分析し、HIVが性的ネットワークを介して伝播することを示した。クロヴダールはさらに、旅行の技術的進歩が世界的流行の可能性を作り出しているとし、ネットワーク構造を理解することが、この流行を理解することにつながると示した。その他の研究では、ネットワークがいかにHIV／性感染症の伝播を導くかが示されている（Fisher & Bauman 1988; Friedman *et al.*, 1995, 2001; Havanon *et al.*, 1993; Klovdahl *et al.*, 1994; Obbo, 1993; Treboux & Busch-Rossnagel, 1990; Rothenberg *et al.*, 1998）。例えばベッティンジャーら（Bettinger *et al.*, 2004）は、コアおよびブリッジになる若者は、自分たち自身の性感染症のリスクは孤立している者よりも小さいと知覚していること、その結果、彼らはコンドームをより使わない傾向があることを示した。何人かの専門家は、数学モデルや電算シミュレーションを用いてHIV／性感染症の伝播を明らかにした（Anderson & May, 1991; Wallace, 1994）。

　最近、性感染症、結核、マラリアおよび他の感染症の罹患に関連する要因のネットワーク分析が始まった（例：Aral *et al.*, 1999; Klovdahl *et al.*, 2001）。感染はヒト―ヒトの接触を通して起こるので、ネットワーク技法を用いて伝染病の広がりを分析することは理にかなっている。保健当局はここ何十年の間、被感染者を治療し、コアになる人々を発見するために接触者追跡の方法をとってきた。これらの方法と考えは、いまやネットワーク描画や分析技法とともに、感染症の伝播対策に活かされている。

　静脈注射薬使用者（Intravenous Drug Users, IDU）は、彼らが薬剤を入手するため（Neaigus *et al.*, 1994）、また彼らの共同社会の規範や帰属感を確立するために（Needle *et al.*, 1995）ネットワークを作る。例えば、ラトキン（Latkin 1998）は、濃厚かつ多重の人的ネットワークを持ったIDUは非濃厚、非多重ネットワークIDUよりも針の使い回しをすることが多いことを見出している。

**48** 第I部　モデル

## 家族計画および生殖医療

　家族計画（Family Planning, FP）は、ネットワークのモデルや分析技術をうまく利用してきた。個人間の連絡は、FP情報や影響力の重要な経路となる（Bhatia *et al.*, 1980; Rosenfield *et al.*, 1973; Valente *et al.*, 1994, 1997）。ネットワークとFPに関する初期の研究はロジャースとキンケイド（Rogers & Kincaid, 1981; Park *et al.*, 1974）によって行われたが、この研究は1973年に韓国の24の農村で出産年齢にある女性のデータを分析したものである。ネットワークに関する質問では、それぞれの村で回答者が一般的な情報、子どもの教育、消費財、健康、家族計画、流産について話しあう相手を5人まで挙げてもらった。これらのデータは、ネットワークとFP実施に関する利用可能な最高の資料として、いまでも詳細に再分析が行われている（Granovetter, 1978; Montgomery & Chung, 1999; Valente, 1995）。研究者は、産児制限の考え方の普及から、避妊の具体的な方法の利用まで調べている。


## 地域保健

　地域保健における介入は、情報伝達のためのオピニオン・リーダーやネットワーク構造のもろもろの特性への依存にみるように、ネットワーク技術を活かしている。例えばケリーら（Kelly *et al*, 1991）は、情報の伝播源の役割を果たすオピニオン・リーダーを特定するためにキーになるインフォーマントを利用した。ケルナーとウェルマン（Kelner & Wellman, 1997）は腰痛の治療法に関する情報を入手するために、個人が自分のネットワークをどのように利用するか示した。地域社会内の情報の流れは、個人、集団の双方のネットワーク特性に依存することが多い。リスク行動は社会文化的な背景の中で発生するので、公衆衛生計画はこの背景を理解することによって、より効果的なものにすることができる（Trotter *et al.*, 1995）。

　情報を求め、提供し、また参照することはネットワークと健康の共通領域の好例である。情報入手は腰痛に関連した分野（Kelner & Wellman, 1997）で、またFPについて（Rosenfield *et al.*, 1973）研究されている。これらのネットワーク研究は、個人は情報入手に関して、自分と同様の背景を持っていて、少しだけ社会経済的な地位が少しだけ上の人に依存することを示した。同時に、医師

第2章　歴史：学際を越えた歩み　**49**

は情報の信頼すべき源泉と考えられてはいるが、仲間のネットワークのほうが
より強く信頼されている傾向があることが知られた。

　多くの地域介入では個人の行動変容が焦点となるが、医師や他の医療従事者
の行動変容を対象とした研究もある。医師や医療従事者は健康に対する影響力
が大きいので、医療提供者のネットワークが実際の医療のタイプにどのように
影響するかをみることも、ときには重要である。例えばコールマンら（Cole-
man *et al.*, 1966）は、イリノイ州の4つの地域の医師のネットワークについて、
これらの医師の個人間のネットワークがある新薬の採用に、どんな影響を与え
るかを調べた。医師の共同体に強く組み込まれている医師ほど、新薬（テトラ
サイクリン）の採択が早いことが知られた。また早期に採用する医師ほど、自
分の助言ネットワーク、討論ネットワークにいる医師の影響を受け、採択が遅
い医師は自分の交友ネットワークにいる医師に影響されやすいことが知られた。

### 組織間の関係

　保健、医療およびその他の関連機関が正式の合意や患者の紹介、協働や協力
を通してどのように結合しているかに関する研究は、少なくない（Galaskie-
wicz, 1985）。ある研究では、患者がある種の交換制度によって医療システムの
中でどのように紹介されていくかが示され（例：Beniger, 1983）、別の研究では、
このようなデータをこれらサービス機関の間の協働ないし相互のつながりの尺
度として利用している。ウィキザーら（Wickizer *et al*, 1993）はネットワーク指
標を用いて、いかに介入が組織間の協働や協力を増強しうるかを示した（Pro-
van *et al.*, 2003 も参照）。資源や材料、人員、情報等の医療セクター組織間の流
れは、政府や政治的問題、第三者側支払い者、そして技術的変化などの介在に
よってさらにいっそう複雑になる。

　第11章では、ネットワーク分析がいかにキープレイヤーやオピニオン・リ
ーダーをみつけて、医療提供の質を向上させるための変革者を演じてもらうか
について検討している。例えばローマスら（Lomas *et al*, 1991）は、ネットワー
ク分析を用いて何人かの医師を特定し、これらのリーダーに当時出されていた
ガイドラインで推奨されていた、初回帝王切開後の経腟分娩（Vaginal Birth af-
ter Cesarean, VBAC）の普及のための研修を受けさせた。この研究では、オピ

50　第Ⅰ部　モデル

ニオンリーダーを変革者として使うことは対照病院での状況に比して、VBAC
実施率の向上に効果的であった。ネットワーク分析は、キープレイヤーを特定
したり、ネットワーク特性を調べるために、多くの型の医療現場で実践でき、
その結果は医療職員や組織のパフォーマンスを変容させるために利用すること
ができる。


## 要　約

　本章は、社会ネットワーク分析の歴史を簡単にまとめた。この分野は、社会
科学とりわけ人類学、社会学、心理学にその根を持っている。また、それぞれ
の学問領域の中で、人間行動の研究に数学や電算機を利用することに長けた研
究者が広く発展させてきたものである。多くの学問分野と同様、ときにはひび
が入って内容的な面、方法論的な面で研究者が離れていくこともある。

　社会ネットワーク研究にとって1つの独自な面として、その発展が1950年
代、60年代に、一部の政治的または規範的な理由から、いかに妨害されたか
ということがある。高度の計算技術の進歩と調査や無作為抽出法の向上によっ
て、科学者は人々を対人関係や状況に支配される条件から切り離して、原子単
位としての個人として扱う方法論の開発に向かった。保守的な学者は社会ネッ
トワークの力を評価せず、これはネットワーク研究の軽視につながった。皮肉
なことに社会ネットワークのためのソフトウェアの開発は、ネットワーク分析
の研究に、おそらく本来の価値以上の熱狂を呼んだことである。

　社会ネットワークは多くの社会理論、行動理論とその応用の総体の中の一部
分であり、その応用であり、個人の行動とその仲間の行動の間の類似性を説明
するために、選択と影響の違いについての研究が何年にもわたり行われてきた。
重要な行動変容の理論の多くは、社会ネットワークの影響や規範の役割を代表
する要素を持っている。本章は、社会ネットワーク分析の医学、公衆衛生への
多くの分析例を要約してページを閉じる。HIV／性感染症、薬物使用、家族計
画、避妊剤使用、ソーシャルサポート、組織間の関係などは、この数十年の間
にみごとな成果を挙げている。

# 第3章————

# 「つながり」の調べ方

　本章では、5種の主要なネットワーク分析データの収集技法の概要を述べる。
それぞれの方法について一般的な点および独自の点を示し、続いてデータ管理
技術の紹介とリレーショナル尺度と構造的尺度の区別を行い、さらに個人レベ
ルの変数とネットワーク・レベルの変数の区別についても述べる。さらに、ネ
ットワーク・データの収集と取り扱い方の手順を述べ、研究者がよく理解して
適切な方法を選べるようにする。重要なことは、研究者がその研究課題にあっ
た方法を選択することである。

　ネットワーク・データはさまざまな方法で収集できるが、それら1つひとつ
がそれぞれ異なったタイプを持っており、独自の扱い方や分析方法を必要とす
る。データ収集技術の違い、その特性や制約は、ネットワーク分析をどのよう
にしてさまざまな実際の分野に応用するか、ネットワークのパラダイムをいか
に理解するかに関して、ときに混乱をまねくことがある。図3-1に4つの調査
標本の抽出法を示した。

　図3-1（a）は無作為標本で、個々のノードは面接を受けた個人を表してい
る。ここで注意すべきは、ノードがクラスターになっていることで、決して空
間の中に無作為に分布しているわけではない。このことは、たいていの調査の
手順において対象者を無作為に選んでいるのではなく、クラスターを無作為に
選び、そのクラスターの中で対象者を無作為に選んでいる、ということである。
例えば、全国電話調査では地域コードの小分類を無作為に選び、その後に各コ
ードの中から無作為に番号を選ぶ（詳細は Murray, 1998; Valente, 2002 などを参照）。
このように、たいていの調査データは無作為ではなく、クラスター化している。
とはいえ、クラスター化しているのとは別に、回答者からのデータはお互いに

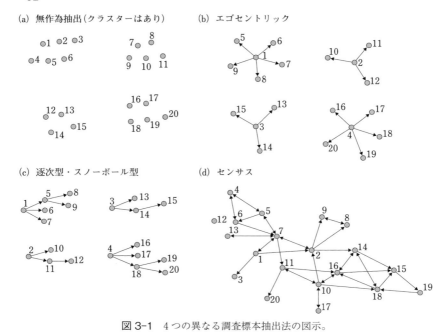

**図 3-1** 4つの異なる調査標本抽出法の図示。

独立であると想定される。

　図3-1 (b) は、エゴセントリックな標本を図示したものである。ここでは4人の回答者をまず選び（無作為的な選出あるいは他のなんらかの選出方法で）、面接の際に彼らに「重要な事柄について相談する」友人を5人指名するよう求める。そして回答者は、自分たちのそのような友人に関する情報を提供する。データは各回答者の、回答者からみたパーソナル・ネットワークとなる。

　図3-1 (c) は、「スノーボール型」ないし逐次的標本を示す。ここではまず4人の回答者（インデックス（発端者）と呼ぶ）が選ばれ、彼らは彼らの接触者を何人か指名する。指名された接触者の数は多いことも少ないこともある。スノーボール型標本では接触者ないし、その中の標本が面接され、例えばノード5、11、14、18などが新たに回答者となる。このような逐次型抽出では指名された者のグループ内の何人かが面接される。

　図3-1の (d) はソシオメトリック標本であり、ここでは回答者は全員面接

表 3-1　ネットワーク分析データの型

| 型 | (a)　一般的使用法 | (b)　特定的使用法 |
|---|---|---|
| ①サーベイ | 標準的調査用の質問 | 標準的調査用の質問 |
| ②エゴセントリック | 社会的役割（父、母、兄弟、姉妹等）ネットワークの他者は社会的役割に限定（例：Sarason *et al.*, 1983） | ネーム・ジェネレーターと他者間の交互作用に関する質問（例：Burt, 1984; Marsden, 1987; Marsden & Friedkin, 1993） |
| ③逐次型 | ランダムウォーク：調査対照者は他者を指名、これら他者の無作為標本を面接（Klovdahl, 1989） | スノーボール：調査対象者は他者を指名、他者全員に面接（Goodman, 1961; Palmore, 1967） |
| ④センサス | 指名：地域の成員全員に面接、1つないしいくつかのネットワーク質問を尋ねる（Valente, 1995, 1996） | 名簿作成：地域成員全員を面接し、全員の名簿をみせて1つないしいくつかのネットワーク質問を尋ねる（Valente *et al.*, 1997） |
| ⑤2モード型または結合型 | 参加した行事、加入組織を指名（Breiger,1974; Davis *et al.*, 1941） | 会社理事会のような名簿を計数（Mizruchi, 1992） |

され、研究対象地域内のそれぞれの接触者について質問される。地域全体ないし可能な最大人数が面接される。全員が回答者であり、おそらくそれら回答者に指名された接触者でもある。同じ調査の中でいくつかの異なる型のデータ収集技法を組みあわせることも可能である。例えば、研究者はネットワークの境界の内外での接触状況を測定するために、ソシオメトリック法をエゴセントリック法で補うといったことを行うこともある。

　表 3-1 は、5つのデータ収集方法をまとめたものである。①サーベイ、②エゴセントリック、③逐次型、④センサス、⑤2モード型または結合型。これら5つの技法は、通常はこの順に社会構造を測る能力が高くなり、逆に結果を一般化することは順に困難になる。これら5個の測定技術は、回答者に要求される特異性の水準に応じてそれぞれ（a）一般的使用法、（b）特定的使用法を持っている［表 3-1 参照］。以下、本章ではこれら 10 個の個々の収集技法について述べる。

## データ収集技法

### サーベイ・データ

　サーベイによるネットワークのデータは、個人になんらかの話題に関して誰かと話をしたか、相談したかを尋ねることで作られる。例えば一般的なサーベイの質問は、「産前の養生について誰かと話しあったことがありますか」などである。このような質問の場合、ふつう、母親、父親、教師、医師のような社会的な役割の一覧表を回答の分類として示しておく。さらに、より特異的な問いとしては、「産前の養生について配偶者と話をしましたか」とか「産前の養生についてスミス医師に相談しましたか」といったものになる。ネットワークに関する代表的な質問とはされないが、これらの質問は、ネットワークとはなにかを示す、最も基本的な指標となっている。

### エゴセントリック・データ

　エゴセントリック・データ（ローカル・ネットワークとも呼ばれる）では各個人に、自分が、重要なことを話す相手、あるいはなんらかの話題について最も頻繁に話しあう相手を名指してもらう（McCarty *et al.*, 1997）。用いる質問は「ネーム・ジェネレーター」と呼ばれるが、これは人の名前を発生させる（ジェネレートする）質問だからである（Campbell & Lee, 1991）。エゴセントリックな質問票の見本を付録Cに掲げる。これらのデータは、個人が最も頻繁に関係を持つ種類の人々という面から見た人間関係の情報を与える。一般的なエゴセントリックの質問で、回答者は社会的な役割、例えば「お父さんとどのくらい頻繁に話をしますか？」といったことについての情報を求められる。一般的なエゴセントリックの質問では回答の分類として、母親、父親、兄弟、姉妹等々といった社会的な役割の一覧を示しておき、回答者はそれぞれに何回くらい話をするかを答える。

　より特異的なエゴセントリックの質問では、氏名や通称名、ファーストネーム、またはイニシャルを尋ね、さらに回答者にそれぞれの人に関する情報を求める。性、年齢、職業、宗教、関係などそれらの人々との結びつきに関する人口学的な情報が収集される。可能な場合には、名指された人々がお互いに知っ

第3章 「つながり」の調べ方　　55

ているかを回答者に尋ねておくと、パーソナル・ネットワーク密度を測るうえ
で都合がよい。

　エゴセントリックのデータと標準的な調査用の質問（表 3-1 の第 1 行目）の違
いは、エゴセントリックの質問紙は指名された人の性質・背景に関する情報、
つまり回答者のパーソナル・ネットワークを収集するところにある。これに加
えて回答者と指名された人との関係、さらに指名された人々との間の関係に関
するネットワーク情報が収集される。これら追加の情報から、人的ネットワー
クの特性や、行動に関するその潜在的な影響力などについてのなんらかの洞察
が得られることがある。このタイプの最も有名な研究は、National Opinion
Research Corporation（NORC, シカゴ大学世論調査研究所）による GSS（総合的
社会調査）質問紙 1985 年版（Burt, 1984; Marsden, 1987; McPherson *et al.*, 2001）に
含まれている、一連のエゴセントリックな質問である。

　どんな研究であっても、研究者はエゴセントリック調査の技法を用いること
ができる。例えば、避妊法の普及のためのボリビアにおけるマスメディアキャ
ンペーンの評価で、エゴセントリック調査の質問を用いて、キャンペーンの効
果が回答者のパーソナル・ネットワークに依存するものだったか否かをみた
（Valente & Saba, 1998）。キャンペーンは、パーソナル・ネットワークの中に少
数の避妊具使用者（いわゆる閾値の低い採択者）を持っている人に対して、より
効果的であった。パーソナル・ネットワークを観察することによって、いわゆ
る 2 段階フロー仮説の検証が可能になる。つまり、一部の人々がマスメディア
や他の情報源により注意を払い、それらの媒体経路からの情報を、彼らのパー
ソナル・ネットワークのチャンネルを用いて他の人に伝えるという仮説である
（第 10 章参照）。エゴセントリックなデータは、各々の回答者がどんな人と互い
に反応しあうか、またはどんな関係を持つか、などからみたパーソナル・ネッ
トワークの尺度を与える。しかしながら、これらのデータからは、回答者をグ
ループ分けして、お互いの位置づけを示すことができない。回答者はランダム
に抽出されており、正確な氏名は明示されていないので、同じ研究で面接する
かもしれない他の人と個々の名前で結びつけることができない。

　研究者が、想定上ないし架空のネットワークを、エゴセントリックな報告に
基づいて構築することも可能かもしれない。例えば、回答者に指名された他者

56 第Ⅰ部 モデル

たちのタイプの平均像に基づいた他者の原型を作り出す。これらの原型は、その後複数の回答者と結びついた対象者となる。つまり、この原型が回答者と適合すれば、その原型はそれらの人々からの結合をも持ちうることになる。これまでのところ、エゴセントリックなデータから架空の他者ないしノードを創出することを試みた研究はないが、興味深い研究となるのではないか。

　以下の３つの型のデータ収集技法は、指名された人が同時に回答者となり、そしてお互いに結合することがある、というデータの収集に関するものである。

### 逐次型データ

　逐次型データ（部分的ネットワークとも呼ばれる）は、回答者に指名された人々の全部ないしは一部に対する面接で作られる（Klovdahl, 1989; Klovdahl *et al.*, 1994）。スノーボール抽出は、逐次型データ収集の最もありふれたタイプの見本で、これは特定の回答者の指名した人全員を標本に含む（Bogue, 1967）。スノーボールサンプリングは、インデックス・パーソン（発端者）が指名した人全員に面接する点で、逐次型データの特定バージョンといえる。ある研究者たちが、逐次法を用いて回答者駆動抽出法（Respondent Driven Sampling, RDS）という方法論を開発したが、これは健康増進プログラムへの参加者を集めるのに有用であった（Heckathorn, 1997）。研究によれば、回答者駆動方式を用いると、多様で接近の困難な対象集団の調査が、伝統的なアウトリーチ方式［例：家庭訪問による調査］などよりも費用対効果に優れているとされる（Salganik & Heckathorn, 2004）。

　「一般逐次型データ法」では、指名された人々の一部の標本を取り出し、その人々に面接を行う（Klovdahl, 1989; Klovdahl *et al.*, 1994）。スノーボール標本法に比して一般逐次型データ法の有利な点は（Klovdahl *et al.*, 1994）、①行き止まりに突き当たる恐れが少ないこと、②社会や地域との接点が多いこと、③社会構造に関するより優れた母集団指標の推定値を得やすい、などである。逐次抽出はクラスター抽出の一種であるが、その場合研究者は地理的なクラスターよりは社会的なクラスターを抽出することが多い（Klovdahl *et al.*, 1994）[訳注1]。一

---

　［訳注1］　クロヴダールら（Klovdahl *et al.*, 1994）は、地域のHIV感染の伝播状況を明らかに

第3章 「つながり」の調べ方　　**57**

般逐次型データ法を用いたある研究では、噂の広がり方の速さや広がる範囲が
調べられている。

　これらデータ収集のための初めの3種の技法（サーベイ、エゴセントリック、
逐次型）は無作為抽出手順を踏む。研究者は、まず与えられた母集団から回答
者標本を抽出し、この標本から出発して結果は母集団全体へと一般化される。
しかしながら逐次型データの1つの欠点は、ネットワークの指標が指名者とし
て最初に選ばれた人に、あまりに依存しすぎるということである。あとの2つ
のデータ収集技法は、無作為抽出データにはあまり多く利用されることはない
が、ネットワークや地域社会の構造のより詳細な理解のためによく使われる。
センサス・データは、ネットワーク分析の方法を論じる場合に最もよく用いら
れる型のものである。

### センサス・データ

　センサス（もしくは飽和）抽出では、地域社会や母集団のすべての成員に対
して面接を行う。センサス抽出はまた、「完全ネットワーク・データ」とも呼
ばれる。組織、学校、あるいは農村社会などが、この型のデータ収集で最もよ
く用いられる標本抽出の対象枠を代表する（Rogers & Kincaid, 1981; Valente,
1995; 1996）。センサス抽出は研究者が、世界中のすべての国であるとか、ある
産業分野のすべての機関であるとか、またある機関の従業員全員のような、社
会の成員のすべてを数え上げることができるような場合に好んで用いられる。
コンピューター技術の進展によって、強力な計算能力が駆使できるようになっ
たことで、センサス法による研究対象となるネットワークの大きさも拡大した。
計算能力の制約から、1990年代以前はたいていのセンサス研究は、ネットワー
クを数百（しばしば数十）個程度のノード数に限っていた。最近では、研究
者は何千というノード、何万のリンクを持つネットワークを分析している。

　一般センサス・データの収集では、回答者が自分の地域社会において言葉を

---

　　し、同時に対策に資するため、売春婦や薬物常習者など、通常接触が困難な対象に面接調査を
　　行った。すなわち米国のある郡で、関係方面から入手したこのような少数のハイリスクの人々
　　（111人）に面接を行い、彼・彼女たちからその接触者（合計1296人）を聞き出し、ネットワ
　　ークを描いた。

かわす人々の名前を尋ねるような調査項目を用いる。そのようにして指名された人は、センサスの標本に含まれる他の人々を代表することになるので、研究で用いる個人識別番号もしくは氏名を用いて記録される。センサスデータを用いた古典的な研究は、ロジャースとキンケイド（Rogers & Kincaid, 1981）によって1970年代に行われた、韓国の25の農村における女性の情報伝達ネットワークに関するものである。研究ではそれぞれの村のすべての既婚女性に、家族計画について誰に相談するかを尋ねた。ロジャースとキンケイド（Rogers & Kincaid, 1981）はこれらのネットワークを描き出し、村の中で情報伝達がいかに避妊具の普及に影響するかを示した。

　特異なセンサス・データ収集としては、地域社会の成員全部の名簿を取得し、回答者に対して各自が知っている人（あるいはどの程度頻繁に連絡しあっているか）をチェックしてもらうことが行われる。センサス法による指名と、名簿を用いた指名収集の間には、特異性の水準の差はほとんどない。名簿によるセンサスでは通常より多くの指名が得られる（名簿上の人数に限られるが）のに対して、通常の指名では5〜7人の近密なつながりに限られる。センサス抽出研究の主な問題点は、地域社会の境界をいかに決めるかということである（Laumann *et al.*, 1983）。名簿法は、大きさが100人程度以下の組織では非常に広く採用されている。しばしば行われるのは、指名のための質問の補助に名簿を配布する方法である。例えば、ある研究では、南カリフォルニアの16の学校の第6学年生（84クラス）の学級名簿を配り、生徒たちには彼らの最も親しい友人を5人、個人番号で指名するように求めた。ただし、学校研究の場合、ネットワークの境界は、研究条件や学校の規模によって、学級や学年、学校全体というように決まってくる。

　センサス・データは、情報伝達ネットワークの全貌を与えてくれ、これによって研究者は、情報や行動がいかにネットワークを通して広まるかを調べることができる。これは、誰が誰と連絡しあうかが組織のパフォーマンスの根底であることから、組織の行動研究にとっては決定的に重要なことといえる。さらに、ネットワーク・データは、情報連絡ネットワークの再編成とか組織内の改革者の特定とかによって、組織の変革の仕掛けを提供してくれる（第11章参照）。場合によっては、研究者は指名法と名簿法のいずれかを選ぶこともでき

る（Doreian *et al.*, 2005）。例えば、研究者はある組織について、回答者に職員の名簿を渡し、それぞれの人と彼らが一緒に働く頻度をチェックしてもらうか、もしくは一緒に働く人の名前を記入してもらうか、である。指名法の有利な点としては、①補助なしの想起であること、②回答者が名簿の全員の名前を読む必要がないので回答者に負担が軽い可能性があること、③指名の順序が保存され、結合の強さの代理指標として使えること、④回答者に許される他者数を自由に設定できること（つまり、指名者の最初の4人とか5人を選ぶなど）、⑤データ入力や操作がより簡単であること（指名された者の5人分の個人識別番号を属性データと一緒に入力すればよい）、⑥一方的に設定した境界の外側にいる個人が見出される可能性があること、などがある。名簿法の利点としては、①弱い結合も強い結合と同様に観察できること、②ネットワークの境界に関するあいまいさがないことがある。ネットワーク内の人は、誰もが名簿の中にいる。名簿法では、回答者は単に思い出す上位5人とか7人とかを指名するのでなく、名簿に目を通してネットワーク接触者を指摘するので、通常より多くのつながりを記録する。情報伝達や接触の強さ、頻度は名簿によって測定可能であり、その所見はつながりの個数を限定するために使用することが可能である。例えば、氏名に続いて研究者は回答者に接触頻度を示す数字を○で囲んでもらい、分析に際しては頻度がある水準以上の結合だけを残すように決めるなど。指名方式をとりつつ、同時に回答者に名簿を参照するようにする方法も有用なことが多い。名簿には氏名と個人識別番号を載せ、回答者にはネットワーク指名者の個人番号だけを記入するように指示する。

## 2モードデータまたはジョイントネス・データ

2モードデータ（またはジョイントネス・データ、結合型データ、二重データとも呼ばれる）は同一の出来事に参加あるいは出席した個人の事例を記録したものである。2モード・ネットワーク・データの有名な1つの見本が、企業間の連携によって集められたデータで、ある業界の個々の組織の理事である個人の名前を記録したものである。多くの個人は多数の理事会のメンバーを兼ねているので、彼らはこれら多様な組織をつなぐネットワークとして機能している（Pennings, 1980）。2モードの方法論はフォーチュン500［米国のビジネス雑誌『フ

**60**　第Ⅰ部　モデル

ォーチュン』が毎年発表する全米企業の売上高ランキング］の会社間の役員兼任のデータベースを構築するのに用いられてきた（Mizruchi, 1982, 1992）。

　2モードデータは、しばしば年報のような記録集を原典として収集され、マトリックス代数を用いてネットワークに変換される。もとのデータは表形式になっていて、行は個人、列は組織や出来事を表す。この表は行列（マトリックス）であり、転置（行と列を入れ替える）し、右から掛け算して、要素が共有組織数を示す個人対個人の行列を得ることができる（第8章参照）。転置された行列に左から乗じて（最初に置く）組織対組織の行列を得ることができる。このように1つのデータセットから、活動や組織に一緒に参加することを示す個人対個人のネットワーク、そして共通の成員数を示す組織対組織のネットワークという、2つの異なるネットワークを得ることができる（Breiger, 1974）。

　図3-2は、2モードデータの小さな架空の見本である。ここでは表（行列）の中の行で人物を表し、列で人物が参加した行事を示す。もし人物1が行事Aに参加したならばそのセルの値は1となり、そうでなければ0となる。図3-2のデータは人物1が行事A、Cに参加し、人物2がAとBに参加した等々を示す。行列Aを転置して行と列を入れ替えて、行が行事を、列が人物を意味することになる。掛け算A×A'（Aの転置）によって、行および列がともに人物を表し、セルの値はその人物たちに共通の行事の個数を示すような行列を得ることができる。同様にA'×Aを行うとできる行列は行と列が行事で、セルの値はそれぞれの行事に参加した人々の数を表す。

　古典的な2モードデータ研究の例は、デーヴィスら（Davis *et al.*, 1941）によって始められた南部女性の研究であり、彼らは16人の女性が12の行事への参加状況に関する新聞報道を抜粋した。これらのデータは16行×12列の表の形式になる。ブレイジャー（Breiger, 1974）は、この表が行列として扱われることにより、その転置行列との左右からの乗算によって人物対人物、または行事対行事のネットワークが得られることを示した。ブレイジャーの分析は、誰がどの行事に一緒に参加したかによって2つのクリーク［第6章127-129ページ参照］ができることを示した。

　これら5つのネットワーク・データ収集の技法は表3-1に、リレーショナルな情報の水準の低いほうから、また一般化可能性の水準の高いほうから順に配

| | 行事 A | 行事 B | 行事 C |
|---|---|---|---|
| 人物 1 | | | |
| 人物 2 | | | |
| 人物 3 | | | |
| | | | |
| | | | |
| | | | |
| 人物 N | | | |

行列 A

| | 人物 1 | 人物 2 | 人物 3 | | 人物 N |
|---|---|---|---|---|---|
| 行事 A | | | | | |
| 行事 B | | | | | |
| 行事 C | | | | | |

行列 A'（転置）

図 3-2 2モードデータの架空の小さな見本。行列 A はその行事または組織にそれぞれの人が参加したかを示す帰属行列。右は行列 A を転置した行列 A'（行と列を入れ替える）。これらの行列は互換性があり、A の列の数と A' の行の数は等しく、掛けあわせると一緒に参加した行事の数を示す人物対人物の行列ができる。

列して示した。つまり、エゴセントリック・データは単純なサーベイの質問よりもより多くのリレーショナルな情報を持っており、逐次型データはエゴセントリック・データよりももっと、センサス・データではさらに、そして2モードデータでは、個人対個人の結合マトリックスおよび組織対組織のマトリックスのいずれをも作り出せるために、最大限のリレーショナルな情報を持っていることになる。

　表の上から下の方法にいくにつれてリレーショナルな情報が多くなるが、センサス・データや2モードデータの技法を用いると、一般化の可能性はある程度低下する。初めの3つの技法は、しばしば無作為標本抽出によって用いられるため、母集団のパラメーター推定値を得ることができる。ただし、スノーボール抽出のパラメーターの推定値は、最初のノードに依存し、また、指名した人をどれほど追跡できるかに依存する。センサス、2モードデータの方法では、地域社会（さらに組織／行事）が無作為に選ばれた場合には、一般化可能性は多少保たれる。さらに、研究対象となる地域社会の代表性を検証するために、抽出された地域社会の特性を既知の母集団パラメーターと比較することができる。最近、専門家は通信ネットワーク・データの収集に、インターネットなどデジタル通信を用いることが多くなっている。これらのデータは電子メール通信の追跡からのもののことが多く、個人間の通信の大きな集積を構成している。以

62 第I部 モデル

上の5つのサーベイデータ収集方法のほかに、ネットワーク分析者はアーカイブ資料から集めたデータを用いることがある。

### アーカイブ資料

これまでに述べてきたデータ収集技法は、基本的に回答者に対して彼らのネットワークについて答えてもらう方法をとっているが、ネットワーク・データはコンピューターのログや日誌、電話記録などのようなアーカイブ資料［既成の資料や記録類］から収集されることも多い。南部の女性のデータの場合、デーヴィスら（Davis *et al.*, 1941）は9カ月間にわたる社会行事に対する、女性たちの参加状況の新聞報道を調べている。これらのデータは、2モード・ネットワーク・データ技法の解説に用いられている（Breiger, 1974）。日誌は、ネットワークの大きさや構成を報告するために用いられたことがある（Bernard *et al.*, 1984）。電子メールのネットワークもまた、個人間通信の行動の直接的な計数記録となっている（Dutton *et al.*, 1987; Rice, 1982）。計量書誌学的なネットワーク分析では論文の参考文献一覧を点検し、誰が誰の文献を引用しているかを検討する。さらにネットワークを構築して、専門分野の構造を明らかにする（Harris *et al.*, 2009; Hummon & Carley, 1993; Rice *et al.*, 1988）。要するに、人々に所属のネットワークについて直接尋ねるのとは別に、研究者はこのリレーショナルな情報をつかむための創造的な方法をたくさんみつけている。フェイスブック、MySpace、LinkedIn といったネットワーク・サイトの登場は、大きな母集団の社会的なつながりに関する広汎なアーカイブを生み出した。これらのデータの多くは個人的所有にとどまっているが、研究者たちは大学のようなまとまった集団での大規模な情報交換や結合度合いを知りうるネットワークを創出しつつある（Kossinets & Watts, 2006; Lewis *et al.*, 2008）。行動学的な研究はまだほとんどなされていないが、これらの研究は行動変容に関して重要な洞察を与えうるものと期待される（その見事な例として Christakis & Fowler, 2008 を参照）。

## データマネージメント

ネットワーク分析では、回答者に重要なことがらについて話しあう相手を指

名してもらうことが多い。このネームジェネレーティング技法は、回答者のパーソナル・ネットワークの氏名ないし個人識別情報を明らかにする。サーベイおよびエゴセントリック法で収集されたデータは、SPSS や SAS、STATA といった標準的統計パッケージで分析される。エゴセントリック・データの統計学的分析では通常、パーソナル・ネットワーク特性の平均値、異質性、範囲のようなさまざまなネットワーク尺度が算出される。例えば、GSS 調査（General Social Survey）は毎年一定の社会学的変数を追跡する無作為標本質問紙調査である。1985 年の調査では、回答者に個人的なことがらに関して話し相手になる人を 5 人まで指名してもらうよう設計された、1 組のエゴセントリックの質問を用いている。続いて回答者は、とくにこれらの人々の性・年齢・宗教について尋ねられる。そしてこれらのデータは、年齢の平均値や宗教のばらつき（他の多くの特徴に関しても同様）を計算するような方法で、米国人の相談ネットワークを記述するのに用いられる（Marsden, 1987）。

エゴセントリック・データは、しばしば紐帯ないし関係がデータセットの中の一要素として扱われるように変形されることが多い。このような置き換えをすることで、2 人を指名した回答者は新しいデータセットに対して 2 件分の、4 人を指名した回答者は 4 件分の、貢献をそれぞれしたとみなされる。ひとたび変形されると、データはダイアド型（dyadic）と名づけられ、分析はダイアド（dyad）［第 4 章 89-91 ページ参照］の追跡として進められる。通常の独立性の仮定は成り立たないので、統計学的検定を解釈する際には当然ながら十分気をつけなければならない。ただし、ダイアドのデータ分析はずっとやさしく、データの変形によって生成された非独立性に対する調整を行うための多層（階層的）モデル化のような標準的統計手法が利用できる。例えば、ダイアド分析では、注射針交換プログラムの参加者は、彼らが指名した人の中でも 3 番目、4 番目や 5 番目の人よりも 1 番目とか 2 番目に指名した友人とのほうが、ともに危険な行動（針の使い回し）をとりやすいということを示す仮説の検定もすることができる（Valente & Vlahov, 2001）。

逐次型データやセンサス・データを用いた研究では、指名された人の個人番号（やはり「他者（alter）」と呼ばれる）をデータベースに打ち込む。そうして回答者の個人番号、彼らが指名した他者の個人番号は、回答者、他者の個人番号

**64** 第I部 モデル

を含む「ノードリスト」の様式のファイルに別個に出力される。ノードリスト様式は、各行が、1人の回答者を表す標準的サーベイ・データの保存様式と軌を一にする。ネットワーク・データはまた「リンクリスト」として保存してもよい。ここでは各列が、回答者の個人番号と他者の個人番号となる。関係の強さや期間のような関係を表すその他の情報も保存される。リンクリスト様式は、ケースの個数がリンクの個数に一致するダイアド様式である。これらのデータはノードリスト、リンクリストのいずれにせよ、UCINET、Pajek、ORA、Visualizer、Inflow、NEGOPY といった専用のソフトウェアで分析される（付録A 参照）。

　これらネットワーク・ソフトウェアはノードリストあるいはリンクリストのデータを行列の形に変換し、行と列が研究対象の回答者を表す（ネットワーク・ソフトウェアの比較に関しては、Huisman & van Duijin, 2005 を参照）。これらのプログラムはまた、通常のネットワーク指標の計算だけでなく、ネットワークのグラフィック表示をも行う（第5章～第8章）。さらに、ネットワーク・プログラムは、入力したデータを、プログラム専用の様式に変換することもできる。研究者によっては、いくつかのネットワーク（例：助言、リーダーシップ、友人関係）を持った1つの地域社会とか、いくつかの地域社会に共通のネットワーク（例：3つの学校にまたがる友人関係）というように、ネットワークを1つとか少数個しか使わない。このような研究者にとっては、上記の専用プログラムはすばらしい分析手段となる。そして、これらのプログラムの出力は、他のデータに組み入れて、それをまた利用できる。しかし多重のネットワーク、例えば複数の学校の間の友人関係や複数の地域社会の組織間の共同関係のようなものを研究する研究者もいる。このような研究者には、分析のために各ネットワークを通してループ演算ができるソフトウェアが必要になる。研究者は、統計パッケージの中にある SASTIML やその他のマトリックス言語プログラミングモジュールないし R、GAUSS/SNAP、あるいは SATNET といったマトリックス操作用に設計されたプログラムを用いたり、UCINET や Pajek でバッチ・プログラムを書くことができる。

　ソフトの選択は多くの場合、データによって決まる。もし、データがエゴセントリックのものであれば、統計パッケージ（SAS、SPSS、STATA）で十分で

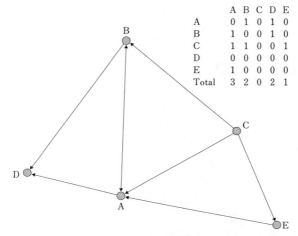

図3-3　紐帯のネットワークとその関連グラフの簡単な架空例。

ある。もし、データがセンサス型であれば、選択はネットワークの個数による。3個かそれ以下であれば、非常に広範なネットワークの尺度の計算や可視化機能を持っている点で、標準的ネットワークプログラム（UCINET、Negopy、ORA、Pajek、Visualizer など）がよいだろう。ただし、分析するネットワークが多数あるときには、ネットワーク計算を反復できるプログラム言語が必要になろう（UCINET、Negopy、Pajek などはバッチ処理機能を持っているので、それらのコンピュータ・パッケージで複数ネットワークの分析が可能であるが、手続きは分かりにくい）。

　例えば、図3-3に単純な5×5の行列を示す。ここでは、行1は回答者Aとグループ内の他の4個人の紐帯を示す（通常、行と列はともに個人を表す）。行は指名をする側の個人を表し、列は指名される側の個人を表す。第1行はAという人が指名する人を表し、指名された人の列には1を記入する。例えば、行1、列2の"1"は個人Aが個人Bを知っていることを示し、要素（2, 1）の"1"は、個人Bが個人Aを知っていることを示す。

　ネットワークの行列表示は、ネットワーク特性の迅速な計算を可能にする。例えば、オピニオンリーダーを示す指標としてよく使われるのは、ある人が指名される回数である。行列の列の合計を取ると各個人の指名される度数を表す。

図 3-3 では、個人 1 は最多の指名を受けており（3回）、ゆえにこのネットワークのオピニオン・リーダーということになる。これらのネットワーク得点はしばしばネットワーク・コンピューター・パッケージで算出され、もとの属性データのセットに還元され、ネットワーク得点と他の変量との比較に用いられる。

### ソシオグラム

　他の型のデータと比較したネットワーク・データの独自の性質の1つとして、関係を図示できるということがある。前の章で、このネットワーク図の実例をいくつか示した。図 3-4 は、南カリフォルニアの学校の、ある学級の生徒たちの交友関係を図にしたものである。生徒たちには同級生の中から親友を5人まで、出席簿に丸印で指名するよう求めておく。図の●は各生徒を示し、線は誰が誰を友人として指名したかを示す。先端の矢印は指名の方向を表すが、これは、人によっては自分を指名した人を指名し返さないこともあるからである。例えば、10番と 23番はお互いを友人と指名しあっているのに対して、3番は 23番を指名したが 23番は 3番を指名していない。線の長さには意味はない。グラフの中の人の位置は、人々がうまく結びつけられるように配置される。例えば、9番のように結びつきの多い人は普通、中心部に置かれ、その人の周りに他のノードが配置される。グラフのプログラム・ソフトは、ノードがお互いに離れるように動かして、各ノードや番号（レベル）がはっきり分かるように周りに隙間を作り、一方では似たような結合を持ったノードをお互いに近くに置くようにしている。ノードの配置はいずれ任意であるから、ソシオグラムの唯一の正しい描き方というものはない。

　ネットワーク・ダイアグラムはネットワークの構造を示すという点で有用なものであり、ネットワーク描画のための技法やコンピュータープログラムにはさまざまなものがある（Blythe *et al.*, 1996）。ネットワーク・ダイアグラムの描画は、情報伝達の全構造を目にみえるものにしてくれるということで、社会ネットワーク分析の中でも最も魅力的な分野である（Freeman, 2000; McGrath *et al.*, 2002）。ネットワーク・データが収集されると、組織や連携あるいは地域社会の人々は、自分たちに返されたデータを読み、ネットワーク・ダイアグラムを楽しく眺めることであろう。なぜなら、彼らはたいてい自分たちの個別的な

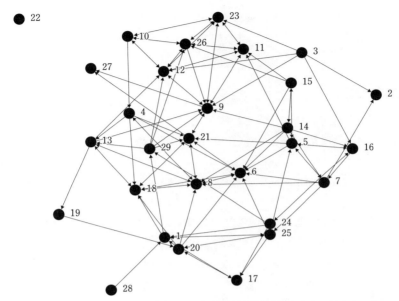

図 3-4 学生にクラスの中で最も親しい友人を 5 人指名させたときの社会ネットワークの見本。

ネットワークのことは分かっているが、このようにまとめられない限り、ネットワーク全体をみることはできないからである。

　要約すると、ネットワーク・データを用いて行える研究には、3 つの型がある。まず、エゴセントリック研究で、調査の回答者の申告によるパーソナル・ネットワークに関するデータについて分析を行う。このようなデータは、各回答者や関係に関してデータをダイアド様式に変換して分析する。次に、1 つないし少数個のネットワークに関するソシオメトリー研究（逐次型、センサスあるいは 2 モード型のいずれかを用いる）で、もっぱらネットワーク・プログラム（例：UNCINET）を用いて分析する。分析で得られたネットワーク変量は、他のネットワーク情報以外のものを含むデータセット（例えば、回答者の年齢、性、教育など）と組み合わされる。第 3 に、研究者はネットワーク処理を反復するための"do"ループを組み込んだプログラムを用いて、さまざまなネットワークを分析するソシオメトリー研究を行うこともできる。ネットワーク変量はしばしば上記のようなデータセットの中に埋め込まれてしまうが、研究者にとっ

68　第Ⅰ部　モデル

て、ネットワークの固有の識別標識（例えば、特定の学級や学校の個別番号）を追跡することが決定的に重要になる。


## データの特性

　親類関係、結婚、助言、恋愛、友情、嫌悪、その他無数の関係に関して、ネットワークが測定されてきた。それらネットワークで問われる問題によって、ネットワークの型が規定される。典型的なネットワークは「重要なことがらについてあなたの話し相手になる人を5人だけ挙げてください」といった質問で作られるものだろう。ネットワーク・データは、非常に雑多で主観的なことがらに関して集められる。公衆衛生では「健康の話題についてあなたの話し相手になる人を5人挙げてください」といったネットワーク質問をすることがよく勧められる。より広くみると、さらに**精緻化**してどんな避妊法を選ぶか、といった特定の健康事象について話しあう人を名指してもらうような質問をすることもある。

　ネットワーク・データはまた方向性を持っていて、紐帯が**対称的**（ジョンはメリーに話しかけ、メリーもジョンに話しかける）とか、**非対称的**（ジョンはメリーに話しかけるが、メリーはジョンには話しかけない）ということがある。対称的な紐帯は相互的であるが、非対称的な紐帯は直接的には非相互的である。ただし、仲介者を介して間接的には相互的になることもある。間接的な相互関係は、ジョンがメリーに話しかけ、メリーはジョンには話しかけないが、マリアに話しかけ、そのマリアがジョンに話しかけるときに発生する。ネットワークによってはもともと非対称的なものもあれば、もともと対称的なものもある。例えば、昼食をともにする人を挙げるようにいわれると、それは対称的かつ相互的な関係である。一方、助言を求めるような場合は非対称的である——つまり私が助言を求める人は、私にそれを求めることはないだろう。

　ネットワーク・データは**二値的**（binary; 0か1か）のこともあれば、**数値**をとることもある。つまり、ネットワークでの人の指名が紐帯の有無を記録するためのものか、さらに人がどのくらい頻繁にお互いに連絡しあうかまで記録するためか、ということである。例えば研究者は地域住民がお互いにどのくらい

頻繁に話しあうかに関心があり、友人と話をする頻度が、①月に1回以下、②月1回、③週1回、④週数回、⑤毎日かどうかを尋ねる。このようにして、会話の頻度に対応する数値をその紐帯に付与する。このようにネットワークのリンクは、3つの要素から成り立つ——すなわち、その意味（友人関係、助言など）、方向性（対称的か非対称的か）、そして重み（リンクの数値）である。

## ネットワーク変数

　ネットワーク・データから生成されるネットワーク変数には、2つの型がある。リレーショナル変数および構造的変数である。リレーショナル変数は回答者のひとまとまりの直接的紐帯から作られる。リレーショナル変数の例としては、パーソナル・ネットワークの密度、つまり回答者の紐帯でお互いがどの程度まで知っているかの程度、である。構造的変数は結びつきのネットワーク全体から作られる変数である。構造的変数の一例としては、位置的同値（positional equivalence）、すなわち、2人の個人がネットワーク上で同じ位置を占める度合いがある（White *et al.*, 1976）。リレーショナル変数と構造的変数を区別することは、両者がしばしば高度に相関することから、ある意味でそれほど厳密なことではないともいえる（より詳しい議論については Burt, 1980 を参照）。

　**リレーショナル変数**の例としてはコネクテッドネス、リーチ（到達距離）、指名授受回数、パーソナル・ネットワーク密度、拘束度、互酬性、集団所属度、システム密度などが含まれる。**コネクテッドネスとリーチ**は、あるネットワーク成員が同じネットワークの他の成員に結びつきうる程度、**指名授受回数**は、それぞれある人が他の何人から指名されたか、他の何人を指名したかである。

　**パーソナル・ネットワーク密度**は個人の一連の紐帯の中で互いに知りあい、指名しあう程度を測る。**拘束度**は、ある人の個人的なネットワークが、その人をより広範なネットワークの中の人に結びつくことを妨げる程度である。**互酬性**は、ある人の指名がどの程度相互的なものかを測り、また**集団所属度**は、あるネットワークの中で、誰がどの集団に所属するかを決定するネットワーク分析手順に関するものである。**ネットワーク密度**は、ネットワーク内の紐帯の個数を、ありうるすべての紐帯の数に対する比率で測るものである。集団所属度

表 3-2　ネットワーク構造のリレーショナルおよび位置的な概念

|  | リレーショナル | 位置的 |
|---|---|---|
| 個　人 | パーソナル・ネットワーク密度 | 中心的・周辺的な個人 |
| 集　団 | 直接的紐帯によるクリーク形成 | 類似性に基づく階層分化 |
| ネットワーク | 密・疎なネットワーク | 位置のセット、中心性の集中度 |

出所：Burt（1980）を改変。

とネットワーク密度は、それらを計算する際にネットワーク全体を用いるため、より構造的な尺度であり、ネットワーク構造のより複雑な分析を可能にする。

　**構造的変数**の例には、中心性と位置が含まれる。**中心性**はさまざまな方法で測定することができる（Freeman, 1979）。例えば、送った指名、また受けた指名の個数はそれぞれ出次数中心性、入次数中心性という尺度となる。媒介中心性はある個人がネットワーク内の他の人との間に介在する程度を測定する。近接中心性は、ある個人がネットワーク内で、ほかのすべての人のそばにいることの程度を測定するものである（Freeman, 1979）。パワー中心性は、ある個人がネットワークに対してどの程度統制力を行使するかを測るものであり（Bonacich, 1987）、流れ中心性（Freeman *et al.*, 1991）、また情報中心性（Stephenson & Zelen, 1989）は、ある個人がネットワーク内で情報を持つことのできる能力を測定するものである。個々の中心性に関しては、第5章で詳述する。

　位置分析は、個人のネットワーク紐帯の類似性の程度に基づいて個人を区分けすることによって、ネットワークの階層構造を明らかにするものである。位置分析では個々の尺度は与えられないが、ネットワーク内の個人のすべての組みあわせにかかる同等性（類似性）の目安を与えてくれる。最も単純な位置の尺度は、ネットワーク内のノードのペアの中で共通のものの割合を計算するものである。この尺度は、それぞれのノードのペアが共有するリンクの百分率を表す。かくして類似性の基準は、それぞれの類似性得点に基づいてネットワーク内のグループの形成のために用いることができる［第7章参照］。

## 個人レベルとネットワークレベル

　これらのリレーショナル変数および構造的変数の多くが、個人レベルおよび体系的なレベルの双方に存在する。例えば、ネットワーク密度は個々の回答者

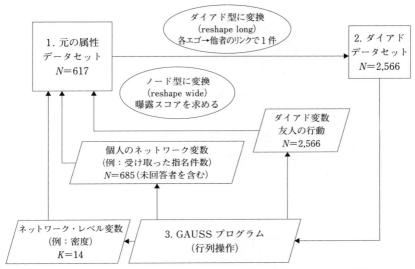

図 3-5 属性とネットワーク・データを考慮に入れた典型的なネットワーク研究のデータ処理の流れ。

について測定されると同時に、ネットワーク全体についても測定される。さまざまな中心性の尺度も個人についてと同様、ネットワーク全体についても計算される。ネットワークの中心性は**集中度**（centralization）と呼ばれるが、ネットワークがどの程度一極集中に近いか（指名が特定の個人、ないし特定のグループに集中しているか）を測るものである。

ときにはネットワーク・データを処理、操作して現実の問いに答えるための尺度を引き出すために多くの処理段階が必要になることがある。図 3-5 はそうしたときに助けになるであろう。

ソシオメトリーのデータを用いた完全なネットワーク分析では、その過程の中に多くの手続きが含まれている。この例では（4 つの学校の）17 クラス、617 人の若者についての調査の原資料を用いる。回答者にはクラス内の友だちの名前を尋ね、渡された出席簿の番号を記入してもらう。これらのデータは次にダイアド型データに変換するが、このデータは、1 つの関係、つまりある回答者と、その回答者が指名した級友の個人番号（出席番号）、がその 1 件となる。もし 1 人が 3 人を指名したなら、その人はダイアド型データに対して 3 件分の寄

**72** 第I部　モデル

与をしたことになる。

　次にダイアド型データをR言語、GAUSS、SAS-IML、STATA/MATAで書いたソフトウェアないし、他のなんらかのマトリックス・レベルプルグラム言語に読み込ませる。このプログラムは回答者の個人識別情報、他者の個人識別情報など、他者に必要なすべての情報を持ったファイルを生成する。例えば、ある研究者が指名した1人ひとりについて性、人種、年齢および結果変数を知りたいと考えたとする。その人が1番目、2番目、3番目、4番目等々に指名されたか、あるいはどのような活動をその人と一緒にしているのか、というような特殊な関係情報が、各紐帯に対して出力されることもある。このようなダイアド型データは、なんらかの関係特性が行動に関連しているかを調べるための分析に用いることもできる。例えば、行動は回答者と回答者が最初に指名した人、あるいは同じ人種の人の間で似通うという仮説が作られることもあろう。

　ダイアド型データセットはまた、回答者の個人的なネットワークの構成や接触関連変数の計算に用いることもある。ダイアド型データは、回答者の個人識別番号ごとに「圧縮」されることがある。これによってダイアド型データセットが通常の属性データセットに変換されるが、これによって，ネットワークのパートナーに対する平均スコア（あるいは他の統計量）を出すことができる。例えば、友人が男の割合、女の割合、人種別の割合、さまざまな行動をとる人の割合などを計算することができる。これらの変数は、個人の行動を平均的な個人的ネットワーク属性や行動に基づいて予測する分析モデルに応用することもできる。例えば、喫煙する友人を持つ若者は喫煙しやすい、などである。

　GAUSSプログラム（図3-5の3）もまた、ある人が指名したり、指名されたりする件数とか、さらに後の章（第III部）で扱う、より複雑な尺度のようなパーソナル・ネットワーク尺度を生成することができる。これらのパーソナル・ネットワーク尺度は、続いてもとの属性ファイルに取り込んで変数として分析に用いることができる。例えば、同級生から友人として多くの指名を受ける（人気）学生は喫煙しやすい（Valente *et al.*, 2005）。現在GAUSSプログラムは、より広範な人々の利用に向けて、STATA/MATAの中で使えるように翻訳が進められているところである。GAUSSプロジェクトプログラムはまた、密度や中心性の集中度（第8章参照）のようなネットワークレベルの尺度を計算す

第3章 「つながり」の調べ方　73

ることもできる。これらのネットワークレベル尺度は、もとの属性ファイルに取り込んで変数として分析に用いることができる。例えば薬物使用における友人の影響は，濃厚に結合している学校ネットワークのほうが、まばらな結びつきのネットワークよりも強い。同様に、組織間の情報の伝達は、濃厚に結合しているネットワークのほうがまばらな結合のネットワークよりも速いであろう。効率的なデータの処理には、ソフトウェアに期待する機能を発揮させるための知識がしばしば要求される。このためにデータは、ダイアド型データセットを拡大したり、また属性データに圧縮したりする。他者データについて、平均的な接触量をみるために平均値（または他の統計量）を計算する。ダイアド型データは縦長で属性データは横長である。STATA プログラムの "reshape" コマンドでは縦長、横長の形式のデータセットを生成することができる（ボックス3-1）。

---

### ボックス 3-1　データを横長から縦長に変形する

　エゴセントリック・データをダイアド型に変形する方法（横長から縦長に）

①データセットのバックアップをとる。

②データを読み込み、ネットワークと他者が特定できるような名前をつける。例：ネットワーク1の他者1に関するデータ（変数）なら、net1_1 のように。

③network という名前の変数を作り、値を1に設定。

④"alter" という名前の変数を作り、値を1に設定。

⑤他者2から5までについて、すべてのネットワーク変数の値を代入する。

⑥すべてのネットワーク変数の名前を順位と関係しないものに付け替える．例："sex1" は "sex" に。

⑦データセットをセーブする。

⑧上の手順2から7を、おのおのネットワークと他者について繰り返す（3個のネットワーク、最大5人の他者がある調査では15個の新たなデー

タセットができることになる）。

⑨新たに作られたすべてのデータセットをファイルに追加。

⑩ネットワーク（回答者）および他者の変数を表にすると、調査で何個の
ダイアド（関係）が測定されたかが分かる。

　データセットの横長から縦長への変換のための、さらにエレガントな
方法がある。横長のデータセットでは、それぞれの観察結果は特定の個
人識別の人に対して1行の中に収められている。縦長のデータセットで
は同じ人の［例えば別の年、あるいは異なる他者の］同じ観察の結果が、何行
にもわたって示されていることがある。例えば、STATA 統計パッケー
ジでデータを変形するには、変形のためのコマンドを以下のように設定
すればよい。

"reshape long reshape long net1_ID net1_age net1_educ net1_be-
havior, i(ego_name) j(alt 1-5)"

　この最後のコマンドは、データを横長から縦長のフォーマットに変え、
同時に "ego_name" なるそれぞれ独自な値（回答者 ID）ごとに、回答者が
指名した5人に対応する行を新たに作る。各行のデータの値もそれぞれ
の他者に対する net1_ID, net1_age net1_educ および net1_be-
havior という変数から成っている。

## 要　約

　本章では、社会ネットワーク・データの収集と処理の方法を紹介した。そし
て、ネットワーク・データは個人レベルおよびネットワークのレベルの双方か
ら尺度が得られるということを説明した。個人の尺度は、ある人のネットワー
ク内における、他の人との関連でみたその人の位置を示す。個人の尺度はまた、
ある人が結びついている他の人の特性——その友人が喫煙するか否かなどのよ
うな——からみたネットワーク効果をも示す。ネットワークレベルの尺度は、
密度や中心性の集中度といったネットワークの全体的な特性を記述する。

　続いて、ネットワーク・データ収集技法の5つのタイプ（調査、エゴセントリ

ック、逐次型、センサス、2モード）について要約した。これらのデータの分析に用いられるさまざまなソフトウェアや、図のいくつかの一般的な性質についても検討した。最後に、リレーショナルおよび構造的な尺度について検討した。このようにネットワークのパラダイムは、以下のような4つの要素から成っているということになる。①ネットワーク・データの収集と処理、②ネットワーク・データの特性、③分析レベルの差異、④データから引き出されるネットワーク変数。

# 第4章
# エゴ・ネットワークおよび
# パーソナル・ネットワークの効果

　本章では、無作為に抽出された標本から研究者がどのようにしてネットワーク・データを収集するかを示す。データそれ自体は、回答者のパーソナル・ネットワークだけを、通常はその人の観点から代表するものにすぎない。次いで、パーソナル・ネットワーク・データから得られる種々の尺度について、さらに研究上の疑問やこれまでに問題になった仮説について解説する。エゴセントリック・データおよびソシオメトリック・データの比較も示す。エゴセントリック・データはある程度の制約はあるものの、行動を予測する個人間の影響の強力な尺度を与える。

　ネットワーク分析においては、個人の態度や信条、行動が、しばしばその人の友人や家族、同僚、仲間の態度、信条、行動の関数となっていることが強調される。パーソナル・ネットワークの接触量は、ある信条を抱いたり、特定の行動に関わっている紐帯の個数や割合である。一般に、ネットワーク接触は採択に関連しており、採択のために必要な接触の程度は、パーソナル・ネットワークの閾値となる。ネットワーク接触や閾値効果に関する証拠は、たいていエゴセントリック・データからくるもので、そこではある人の社会ネットワークに関するデータは中心となる人物への質問によって集められ、必ずしも本人のネットワーク上の被接触者への面接によるものではない。エゴセントリック・データの分析はふつう、SAS や SPSS、STATA といった属性を用いた標準的な統計ソフトを用いて行う。

　ネットワークは多くの理由により、人々の行動に対して重要な影響を及ぼす。まず、社会的な接触関係は機会、資源、生産物その他、人が欲しがり求めるあらゆるものに関する情報を提供する。口コミからの情報は、人が何かについて

**78**　第 I 部　モデル

初めて聞いたとか、初めて知ったときのチャンネルといわれることが多い（Van den Bulte & Wuyts, 2007）。働き口に関する情報は、個人の間のチャンネルを介して迅速に流される。次に、社会ネットワークはまた、ソーシャルキャピタルに代表される資源を提供する。ネットワークにおいて利用される資源には、仕事に関連した役割をどのようにこなすかとか、何かをやってもらうにはどうするか、といったハウツーの情報が含まれる。

　社会ネットワークはさらに、行動のための役割モデルを提供してくれる。人は、誰か知っている人がある行動を実行したあとだと、そのやり方をみているから、その行動を自分で採択することは、はるかにたやすくなる。役割モデル化は、新たな行動を起こすのに必要な代理学習と自己効力感の重要な要素である（Bandura, 1986）。最後に、社会ネットワークは、新たな行動を起こすことが難しくなったり、負担になったりしたときにも、それを続けられるように支援してくれる。このように、社会ネットワークを計量することは、人間の行動を理解するための必要で重要なツールを提供してくれる。パーソナル・ネットワークは、エゴセントリックな技法やソシオメトリックな技法を用いて測定できる。本章では、そのうちのエゴセントリックな技法について説明する。

　バート（Burt, 1984）は、NORC（National Opinion Research Corporation, シカゴ大学世論調査研究所）が 1985 年に展開した GSS（General Social Survey, 総合的社会調査）に含まれるエゴセントリックな問題を提唱した。調査は、米国の世帯を無作為番号ダイアル法（RDD 法）で抽出した標本によって、社会ネットワークを初めて取り上げたものである。入念なパイロット試験を経て、バートは付録 C に収載した調査項目を取り上げた。これらの質問は、「重要なことについて誰と話し合いますか？」という問いへの回答でネーム・ジェネレーターを作成して、米国人個人の濃厚なネットワークを測定するために設計されたものである。その他の質問で、エゴセントリックな指名をしてもらうための質問としては、特定の研究課題や状況に応じて、例えば「あなたが最も頻繁に話をするのは誰とですか？」とか、「一番親しい友だちは誰ですか？」などがある。指名された人に研究者が接触することはないので、回答者はファーストネーム、愛称、あるいはイニシャルだけを答えるだけでよい。指名された人は、しばしば他者（alter）と呼ばれる。ひとたび指名が行われると、研究者は他者に関し

第4章　エゴ・ネットワークおよびパーソナル・ネットワークの効果　**79**

て一連の質問をする。例えば、他者の性、人種、年齢、婚姻状態といった社会的な属性について、回答者つまりエゴがどのようにして他者と知りあっているのか（例：家族、友人、同僚など）について、尋ねることが多い。その後、研究者は研究テーマに沿った実質的なことがら、例えば回答者が、ある選挙の候補者を支持するか、喫煙者か、薬物使用者か、あるいは安全なセックスを実践しているか、法による銃規制を支持しているかとか、その他の研究上の問題について評価する。ひとたびパーソナル・ネットワークの測定が終わると、研究者は人々の直近の社会ネットワークの特性を把握し、そのネットワークの特性が問題となる現象に関連しているかどうかを調べることができるようになる。

　例えば、1985年のGSSは米国人の中心的な社会ネットワークの特性を明らかにするのに用いられた（Marsden, 1987）。マーズデン（Marsden, 1987）は、米国人は一般に3.0人（標準偏差（SD）＝1.7）の親密な接触者があり、人々は同じ人種、年齢、教育水準の人同士でつきあうなど、これらの接触者がきわめて均質であることを示した。マーズデンはさらに、都市の米国人は田舎の米国人よりもより不均一なネットワークを持っていることを示した。

　エゴセントリックな調査を計画する際には、以下のような特性を測定するのが普通である。

①関係の強さ（例：親密度、知り合いか否か、初対面か、いつから知っているか）
②相互作用の頻度（例：話しかける頻度、相談を受ける回数）
③関係のタイプ（例：家族、友人、同僚）
④社会経済的特性（例：教育歴、財産、収入）
⑤人口学的特性（例：年齢、住居環境）
⑥調査に関する実質的な特性（例：喫煙、安全なセックスの実践、家族計画の実践、特定の候補者の支持）
⑦考え方（例：政治、健康、子育てについての議論）やリスク行動（例：無防備なセックス、注射器の回し打ち）について

　表4-1には、エゴセントリックなデータから得られる尺度の種類を示す。代表的な例でいえば、これらは、構成的尺度とばらつき尺度のうちのどちらかで

表 4-1　エゴセントリックなネットワークの尺度

| 尺度の水準 | 例 | 構成的尺度 | ばらつき尺度 | |
|---|---|---|---|---|
| | | | （多様性） | 母集団レベル |
| バイナリー（0/1） | 喫煙 | 該当カテゴリーの割合 | IQV | － |
| 名義的 | 人種 | 対象カテゴリーの割合 | IQV | － |
| 順序的 | 教育 | 平　均 | SD | SD の平均 |
| 間隔的 | 年齢 | 平　均 | SD | SD の平均 |

注：SD は標準偏差。
　　IQV は質的変動指数（Index of Qualitative Variation）。

ある。構成的尺度というのは、エゴセントリックなネットワーク変数について個数とか平均値のかたちで得られるものである。例えば、パーソナル・ネットワークの中の男性の人数や割合は構成的変数である。

　行動学的な例をとれば、パーソナル・ネットワークの中の喫煙者の人数は、構成的変数である。ばらつき尺度は、エゴセントリックなネットワーク変数の変動や標準偏差を計算して得られる。例えば、他者の年齢の標準偏差はばらつき尺度となる。

　パーソナル・ネットワークについてとられる尺度は、すべて構成的尺度やばらつき尺度に転換することができる。例えば、女性の人数や割合、およびIQV（質的変動指数）を計算することができる。データの中の各個人はその人のパーソナル・ネットワークの中の女性の割合によって特徴づけられるし、またその標本は女性の割合がどれほどばらつくかによって特徴づけられる。関係のタイプについては、家族のメンバーであるパーソナル・ネットワークの割合とか件数、さらにその割合のばらつきなどを計算することができる。

　二値的変数については、ネットワークが各分類にわたって同様に分布しているときにはばらつき（この場合は IQV）が最大となるため、割合とばらつきは強く関連する（線形ではないが）。例えば、ある人が男 2、女 2、合計 4 人の友人を持っていたとすると、パーソナル・ネットワークの構成は女性 50％ でIQV は最大値となる。女性の割合がより高い別の回答者では、IQV はこれより低くなる。名義的、あるいは順序的変数では、構成的尺度とばらつき尺度は互いに独立である。例えば人種について、ヒスパニック・ラテン系であるパーソナル・ネットワークの割合を計算することがあるが、他者の分布がすべての

第4章　エゴ・ネットワークおよびパーソナル・ネットワークの効果　81

人種を通して均等であればばらつきは大きくなり、1つないし少数の人種に偏っていればばらつきは小さい。

　ネットワークの他者の年齢のような階級別の変数についても同様に、研究者はネットワークの平均年齢や標準偏差を計算する。これらのネットワーク変数は、個人の行動を説明するのに用いられる。例えば、より年長で年齢のばらついたパーソナル・ネットワークを持つ成人は、薬物使用や他のリスク行動を行うリスクが大きいという仮説を持ったとする。年長の友人を多く持つ成人、あるいは自分よりはるかに年長の友人を持つ人は、おそらく喫煙者や無防備なセックスに走る人を友人に持つ危険があるだろうということである。

　表4-1には「母集団レベルのばらつき尺度」という列がある。この列は、標準偏差の平均が集団全体のばらつきの尺度になることを示している。つまり、パーソナル・ネットワークの標準偏差の平均値は、集団のネットワークがどれほど変動するかを示すということである。標準偏差の平均値が大きければ、人々全体が持っている友人の年齢がばらついており、逆に小さければ人々が指名する人が似通った年齢であるということを意味する。

　まとめると、エゴセントリック・ネットワークの指名は、個々のパーソナル・ネットワークを特徴づけるために用いられる。これらのパーソナル・ネットワークを測るためのネットワークについての質問には、7つの型がある。これら7つの型から導かれる変数は構成的尺度およびばらつき尺度に分けられるが、回答者のパーソナル・ネットワークを記述し、パーソナル・ネットワークが行動に関連しているか否かを調べるために用いられる。構成的尺度に加えて、他にもパーソナル・ネットワークデータから計算される標準的な尺度がいくつかある。エゴセントリックな変数の代表は、サイズ、パーソナル・ネットワーク接触、紐帯の力、同時性、密度、および拘束度などである。

## 尺　度

### サイズ

　ネットワーク分析の中で、基本的でしかも決定的な変数はパーソナル・ネットワークの大きさである。小さいネットワークを持つ人がいる一方で、非常に

82 第I部 モデル

大きなものを持つ人もいる。個人のネットワークのサイズを測定する技法はあるが（Bernard *et al.*, 1987）、エゴセントリックな研究では、サイズはネームジェネレーターに返された人の名前や通称の件数にすぎない。しばしば、サイズが0から5とか6までばらつくが、これは指名された人について追加の情報を記録する必要があって、そのためネーム・ジェネレーターで指名する人の数を制限することがあるからだ。それ以上の人を指名すると調査を長引かせ、収拾がつかないほど長大になりかねないからである。研究者によっては、回答者にできるだけ多くの人を指名させるとか、最低でも限度を15人とか20人とかにして測定範囲を拡大しようとする。サイズを大きくし、指名された者全員に1つだけ重要な質問をし、そのあと頭から5番目以内に指名された人だけに研究のためのフルセットの質問を投げるといったやり方もよいかもしれない。この場合、研究者は、近接のパーソナル・ネットワークについては詳細に、同時に回答者のより多数のネットワークの行動や態度についても弱い紐帯の行動を含めて、理解することが可能になる。さらに回答者に多くの人々を指名してもらい、指名された人の中から無作為に抜き出された一部分の人だけにネットワークの質問をする、という方式もある。この新たな技法を用いれば、近接の（強固な）紐帯を越えたネットワーク効果の研究が可能になる。

### パーソナル・ネットワーク接触

　パーソナル・ネットワーク接触は、問題となる個人の他者が特定の行動に関わっている程度のことである。エゴセントリックなデータは、ある行動をとる人々には、同じような行動をとる多くの人と、緊密なネットワークでつながっていることを示すために使うことができる。例えば、ボリビアにおける避妊法の要因の研究で、最新の避妊法を用いているという人の63% が、そのような避妊法を用いている人とパーソナル・ネットワークを有しており、一方そうでない人は、彼らのパーソナル・ネットワークのわずか37% だけしか避妊法を用いていないとしている（$p<0.001$、$N=5,691$）。この差は回答者のパートナーを計算から除外したあともみられるが、幅は小さくなる（54.4% 対38.3%、$p<0.001$、$N=4,156$）。これらのデータの中で、避妊法使用の全体的な割合は（伝統的なものおよび近代的なもの双方で）55.7% であった。したがって、家族人

第4章　エゴ・ネットワークおよびパーソナル・ネットワークの効果　　83

数を制限するために避妊する人は、避妊する人とネットワークを持つことが多いということになる。この所見は、人は自分と同じような人と関係を持つことが多い（ホモフィリーの原則）ということ、避妊具の使用や入手方法についての情報は社会ネットワークを通して伝えられるということを考えれば、驚くにはあたらない。エゴセントリック・データは、ネットワークがどのようにして個人の決断に影響を与えるかについて教えてくれる（エゴセントリック・データを用いてネットワーク接触を計算するための SPSS コマンドは、原著者から入手できる）。

　パーソナル・ネットワーク接触は、ネットワーク研究で計算する基本的かつ決定的な変数である。それは、ある人のネットワークがある行動に関わっている程度を測ることで、社会的影響を把握することができる。もし回答者が、他者がその行動に関わっていることを知っているならば、そのネットワークは回答者に対して影響を与える、という仮定がしばしばなされる。この社会的影響、および人々が仲間に影響されるという仮定を検証する方法が、少なくとも２つある。第１に、社会的影響については、回答者に自分がそれぞれの他者に影響を受けたか否かを答えてもらうことで検証できる。例えば、喫煙に対する社会的影響を測るために、ネットワークで名前を挙げさせておいて、研究者は「この人からたばこを勧められましたか？」などと尋ねる。第２には、紐帯の力ないしコミュニケーションの頻度により、接触に重み付けをすることによって社会的影響を検証することができる。この場合、紐帯の行動はコミュニケーションや接触の頻度の分だけ加倍される。

### 紐帯の力

　ネットワーク研究分野における古典的な知見として、異なる集団が結びついて地域ないし集団全体に行動や知識が広がるためには、弱い紐帯とブリッジが重要だという指摘がある（Granovetter, 1973）。とはいえ、強い紐帯は、個人レベルでは病気の伝播や行動の受容に対して重要である。強い紐帯が重要なのは、人は自分が弱い関係しか持たない人よりも、近しい人、幾重にも関係を持っている人により影響されるからである。一方、弱い紐帯は大局的なレベルでは重要であるが、個人が行動変容を決断するような状況ではそれほどでない。また注意すべきことは、弱い紐帯が重要なのは、行動の変容よりも情報の伝達など

84　第Ⅰ部　モデル

に対してであって、それは個人にとって情報を受け入れて習うことはたやすい
ことであるのに対して、行動の変容はより複雑で、認知的により厳しいプロセ
スとなるからである。弱い紐帯は情報の伝達には効果的であるが、行動の影響
を伝播するにはそれほどでない。

　ヴァレンテとヴラホヴ（Valente & Vlahov, 2001）は、ボルチモア注射器交換
プログラム（Syringe Exchange Program, SEP）の評価研究の中で、社会的影響に
対する強い紐帯の重要性の研究を行った。この研究では、参加者には彼らの一
番親しい友人5人のイニシャルか、あだ名を教えてもらった。指名された友人
の各々について参加者はなんらかのリスク行動［アルコール・薬物依存、性病の
感染などからみたリスク］、例えば一緒に飲酒する、セックスをする、薬物を打
つ、注射器の使い回しをするといったことを一緒にしたかどうかを報告する。
この研究は、HIV感染予防のために注射器の回し打ちをなくすための計画な
ので、上の最後の点が最も肝心なところである。調査の別の部分でも、過去3
カ月の間に、誰かと注射器を回し打ちしたか否かを尋ねている。

　図4-1に示すように、注射器の使い回しは、プログラム開始前は30%であ
ったが、その後のSEP参加者の再調査完了時には低下していた。再調査のた
めにSEPに戻り、行動の教育を受けた参加者にみられた回し打ちの低下は、
計画の効果の証拠となった。さらに図4-1は、指名した友人の順位別に回し打
ちの回数をみている。1番目に指名された友人は最も親しい友人であり、2番
目に指名された者はその次、等々と仮定されている。データは、回し打ちとい
うリスク行動は、1番目や2番目に指名された者とともにすることが3番目、
4番目、5番目の者よりも多いことを示している。これは、ボルチモアの注射
薬物使用者は親友と仲間を結成し、回し打ちという行動によってその信頼関係
を強固にしているということから納得のいくことである。さらにこのような緊
密な関係が性的関係にも及ぶので、回し打ちはダイアド（二者関係）にとって
リスク行動の1つの形式にすぎないということになる。強い紐帯におけるリス
ク行動は、他の研究においてもみられる。例えば、成人においては、親友が喫
煙すると自分も喫煙することが多いことを示した研究がある（Alexander *et al.*,
2001; Urberg *et al.*, 1997）。

　同一対象との結婚生活の継続や、ある意味での危険行動の継続は、ある種の

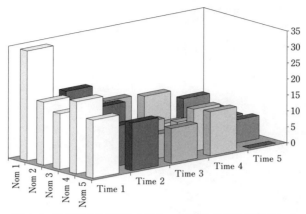

図4-1 注射薬物使用者における、注射器回し打ち相手ごとの実施回数。相手の指名順位別（Nom1＝最初に指名された人）および再調査時期別（Time1＝開始前）。薬物使用者は自分の最も緊密な友人と思われる第1指名者と最も多く回し打ちをしたと答えている。

病気、とくに性感染症から身を守る戦略として理にかなっていると思われる。とはいえ、そのような行動にまつわるなんらかのリスクは残る。このことは、住所不定者が多い注射薬物使用者の場合にあてはまる。ボルチモアSEPでは、当初親友として指名された人のうち、6カ月後に再度指名されたのは、わずか29％であった。このような速いネットワークの変化は、親友がそれほど頻繁に変わるのでは、親友とだけとるリスク行動に対する予防策の効果がなくなることを意味する。これによって、集団の中にHIVは広がり続けるのである。

### 同時進行

もちろん、一夫一婦婚の反復継続がいつも起こるわけではない。クレッチマーとモリス（Kretzschmar & Morris, 1996; Morris & Kretzschmar, 1997）は、「多くの人々は同時並行の関係を取り結ぶ」という仮説をして立てた（図4-2）。同時性は、ある人が複数の他者と同じ時間枠内でセックスや他のリスク行動をとることである。例えば、図4-2のノード1（図左、黒）は3人と次々にセックスのパートナーになるが、同じく3人のパートナーを持っているものの、2番目（中央）が1番目と3番目との関係と重なっているノード2（図右、黒）に比べ

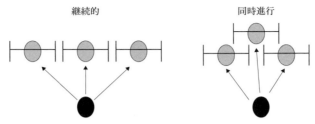

図 4-2 継時的および同時進行の性的関係。継時的な関係は重なることなしに次々に進行するが、同時進行では重なりが含まれる。

ると、病気伝播の機会は少ない。同時進行は回答者に、彼らの性のパートナー全員との一定期間内における性的関係を答えてもらうことによって測定する。これは、さして負担になることでもなく、多くの研究で可能なことが示されている（Morris (Ed.), 2004）。研究者は続いて、関係した期間と他者間の重複の程度を計算する。そして、それぞれの人の性的関係の重なりの程度が明らかにされる。さらに、標本についての同時進行の程度が明らかにされ、それにより地域全体のに関する同時進行の程度が計算されることになる。サイズ、ネットワーク接触、紐帯の力、同時進行性などのほかにも、エゴセントリックな尺度が存在する。例えば、回答者に、その友人たちがお互いを知っているか否か、どのくらいよく知っているかなどを答えてもらうことも普通に行われる。

### 密度と拘束度

付録 C の調査見本では、回答者に対して友人のうちの誰がお互いに知っているかを示すよう求めている。これらのデータは、ある人が選んだ最も親しい人がどの程度お互いに密接に結びついているかを反映する、パーソナル・ネットワーク密度の変数を構成するのに用いうる。図 4-3 は 2 つのパーソナル・ネットワークを示すが、一方は他者間にある程度の相互結合がある場合（濃厚）であり、もう一方は他者がエゴの直近のネットワークの外側で他の人とつながっている場合（放射状）である。濃厚なパーソナル・ネットワークは規範や実践の広がりを強化し、外部の影響や危険性の源からの防備を与える。逆に、放射状のパーソナル・ネットワークでは、ネットワーク内を循環しているかもしれない情報や影響力へのアクセスを促進する。放射状ネットワークは研究対象

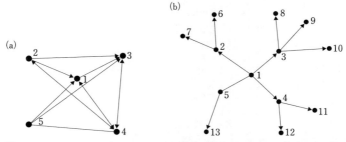

図 4-3 パーソナル・ネットワークは焦点になっている人の友人がお互いに知っている (a) ときには濃厚である、または彼らが結びついていない (b) ときには放射状であると、それぞれ定義する。バート (Burt, 1992) は、放射状ネットワークをお互いに低い拘束しか与えあっていないものと定義した。

の話題や行動、あるいは地域社会やネットワーク内でのそのまん延程度によっては、有利なことも不利なことも起こしうる。バート (Burt, 1992) は、拘束度と呼ばれるパーソナル・ネットワークの尺度を開発している。これは、他者同士の関係のパターンからさらなる情報を引き出すことによって、パーソナル・ネットワーク密度の尺度を拡張したものである。パーソナル・ネットワークの密度は、エゴが指名する他者間の結合の程度を計算するものである。これに対して拘束度は、個々の他者の立場でみた他者同士の結合を測るものである。拘束されたエゴというのは、その人の他者がお互いに結合されており、それゆえエゴの行為や認識は、自分のパーソナル・ネットワークによって制御される。拘束のないパーソナル・ネットワークでは他者はお互いに結合しておらず、そのため、そのパーソナル・ネットワークはエゴからの情報を共有できない。拘束度は、以下のように計算される (Burt, 1992, p.55)。

$$C_i = \left( p_q + \sum_q p_{iq} p_{qi} \right)^2, \quad q \neq i, j \tag{4-1}$$

拘束度の計算には、各々の他者がパーソナル・ネットワークの中で、他の人とどのくらい結びついているかの程度が含まれる。考え方のうえではこれらの尺度（密度および拘束度）は似ているが、基本的な違いは、拘束度ではパーソナ

88　第I部　モデル

ル・ネットワークの中にある情報をより多く利用している点にある。バートは拘束度が低いことを、構造的空隙を保有することになぞらえた。つまり、拘束度の低い人は他の人よりもネットワークへのアクセスがよく、そのネットワークの中の空隙をまたぐことができる。バート（Burt, 2005）は、拘束度の低さは職業上の成功や、より高い業務達成に結びついていることを示している。


## 統計分析

　本章でこれまで述べてきた尺度や分析方法は、無作為に収集できるようなデータに由来するものである。つまり、回答者は既存の社会ネットワークの中で結合しているわけではない。ネットワーク変数と結果との関連の統計分析には、本来ならデータに対して適用されるはずの観察の非独立性の制御は必要とされない。ボリビアの生殖保健の研究では、回答者は7つの大都市の世帯の中から無作為に抽出された。生殖保健サービスの促進のために計画された啓発キャンペーンの評価を、通常の推測統計学を用いて行った。さらに、個人的な問題を話し合える人を最高5人まで指名してもらうことで、エゴセントリック・データを収集した。続いて、指名された人についての一連の質問、すなわち他者がお互いに知り合いか否か、性別、家で使う言語、つきあいの回数、各自が家族計画を実施していると思うか、などを尋ねる。これらのすべての質問について、得られたデータから構成的変数およびばらつき的変数を作成し、個人レベル変数として統計解析に用いた。


### ダイアド・データ

　第3章で触れたように、ネットワーク・データはダイアド形式で保存されたり、変換されたりすることが多い。ダイアド・データというのは、それを構成する各1件が当該回答者と1人の他者とのネットワークであるようなデータである。いいかえれば、ダイアド・データにおいてはその1件、1件が関係のペアである。ダイアド（二者関係）は回答者（エゴ）と他者のペアであり、ダイアド・データは回答者と他者に関連したデータである。

　ソシオメトリーのデータはダイアド形式で保存されることが多く、これはリ

第4章　エゴ・ネットワークおよびパーソナル・ネットワークの効果　89

ンクリスト形式と呼ばれることがある。エゴセントリック・データは、統計分析をしやすくするためにダイアド形式に変換されることが多い。さらに、ひとたびダイアド形式にしてしまえば、他者の個人識別情報の上にマージし、もとの横長形式にデータを戻すことによって、ネットワーク接触量を計算することも可能である（ボックス4-1）。

---

**ボックス4-1　ネットワーク接触量の計算**

　行列の操作やネットワーク専用のプログラムなどを用いずに、SAS、SPSS、STATAといった統計解析プログラムでネットワーク接触量を計算することができる。接触量の計算をするために、研究者は標準データセットをまずダイアド形式、つまりSTATA用語でいう「縦長」の形式に変換する。そのあとダイアド・データを、対象となる行動なり属性を含んだデータセットの個人識別番号（あるいは氏名）の上に併合する。これでエゴの識別番号、他者の識別番号および他者の属性を含むダイアド・データセットができあがる。ダイアド・データをもとの「横長」データセットに逆変換し、他者の行動の平均値を計算することでネットワーク接触量を求めることができる。

```
/* start with the original wide version of the dataset
and reduce to the unique subject ID the attribute of
interest and alter nominations */
use c:\data
keep net_id attrib nom1 - nom5
reshape long nom, i(net_id) j(alter 1-5)
sort net_id
drop if nom==.
save c:\dyadic, replace
use c:\data
keep net_id attrib
```

```
ren net_id nom
ren attrib alter_attrib
sort nom
save c:\ego_as_alter, replace

use c:\dyadic, replace
sort nom
merge nom using c:\ego_as_alter
sort net_id
drop if _merge!=3
drop _merge
save c:\dyadic_alter_beh, replace
reshape wide nom alter_attrib, i(net_id) j(alter)
save c:\ego_with_alter_behaves, replace
egen  attrib_expos=rmean(alter_attrib1 alter_attrib2
alter_attrib3 alter_attrib4 alter_attrib5)
```

　ひとたびデータがダイアド形式に変換されたなら、観察結果はもはや独立ではなく、当該回答者に対してクラスター化したものとなる。回答者によっては1人だけの他者に関する情報を答える一方、4人や5人についても答えるということもあろう。その結果として、分析では回答者識別番号ごとのクラスター形成について調整をしなければならない。これは難しいことではなく、通常クラスター化を明示的に説明するための多水準モデルないしヒエラルヒー・モデルを用いて行われる。一方、ソシオメトリー研究では、学校とか組織のような飽和（センサス）抽出からのデータを用いるが、そのためネットワークの効果の推定のための統計作業はより複雑なものになる（第9章参照）。

　通常の属性データセットをダイアドに変換することには、いくつかの利点がある（この方法については第3章で論じた）。個々のケースは、回答者と回答者が指名した他者に関するデータであることから、分析は関係の特性が行動にどのように関連しているかを検証することを目的とすることがある。例えば、調査

第4章　エゴ・ネットワークおよびパーソナル・ネットワークの効果　　91

の回答者に対して5人の最も親しい友人を指名してもらい、続いてそれぞれの性、年齢、宗教、喫煙行動などについて尋ねる。研究者は、人は同性・異性いずれの友人と一緒に喫煙することが多いかの検証をすることもあろう。強調しなければならないことは、ダイアド・データは独立性がないこと、つまり個々のケースは母集団の中から無作為にとられたものでなく、むしろ回答者を中心としてクラスター化したものである、ということである。多くの場合、クラスター化は何層にもなっていて、例えば、ケースは回答者や調査時期（繰り返し調査か追跡調査か）によってクラスター化される。研究者はデータの非独立性を制御するために階層型線形モデル、ランダム効果モデル、その他の技法を使用しなければならない。

## パーソナル・ネットワーク対ソシオメトリック変数

　エゴセントリック・データを用いたパーソナル・ネットワーク接触量は、通常統計パッケージを用いて容易に計算できる。しかし、研究者が、多くの回答者が自分の指名した他者の意見や行動を正確には知らないのではないか、と疑いを持ったときには、この変数は限定的なものとなる。このような誤知覚は多くの理由から生じる。第1に、回答者が他者の態度や行動をほんとうに知らないことがある。第2に、回答者が意図的に、他者の態度や行動に関して不正確な情報を提供することがある。第3に、回答者が、他者の意見や行動について（認知上の不一致を小さくするため）自分自身と同じであって欲しいので、誤解していることがありうる。第4に、他者がエゴに対して実際とは違うような意見を持っていると思わせるために、エゴが他者の意見や行動を誤って知覚することがある。例えば、政治的な信条に関する議論を回避するために、ある候補者を支持するようなことをいうことがある。

　例として、パーソナル・ネットワーク接触量を、ヤウンデ・カメルーンの民間団体の女性について避妊法の使用に関して計算してみる（Valente *et al.*, 1997）。女性たちには、これまでに家族計画（FP）や子どもを産むのを遅らせるためのなんらかの方法について聞いたことがあるかどうか尋ね、さらにこのグループの中の最も親しい友人を指名してもらう。家族計画の方法に関する知識と使用

92　第Ⅰ部　モデル

する方法（もし使用していたら）について、1人ひとり計算する。友人たちが知っている方法、使っている方法（ネットワーク接触量）について計算を行う。女性たちは友人が知っているのと同じ方法を知っている傾向があり、また友人が使っている FP 法を使用する傾向があった。

　さらに参加者には、友人たちは新しい方法、昔からの方法のいずれを使用しているか、知っているか、を尋ねた。友人の使用している方法についてはすでに記録されているので、参加者が正しいか、間違っているかを算定することができる。最後に、回答者がその友人たちからそれらの方法を使うよう勧められたと思っているか否か、も記録する。この研究の結果、友人に使用を勧められたという認識が、友人が使うか否かにかかわらず、また友人の使用状況の判断について回答者が正しかったか否かによらず、その方法の使用に最も強く関連する変数であることが示された。この研究は、友人の影響の知覚が重要なこと、人間は他の人がこれらの行動を支持し勧めていると信じることによって、自分の行動をある程度まで正当化する、ということを明らかにした。

　これらの分析は、参加者の行動が記録してあり、誰が友人かを尋ね、これらの友人の自己の記録が残っていることで可能になったのである。行動に対する接触量を計算するためには参加者の知覚だけに頼らないで、他者の自己申告を得ることが望ましい（Ianotti & Bush, 1992; Rice *et al.*, 2003）。さらに、後で説明するように、基本的な普及モデルというものがあって、そこでは行動がネットワーク内でどのように普及するかが描かれ、ネットワーク化された普及や伝染病のまん延を理解するために、ネットワーク接触が基本的要素となる。ただし、ここに報告されたエゴセントリックな所見は、パーソナル・ネットワークの効果の分析を複雑化する。それらはある種の行動にとっては紐帯の力が重要であり、その紐帯の力で接触量を重み付けする必要があるのではないかということを示している（Bauman *et al.*, 2007）。紐帯の力による重み付けは、計算上は容易であるが、内容的には重みのもとになる候補がたくさんありすぎるため難しい。例えば、接触の頻度とか、知覚された情緒的な親密度などによって紐帯を重み付けすることもできよう。あるいは同じ性、年齢、社会経済的状態の人々からから受ける、より強い影響のようなパーソナル属性の類似性といったものに重みを置くこともできる。接触量の計算に紐帯の力を含める方法は、無限にある。

第4章　エゴ・ネットワークおよびパーソナル・ネットワークの効果　　93

　さらに、閾値モデルというものを提案している研究者もいる。人々がネットワーク内で他の人から受ける影響は多様である（Valente, 1996）。研究者によっては、紐帯の力の不正確な重みづけを持った接触を誤って指摘してしまい、閾値効果があるような間違った結論を出してしまうこともありうる。それゆえ、適切な接触の指摘と閾値効果の関連の分析には注意が要る。もし、ネットワーク接触がある行動の採択に有意に関連していないのであれば、それは閾値効果ないし接触量の重み付けのモデル化の不十分さによる可能性がある。

## スノーボール形式の逐次型データ

　エゴセントリック・データは、回答者の側からみた回答者ネットワークの姿をみせてくれる。といっても、ひとたび他者の名前が示されれば、今度はそのパーソナル・ネットワークの成員を面接の対象とするような研究を設計することもできる。これはスノーボール型標本抽出[訳注1]と呼ばれ、研究者が回答者に友人（もしくはネットワークの他の成員）を挙げ、さらに友人を募るよう求めるようなときに行われる。スノーボール型の研究デザインは二様に利用される。すなわち、①研究者がネットワーク成員の間の行動や情報伝達を追跡したいとき、②最初の手がかりとなる人々（インデックス・ケース）を用いて介入や研究の対象となるネットワーク成員を募るとき、である。

　「スノーボール」には2種類がある。1つは回答者の他者全員（ネットワーク全部）に1人ずつ接触し、面接を行おうとする場合、もう1つはパーソナル・ネットワークのなんらかの、特定の部分標本だけに接触するという場合である。パーソナル・ネットワークの全員に接触するときには、これが「真のスノーボール」ということになる。このときスノーボールの標本は、急速に大きくなる。例えば10人のインデックス・ケースが10人を指名すれば、100人の集団ができ、それぞれがさらに10人を指名すると、わずか2段階で全体数は1000人となる。もちろんネーム・ジェネレーターないしネットワークの定義から、少数

---

　［訳注1］　スノーボール抽出については以下を参照。Ikeda, K., & Huckfeldt, R. (2001). Political communication and disagreement among citizens in Japan and the United States. *Political Behavior, 23,* 23-51.

94 第Ⅰ部 モデル

の関係だけを扱うような考えであれば、スノーボールの成長は遅くなる。例えば、進行中の性的関係だけに研究を絞れば、2人のパートナーを持つ10人のインデックス・ケースからは、20人の新たな対象者ができるだけとなる。

スノーボール式データの2番目のタイプは、個々の回答者のパーソナル・ネットワークのある一部分について面接することによって作られる。この標本は、母集団の指標に関係する推定を行うために、無作為に選ばれることがある。標本は回答者に最も親しい人と定義することもできるが、これにより強いほうの関連を把握することになる。特定の型の紐帯に注目し、そのようなものだけを追いたいと考えるとする。例えば、地域内の薬物使用者全員に面接したいと思えば、インデックス・ケースには薬物を使用する友人を指名してくれるように求めることになる。これによって薬物使用グループへの入り口ができ、その後のさらなる面接で、薬物使用のネットワーク構造が明らかになるであろう。

クロヴダール（Klovdahl, 1989）は、まず大勢の他者を把握し、その後それらの無作為標本を抽出し，ネットワークがどのように大きくなっていくかをみることを提唱した。他者は無作為に抽出されているので、研究結果はネットワークに起因するネットワーク特性の推定値を与えてくれる。1段階か2段階を経ればお互いに知り合っていて、それゆえにネットワークに結びついている人々の、大きな研究標本の集まりが得られるであろう。もし研究者が無作為に選んだ1組のインデックス・ケースから出発したならば、ネットワークは結果的にネットワーク構造のパラメーターの妥当な推定を与えてくれるだろう。

スノーボール標本抽出は、回答者が指名したネットワーク他者の行動を、回答者が正しく評価しているかいないかを確認するために用いることができる。例えば、スノーボール研究では、エゴと他者の双方に自身と相方の喫煙習慣について尋ねるようなことをする。もし、これらの自己申告の内容を生物学的マーカー（例：コチニン）[訳注2]で確認できれば、研究者はネットワークのパートナーの行動に対する回答者の評価が正しかったかどうかを確認できることになる。同様に、スノーボール標本抽出は噂やゴシップ、情報の伝わり方の追跡に用いることもできる。例えば、回答者が自分のネットワークの誰かからあるニ

――――――――――

　　[訳注2]　喫煙で摂取されるニコチンの代謝産物で、唾液や血液、尿中に多く含まれることから喫煙を判定するのに用いられる。

第4章 エゴ・ネットワークおよびパーソナル・ネットワークの効果　95

ュースを初めて聞いたと報告したとすると、これらの他者について面接をし、情報の追跡を行うのである。ただし、これらの応用はやや制限されていて、そのためスノーボール研究の実例はあまり多くない。むしろ、スノーボール抽出を研究対象者や介入試験の参加者の確保に用いるほうが多い。

## 対象者確保のためのネットワーク

　スノーボール技法は研究対象者や健康増進、疾病予防の計画への参加者の確保のために、とくに有用である。ネットワークの募集は、公募や臨床サービス、その他の方法を通して個人単位で行われるが、その際に入り口となったインデックス・ケースにネットワーク・パートナーを指名するように頼み、指名された人々がまた研究に参加するなり、対策計画に参加するのである。例えば、薬物使用者に関する多くの研究では、治療を受けている人々、あるいは研究に参加している人々に、友人とか薬物使用者を紹介させ、その人たちにも治療を受けさせるようにする。

　社会ネットワークを病気のリスクの高い人の発見に用いるという考えは、新しいものではなく、地域の保健所による接触者追跡での応用にさかのぼる。ある人が性感染症と診断されると、保健所職員がその人に過去3カ月とか6カ月以内に性的関係のあった人の住所を尋ねる。続いて職員は、それら性パートナーに接触し、彼ら（彼女）らに性感染症に感染している危険性が大きいので検査を受けるよう説明する。これら性ネットワークの接触者は、性感染症の検査や治療を勧められ、さらに接触者が病気であれば、こんどは彼らの性ネットワークを申告するよう求める。最近では、介入として各人にネットワークのパートナー、友人、親しい仲間などを診療所や相談窓口に来るように勧め、そこで予防のための教材を渡したり指導をしたりすることも行われる。例えば、ヴァレンテら（Valente *et al.* 2009）は診療所の HIV 陽性の患者集団は HIV ワクチンを受けるのに適した高リスク者のコホートの生成に利用できるのではないか、と提唱している。図 4-4 はインデックス患者と他者の間のネットワーク結合を示している。ここでは最低 1 人の他者が研究に登録されている（794 結合、59.2％）。□はインデックス患者 59 人、△は登録された他者 62 人、○は指名されたが研究には登録されなかった人を示す。結合線は他者をワクチン受け入れ

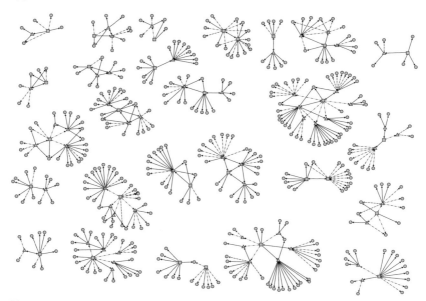

図 4-4　HIV 陽性患者のネットワーク。最低 1 人の他者は HIV ワクチン受け入れに関する研究に組み込まれ（登録され）る。インデックス患者は□、組み込まれた他者は△、登録されなかった他者は○で示す。結合線は指名者が他者をワクチン受け入れ活動に迎え入れる熱心さによって程度分けしている。実線は熱心、破線は不熱心、1 点破線は無回答、2 点破線はほかの理由で登録されたが指名されなかったケースである。

活動に迎え入れる熱心さによって程度分けしている。実線は熱心、破線は不熱心、1 点破線は無回答、2 点破線は他の理由で登録されたが他者として指名されなかったケースである。この研究は、これらインデックス患者が望ましい条件を持った人々のコホートを研究に組み入れることができることを示したが、ネットワーク自体は多種多様である。

　次章からは、ソシオメトリー・データと完全ネットワークからのデータの解析の技法について述べる。ただし、完全ネットワークというものはエゴセントリック・ネットワークによって構成されており、ソシオメトリック・データをエゴセントリック・データとして扱うことができるということは覚えておくべきだろう。ソシオメトリー・データの構成要素は、個々のエゴセントリック・ネットワークである。

第4章 エゴ・ネットワークおよびパーソナル・ネットワークの効果　97

## 要　約

　本章では、エゴセントリック・ネットワーク・データに関する研究について述べた。エゴセントリック・データは、人々に最も親しい友人とかなんらかの関係のある人を指名してもらうことによって収集する。エゴセントリック・データは結合関係のネットワークを可視化するようなものではなく、むしろ各人のパーソナル・ネットワーク環境を特徴づけるデータを与えてくれる。エゴセントリック・データは、母集団のパーソナル・ネットワークを特徴づけるのに用いられてきた。例えば、1985 年の GSS のデータは、米国人は自分を好いてくれる人と最も結合し（つまり同質的な関係を持つ）、そのネットワークは地理的条件によってばらつきが大きい（都市部の回答者は農村部に比して、より多様なネットワークを持つ）ことを示している。

　エゴセントリック変数や行動に関して多くの仮説が提唱され、検証されてきた。研究者は、行動は紐帯の力に影響されることを示した。例えば、注射薬剤使用者は親密でない友人よりも親密な友人とのほうが危険な行動を一緒にとりやすく、若者は友人が喫煙すると本人も喫煙することが多い、など。研究者はまた、地域社会における性的関係の重複の程度が HIV 感染の広がりに影響することも示した。本章では、エゴセントリック・データをダイアド型のデータセットに変換し、分析やなんらかの仮説の検定ができるようにする方法を論じた。最後に、ネットワークを用いて対象者を調査に巻き込む方法を含むスノーボール型標本抽出の応用について議論した。

第II部
尺　度

# 第5章────

# 中心性：「中心人物」は誰か？

　本章では、どのノードがネットワークの中心を占めているかを見定めるために考案された種々の尺度の計算、解釈および基本的な利用法について述べる。ここではとくにフリーマン（Freeman, 1979）が開発し、最も広く用いられている3つの中心性の尺度、つまり次数、近接性、および媒介中心性に焦点をあてる。そのほかの中心性の尺度も掲げる。中心性と中心性の集中度の違いを明らかにし、中心性尺度の間の相関の程度についても述べる。最後に、中心性と行動の変容について、さらに中心的な人が他の人々の行動にどのようにして影響を与えるのかについて検討する。

　ネットワークの図をみせられると、人々はまず中心に位置するノードに注意を集中することが多い。よくあるのは、ネットワークの中央にいることを正の性質とみなし、よいことだと考えることだ。あるノードがどの程度中心的な位置を占めているかを測定することは、ネットワーク分野の重大な焦点であった。中心的な人々はしばしば威信を持ち、よく目立つような重要な地位を占め、普及の研究からも知られるように、思想や行動の広がりのうえで影響力を持つ。ネットワーク分析は、ネットワーク内での中心性を測る多くの方法を開発してきた（Borgatti & Everitt, 2006）。

　社会ネットワークのための中心性の尺度は、まず1950年代にバベラス（Bavelas）、サビドゥッシ（Sabidussi）およびその他さまざまな学問分野の専門家によって開発された（Borgatti & Everett, 2006; Freeman, 1979）。いろいろな尺度や計算方式がフリーマン（Freeman, 1979）によって要約されたり、拡大されたりして、影響力の強い論文に取り入れられた。その中でフリーマンは中心性の尺度は以下の3つの性質を持ちうることを考慮しながら、ネットワーク尺度

の新たな分類体系を導入した。すなわち、

①個人レベルで計算することができるものは、点中心性ないしノード中心性と称される。
②この点中心性という尺度は、ネットワークの大きさによって正規化［ネットワークの大きさに対して相対化する］することができ、しばしばそうすべきである。これによって、異なるネットワークに対する計算結果が比較できるようになる。
③ネットワーク・レベルの中心性の集中度のスコアは、特定の尺度から導いた中心性の集中度の程度を示すものとして計算することができる。

## 次　数

　最も多く用いられる中心性尺度は次数であり、直感的な尺度として計算が容易で、理解しやすいものである。**次数**はある人からの、そしてその人への結合の個数である。有向、つまり非対称的なネットワークでは、**入次数**は受け取った紐帯の個数、**出次数**は送り出した紐帯の個数である。次数は、ネットワーク全体の構造に無関係に計算できるので、局所的な中心性尺度という性質を持っている。いいかえれば、あるノードに直接出入りする紐帯に着目して中心性を計算することができる。他の中心性尺度ではネットワーク全体の中の紐帯のパターンに関する情報が計算のために必要になる。

　入次数は、ネットワークの中である人が他の人から指名された回数を数える。この尺度をサイズの異なるネットワーク間で比較できるようにするために、この回数を可能な最大の値、すなわち $N-1$ で割る。理論的には、1人の人はネットワーク内の全員から指名されることが可能である。ゆえに最大可能な入次数は $N-1$ である。これによって正規化された次数は 0 から 1 までの範囲で変化する。正規化次数を式で表すと（Freeman, 1979）、以下の通り［成員 $i$ からの指名があれば $d_i=1$、なければ $d_i=0$］。

第5章　中心性：「中心人物」は誰か？　　103

$$C_D = \sum \frac{d_i}{N-1} \tag{5-1}$$

　入次数は非常に有用な尺度であり、おそらく研究者が利用する最も有効な尺度であろう。入次数はネットワークの中のオピニオン・リーダーをみつけ、友人のネットワークでは人気度を示す。例えば、人気のある若者は仲間たちから「親友」として多くの指名を受ける人と定義される。入次数は社会的なまとまりの尺度として使うことができ、行動変容を促すためのオピニオン・リーダーをみつけるのにも用いられる（第11章参照）。入次数は、自分自身が回答を完了していなくても指名を受けることはできる（したがって入次数スコアを得る）という点でも有用な尺度である。

　出次数は、ある人がネットワークに関する質問に応じて指名した人の数である。出次数は提供された被指名者の合計数として計算されるが、ときにはネットワークの中での指名に限定する（事前に定義したネットワークの範囲の外への紐帯は含まない）こともある。指名を用いる研究（第3章参照）においては、出次数はしばしばなんらかの最大個数に制限される。例えば、ある調査で人々に最も親しい友人を7人まで挙げるように求めるようなときである。名簿による調査では、出次数は $N-1$（自分自身以外の全員）が最大値となる。性的パートナーの人数の評価研究では、出次数は性的パートナーの人数であるが、これは病気のリスクを理解するための重要な変数となる。

　出次数はときに、統計解析における制御変数として必要になることがある。例えば、ネットワーク尺度がなんらかの結果と関連していることが知られたときに、出次数を制御変数として含めておいたほうがよいことがある。というのは、問題となる尺度がその結果と関連しているのは、ある人がネットワーク質問に対して大勢の人を指名したため、というようなことがあるからである。出次数はまた、ネットワーク接触を計算するときの分母として、その人のネットワークの大きさを制御する成分項として用いられる。出次数は人の社会性ないし社交性をある程度まで表す。出次数は膨張性の証しなので、拡張性（expansiveness）と呼ばれることもある。

　出次数はまた、場合によって人の属性の有用な指標となる。例えば、なんら

104　第II部　尺度

かのネットワーク研究で、人々が情緒的な支援を求める人の名前を挙げてもら
うことがある。指名された名前を数えることで、その人の情緒的支援のネット
ワークの大きさの尺度を得ることができ、そしてこの変数が健康状態と正の相
関をすると期待されることもある。出次数による中心性は、ネットワークの大
きさの尺度となるが、これが重要な指標となることがある。出次数は入次数と
同様、値を可能な最大値 $N-1$ で割ることで正規化できる。次数の値はデータ
がダイアド型であれば SAS、SPSS あるいは STATA のような標準的統計パッ
ケージで計算できる（ボックス 5-1）。

## 近接性

　次数はすでに述べたように、局所的な中心性の尺度と考えられる。中心性の
そのほかの尺度には、ネットワーク全体の中の結びつきのパターンに関する情
報が求められる。フリーマン（Freeman, 1979）は、もう 2 つの中心性尺度を導
入した。近接性（closeness）および媒介中心性（betweenness）である。近接性
は、ネットワークの他のすべてのノードからの距離の平均値を測る。その計算
方法は、これらの距離を合計しその値の逆数をとって、遠さをみる指標から近
さをみる指標に変換する。個々の近接性はそれゆえ距離の和の逆数、正規化近
接性は、距離の和で（$N-1$）を割った値であり、平均的な近接性の尺度となる。
正規化近接性は、以下のように計算される（Freeman, 1979）[$D_{ij}$ はノード $i$ から
のノード $j$ への距離]。

$$C_C = \frac{N-1}{\sum D_{ij}} \tag{5-2}$$

---

### ボックス 5-1　横長データから縦長データへの変換と次数の計算

　指名型の単純なデータセットを用いて、データをダイアド型へ変換する。
もし複数のネットワークを持つデータであれば、以下の collapse コマンド
は、別々のネットワークを示す変数を含むように書き換える。この例では、

第5章　中心性：「中心人物」は誰か？　　105

5人までの被指名者を指名するデータを扱っている。

```
/* Make Dyad */
use c:\data
reshape long nom, i(net_id) j(alt 1-5)
drop if nom==.
sort net_id
save c:\dyad, replace
/* Calculate indegree from dyad data */
use c:\dyad
gen one = 1
collapse (sum) one, by(nom)
ren one no_recvd
ren nom net_id
sort net_id
save c:\indegree, replace

/* Calculate outdegree from dyad data */
use c:\dyad, replace
gen one = 1
collapse (sum) one, by(net_id)
ren one no_sent
sort net_id
save c:\outdegree, replace

/* Merge In and Out Degree scores with data */
use c:\data
sort net_id
merge net_id using c: \outdgree
tab _merge
```

```
drop _merge
sort net_id
merge net_id using c:\indegree
tab _merge
drop _merge
save, replace
```

　可能な最大の近接性のスコアは、どのネットワークでも $N-1$ である。すべてのノードへの距離を合計し、それで $N-1$ を割れば正規化した近接性が得られ、この値は 0 と 1 の間で変化する。近接性は中心性の尺度として直感に訴える。というのも、すべての人々に平均して近い人は、中心的な位置にいる人となるからである。地理の世界では、例えばセントルイスは米国のすべての都市から平均して最も近く米国の中心にあるが、一方ロサンゼルスはいくつかの都市に近いが、他の多くの都市からは遠いということで、より中心的ではないということになる。

　地理と違って社会的空間は非ユークリッド的である。つまり、A から B への距離は、B から A への距離に等しいとは限らない。ネットワークは非対称的なことがあり、ある人からある人への経路は線に沿った方向をたどる。これらの結合の 1 つが非対称的であったなら、この経路は逆方向には進めない。そのため、ある点から別の点への行きの距離は、帰りの距離とは等しくならないこともありうる（A から B への距離は B から A への距離に等しいとは限らない）。

　このように、近接性は方向性を持っている。近接性は、ある人に向かう結合（入近接性）、もしくはある人から出ていく結合（出近接性）にそれぞれ基づき計算される。計算式は同様（式5-2）だが、人の直接の結合の方向性に基づいたものである。出近接性が最大なのは、最も少ないステップで他の人々に到達できる人の場合であり、入近接性が最大になるのは、他の人が最も少ないステップで到達できるような人の場合である。近接性は、中心性尺度としては入次数ほど有用とはされてこなかったが、これは一部にはその計算方式のためと思われる。近接性を計算するために距離の和の逆数をとることは有用だが、同時に

第5章　中心性：「中心人物」は誰か？　　107

尺度を非線形的に歪めるともいえる。例えば、距離2では近接性は2分の1となり、距離3では3分の1となる。このように距離の逆数をとり、これに$N-1$（可能な最大の距離）を乗ずることでサイズの違うネットワーク間の比較ができるようになるが、これが距離を近接性に変換する最善の方法とは限らない。ヴァレンテとフォアマン（Valente & Foreman, 1998）は、距離を**反転**して近接性の指標とすることを提唱した。「反転」とは、この場合ネットワークでの最大可能な値$N-1$から距離を差し引くことを意味する。彼らは、入距離に基づき計算した場合にはこれを「統合性（integration）」、出距離に基づき計算した場合には「放射性（radiality）」と呼ぼうと提唱している。

## 非結合ノードの距離

　ネットワーク距離の計算にまつわる問題の1つは、結合されていないノードについての距離の計算である。ネットワークの中でお互いに届かないノードは、お互いに無限大の距離を持っている。しかし、結合されていないノード間の距離に無限大をあてることは、ネットワークの計算そのものを数学的に処理不可能にする。そこで、非結合ノード間の距離に対してなんらかの有限の値を割りあてることにする。無限大をある定数で置き換えることは、5つの理由から理にかなっている。第1の理由は、いまのネットワークではこのノードには到達しないが、もしネットワーク構成をもう1回行うとか、ちょっと違うやり方で行ったならば、到達したかもしれないということもある。例えば、交友関係のネットワークの中では2人が結合されていたかもしれないが、助言を求めるようなネットワークでは結合されていないこと（未到達）はありうる。到達しうるネットワークが1つでもあるというのであれば、ノードはどのネットワークでも到達可能だと考えることは論理的と思われる。

　結合されていないノードは、無限の彼方に離れているのでなく、到達しうるものと扱う第2の理由は、現実的な制約からである。多くのネットワーク計算には、距離を合計したり逆数を求めたりすることが必要になる。なにかに無限大を加えれば無限大となるので、計算自体が無意味なものになってしまう。第3の理由は、結合されていないということが誤った測定によるものかもしれず、

108　第II部　尺　度

代替値を使うことでこの誤測定の影響を最小限度に抑えることができるからだ。そして最後に哲学的な理由として、研究に含まれる人は誰もがそのグループになんらかの結びつきがあり、完全に分離されている人はいないと考えられうるので、無限大に対してある数値をあてることは正当化できる。

　要するに、たいていのネットワーク分析者は、到達できないノードを遠く離れているものとして扱うが、無限の彼方とはしない。到達不可のノードの距離に対する通常の尺度は、①$D+1$（$D$は結合されているノードのうち最長の距離の値、すなわちネットワークの直径）、および②$N$、または$N-1$（$N$はネットワークのサイズ）、の2つである。$D+1$は、2つの結合されていないノードはネットワークの中の最遠の距離よりももう一段階離れていると仮定する。この方式は、結合されていないノードが距離の分布をあまり歪めないという点で、多くの応用に対して有用である。$D+1$方式の欠点は、この距離が理論的な最大値ではないということである。もう1つの欠点は、同じ地域ないし研究の中のさまざまなネットワークは異なる直径を持っていることから、同一地域のあるネットワークの到達不可のノードが別のネットワークの到達不可のノードと異なる距離を持つことになることである。例えば、ある学校の交友関係のネットワークは直径が5で、助言を求める関係のネットワークの直径が7とすると、交友ネットワークの中で到達不可の学生の距離は、6段階で到達しうる助言を求めるネットワークの場合よりも近いということになってしまう。

　$D+1$法の制約に対応するために、結合されていないノード間の距離に対して多くの研究者が$N-1$法を用いている。$N-1$は、ネットワーク内部で2つのノードが取りうる段階数の最大値であることから、結合されていないノードに対する理論的に最大の距離である。$N-1$がいかに最遠の距離であるかを理解するために、一直線上に並べられた1組のノードをノード間の最大距離を持ったネットワークとして考えてみる。直線の一方の端から反対側までの距離は$N-1$である。$N-1$を用いることの弱点は、大きさがそれほどでもないネットワークですら、少数の到達不可のノードのために平均の距離が大きくなってしまうということである。これらの予期以上に大きな平均値は、報告にあたっての解釈の障害となり、統計解析（例えば回帰分析）を歪めかねない。

　まとめると、研究者はネットワーク構造に注意を払い、ネットワークの中に

孤立者や連結されていないグループがないかについて、とくに気をつける必要がある。孤立者あるいは非連結を持つネットワーク全体を分析する必要がある研究者は、それらの点の距離に対して、無限大よりも有限の数値を用いたいと思うことがある。この場合、$D+1$ は連結されたノードの実在の平均値に近い平均距離を与えるという点で有利であるが、ネットワーク間の比較をすることはできない。$N-1$ は値としてはサイズの異なるネットワークの間の比較が可能であるが、距離の値はかなり誇張され、そのためその先の分析を混乱させかねない（例：回帰分析など）。

## 媒介中心性

　フリーマン（Freeman, 1979）が提唱した第 3 番目の尺度は、ネットワークの中」である人が、他の全員とつながる最も短い経路のうえにいる頻度として測られる媒介中心性である。媒介中心性の考えは、ネットワークの中でノードがいかほどに戦略的な位置を占めるかを測る点で魅力的であり、ある意味で、ブリッジングと中心性を組みあわせたものに似ている。他の尺度同様、実測値と正規化した値を求めることもできる。実測の媒介中心性は、ネットワーク内のすべてのノードとの最短の経路上にあるノードの個数を数えることで計算される。正規化媒介中心性は以下の式で求める（Freeman, 1979）。

$$C_b = \frac{Z_{i,j} \dfrac{g_{ij}p_k}{g_{ij}}}{n^2 - 3n + 2} \tag{5-3}$$

　ただし、$g_{ij}p_k$ は点 $k$ が他のすべての 2 ノード $(i, j)$ をつなぐ測地線（最短パス長）のうえにある回数であり、$g_{ij}$ はネットワーク内の測地線の個数である。媒介中心性は、ネットワーク内のあるノードが他の 2 ノードをつなぐ最短の経路のうえに乗っている頻度である。$g_{ij}p_k/g_{ij}$ がとりうる最大値は 1、可能な $i, j$ の組みあわせの総和の最大値は $n^2 - 3n + 2$ であり、それゆえこれが正規化の因数となる（Freeman, 1979）［分母は通常 $i$ と $j$ の間の方向関係を無視して $(n^2 - 3n + 2)/2$ とされることもある］。媒介中心性による中心性は、測地線（最短パス長）が有向

110 第II部 尺 度

性であるので、本来的に方向性を持っている。それゆえ、入／出の方向別の計算は不要である。媒介中心性による中心性は、2つの分派のリーダーから指名されるような戦略的な接触関係を持っている人は、その人の接触関係の量は多くなくても、ネットワークの中で戦略的な位置を占めているというようなことをよく言い表す。

フリーマン（Freeman, 1979）の媒介中心性尺度の1つの欠点は、それが**測地線**、つまりノードをつなぐ最短のパスに依存しているということである。ノードによっては重大な媒介中心性の位置を占めているのに、測地線上にないこともありうる。もう1つの批判は、数百以上というサイズのネットワークでは媒介中心性の計算に時間がかかるということである。ニューマン（Newman, 2005）はこれに対して媒介中心性の代わりになる尺度を提案した。これは、計算は似ているが、最短の経路に依存せずに2つのノードをつなぐすべての経路を考えるというものである。ブランデスとエルバッハ（Brandes & Erlebach, 2005）は、より大規模なネットワークに対して、より効率的な計算方式を提案した。

次数、近接性、媒介中心性などの尺度は中心性を測るものであるが、それぞれ中心性の少しずつ異なる概念ないし機能を捉えている。例えば次数は、局所的な中心性、つまりあるノードが、他のノードの位置・地位によらずどの程度多くのノードとつながっているか、を測っている。フリーマン（Freeman, 1979）はこれと対照的に、媒介中心性による中心性はゲート・キーパーの機能を表していることを指摘し、例えば媒介中心性の高い成員がある思想に反対すれば、集団の他の部分へのその思想の普及は阻まれてしまうだろうという。近接性による中心性は情報伝達の役割を表しており、近接性の高い人は他の多くの人々に迅速に考えを伝達することができるとした。

次数、近接性、媒介中心性という3個の尺度は、最も中心的なノードとしてしばしばそれぞれ異なるノードを選ぶことがあり、完全には相関していない。例えば、図1-1のネットワークは南カリフォルニアのある第6学年生の友人選択をみたものである。付録Dにはこのネットワークや結合に関して中心性（および他の）スコアを計算し、その値を掲げた。学生21と学生7はともに友人からの指名を11個受け取り、最高の次数スコアを持つ。これら2学生は最

第5章　中心性：「中心人物」は誰か？　111

高の入次数中心性を持っていることになる。この研究では学生は最も親しい友
人を最大5人まで指名するよう求められており、多くの学生が5人を指名し、
したがって全員が等しい出次数スコアを持っていることになる。要約すると、
3個のよく知られた中心性尺度は、最も中心的な者としてそれぞれ別の個人を
指名し、これらの尺度のうちの2つ（次数と近接性）は非対称的であり、結合
の方向性によって別々のノードを最も中心的であるとする。さらに、近接性と
媒介中心性とは、その計算方法にいくつか異なる方法がある。不完全な相関の
ほか、中心性尺度間には欠測例に対する頑健性の程度も一致しないという問題
がある（ボックス5-2）。

　入近接性に関して最も中心的なノードは、学生29と学生10である。これら
のノードは、ネットワークの他の学生から最も近い平均段階数で到達できる。
近接性という尺度は非対称的である。ある方向への距離は、別の方向に対して
は異なる距離となる。入近接性尺度はそれぞれの「ノードへ」の距離を示し、
それぞれのノードに向かう紐帯に基づく。他の学生からのメッセージは、他の
学生よりも学生29、学生10に平均して最も迅速に到達する。出近接性の中心
性は学生35、学生2において最高となる。注目すべきは、学生35は5人を指
名し、そのうちの2人は学生2と学生23で、彼らは他の群に直接つながって
いるということである。学生35からのメッセージは、他の誰からのメッセー
ジよりも速く他の学生に到達する。この場合には、入近接性と出近接性が別々
のノードを最も中心的なノードとして特定している。内容的にみてこの点は、
メッセージを送るのか、送られたものを受け取るのか、また感染を伝播するの
か、感染を受けるのかということについて関心がある場合は、非常に重要な点
である。

---

**ボックス 5-2　欠測値に対する中心性尺度の頑健性**

　社会ネットワーク分野でのやっかいな問題の1つは、欠測値である。ソ
シオメトリー研究はセンサス標本を用いるので、地域社会の全成員に面接
することが望まれる。成員各自は各データに関して、他の人への紐帯の有
無という $N-1$ ビットの情報の貢献をしている。回答率が70%とか80%

というのは、多くの科学分野の基準でいえば高いと思われるが、ネットワーク分析では不十分であり、ほとんどのネットワーク尺度は妥当なものではない。

ネットワーク尺度に対する欠測データの影響を評価するために、8つの研究プロジェクトの58の異なる社会ネットワークを用いた研究が行われた（Costenbader & Valente, 2003）。すべてのネットワークについて中心性尺度を計算し、続いてもとのネットワークから20%の成員を除去して中心性を再計算し、もとの尺度との相関をみる。これを各標本について25回反復し、相関係数の平均値をとる。この平均値は、欠測データのある状況で、つまり回答率が低い場合でも、各中心性尺度がどのくらいよく中心性を計測できるかを示す。

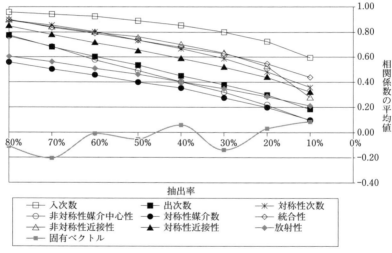

図 5-1　完全ネットワークに基づいて計算された中心性尺度と、10%ずつ標本が小さくなるように抽出した標本による尺度の間の相関関係（各抽出は25回反復し、相関係数の平均値をみた）。結果をみると、最も頑健だったのは入次数で、もとの標本の10%の標本を用いても相関は60%に保たれる。それに対して統合性、放射性、媒介中心性は、一部ネットワーク構造を反映するということにもよるが、芳しくない。固有ベクトル中心性は部分抽出ネットワークでは最悪である。

この操作を次々に標本を70%、60%、50%、40%、30%、20%と小さく

しながら（つまり、欠測データを増やしながら）繰り返した。図5-1は、小さくなる標本に対する平均相関係数を、すべてのデータセットに対して示している。中心性尺度の頑健性は驚くほどである。入次数による中心性が最も頑健で、もとの入次数中心性と標本サイズを30％に減らしたときの同中心性との相関係数は0.80であった。近接性と統合性という2つの距離に基づく尺度がその次によい結果で、標本の大きさとともに直線的に相関が下がっていく。媒介中心性は80％の標本で0.60から30％で0.30に低下するなど、あまりよくない。最も残念な尺度は固有ベクトルによる中心性で、もとの標本による尺度と、最高の抽出率の標本尺度の間の相関ですら低く、実験全体を通して不規則な相関を示した。この実験からの結論は、ネットワークの構造に最も依存する中心性尺度が欠測データに影響されやすく、次数や近接性のような単純な尺度は欠測データ条件下で非常に頑健である、ということである。

　経験的な分析からすると、尺度の不安定さと一様に関連する決まった要因というものは存在しない。回答率、密度、中心性の集中度、種々の研究に対するダミー変数などが尺度の不安定さとの関連について検討された。中心性の尺度の頑健性に影響する要因は1つとしてなかった。ボルガッティら（Borgatti *et al*, 2006）もシミュレーションのデータを用いて同様の分析を行ったが、結果は同じだった。

媒介中心性による中心性では、ノード27が最も中心的である。学生27は、他のいかなるノードと比べても、他の学生に頻繁に結びつく最短の経路のうえにある。もし、このネットワークの中の人々をつなぐ最短の経路がすべて描き出されたとすると、学生27が最も多く現れることであろう。ここでは、27はメッセージがネットワークの中を伝わる際に通過しなければならないノードであることによって、重要な戦略的位置を占めているといえる。もし、情報の流れを妨害したいと思うなら、学生27は意図したメッセージを吹き込むべき決定的な対象となろう。感染の拡大を防ぐならば、学生27に予防接種を行うのが最も論理的である。

まとめると、3つの最も有力な中心性尺度は、それぞれ異なる個人を最も中

114　第Ⅱ部　尺　度

心的な人物として指名し、これらの尺度の2つ、つまり次数と近接性は非対称で、結合の方向によって最も中心的とするノードが異なる。さらに、近接性と媒介中心性には、異なる計算の方法がいくつかある。

　どの学生が最も中心的か？　答えは5つある。入次数では学生21と学生7、入近接性では学生29、出近接性では学生35、媒介中心性では学生27、である。それぞれがネットワークの全体的な構造の中で異なる機能を果たしており、さまざまなやり方でネットワーク内での行為を促し、態度変容を加速することがある。異なる中心性尺度は、新技術を採択する段階で、また、そのさまざまな普及段階で、それぞれに異なるリーダーを特定する。例えば、媒介中心性の高い位置にいる人はブリッジとして行動するので、彼らは変革の早い段階から先覚者として動員されるだろう。あるいは、これらブリッジは1つの集団から他の集団へ病気が伝播しないように、予防接種をしたほうがよいということになろう。入次数の高い人々は大勢の人に対する役割モデルとなるので、初期採択（early adoption）の段階でチャンピオンにさせられる。チャンピオンの役を果たす高入次数の人は、新技術を初期採用の段階から初期追随（early majority）の段階へと推し進める。彼らは新たな行動に好意的で、重要な群衆を立ち上がらせる擁護者となりうる。普及が進行するにつれて、近接性による中心性の高い人は最大限の人々に普及させる役割を担う。このような方策を普及のために実行しようとしても、そのためのデータはなかなか手に入らないが、これが普及をどのように進めていくかの1つの理想型である。

　このような方策の実践にあたって第1の制約はまず、完遂のために濃密なモニタリングやデータ収集が必要なことである。第2の制約は、3種の中心性尺度（次数、近接性、媒介中心性）が高度に相関していることで（Valente *et al.,* 2008）、そのため媒介中心性の高い人はしばしば近接性や媒介中心性も高い。それでも普及を最大限にしようとするならば、そのような方策ないしはその変法を考慮すべきである（1つの変法としては、高入次数のチャンピオンを援用することもできるが、さまざまな中心性尺度を用いて誰がリーダーなのかの再評価を継続的にしなければならない）。

## 中心性尺度間の相関

　これまでに検討した3つの中心性の尺度はお互いに相関しているとはいえ、相関係数は1にはほど遠い。それらの相関をみるべく、入次数、近接性および媒介中心性を、8つの研究プロジェクトからの58個のネットワークについて計算した（Costenbader & Valente, 2003）。続いて、これらのネットワーク内での中心性尺度の相関を計算、58個のネットワークを通しての平均を求めた（Valente *et al.*, 2008）。相関係数の平均値は表5-1に掲げたように、概して高く、0.18から0.92の間にある。例えば、入・出次数の間の相関は0.30とほどほどである。媒介中心性による中心性は次数、固有ベクトル（0.64）と強く相関しているが、近接性の中心性とはそれほどでもない。近接性も次数や固有ベクトル中心性と関連する。すべての中心性尺度の全体の平均値は0.64で、これらのさまざまな中心性尺度はまずまず一致した概念を表しているが、個別には異質なものもときどきみられる、ということを示している。全体では、次数が他の尺度と最も高い平均相関係数（0.70）を持っている（Valente *et al.*, 2008）。

　互酬性［第8章］は、中心性尺度間の相関係数と強く関連している。もしネットワークの中に相互関係が多くみられるなら、中心性尺度は互いに強く相関するだろう。そのような相関の強さは尺度の対称性の程度に関連し、互酬性のレベルが高いネットワークでは、非対称的な尺度間の相関は、互酬性の低いネ

表 5-1　中心性尺度間の相関係数の平均（$N=58$）

|  | 1 | 2 | 3 | 4 | 5 | 6 | 7 | 8 | 9 | 合計 |
|---|---|---|---|---|---|---|---|---|---|---|
| 1. 入次数 | | | | | | | | | | |
| 2. 出次数 | 0.30 | | | | | | | | | |
| 3. 次数 | 0.78 | 0.71 | | | | | | | | |
| 4. 媒介中心性 | 0.62 | 0.54 | 0.70 | | | | | | | |
| 5. 対称媒介中心性 | 0.69 | 0.50 | 0.85 | 0.67 | | | | | | |
| 6. 近接性―入 | 0.55 | 0.16 | 0.45 | 0.37 | 0.30 | | | | | |
| 7. 近接性―出 | 0.18 | 0.81 | 0.56 | 0.39 | 0.38 | 0.01 | | | | |
| 8. 対称近接性 | 0.40 | 0.64 | 0.66 | 0.37 | 0.44 | 0.42 | 0.65 | | | |
| 9. 固有ベクトル | 0.71 | 0.69 | 0.92 | 0.64 | 0.72 | 0.44 | 0.55 | 0.63 | | |
| 相関係数の平均 | 0.59 | 0.58 | 0.70 | 0.54 | 0.57 | 0.34 | 0.44 | 0.54 | 0.67 | 0.54 |
| 相関係数の標準偏差 | 0.21 | 0.21 | 0.15 | 0.14 | 0.18 | 0.18 | 0.26 | 0.13 | 0.15 | 0.14 |

116　第Ⅱ部　尺　度

ットワークの場合に比して高くなるであろう。例えば、入次数と出次数の相関係数はネットワークが完全に対称的であれば、出入の紐帯が等しくなるので1となる。さらに対称化された尺度の間の相関は、コンポーネント［第6章］の数やネットワーク密度と関連するが、非対称的な尺度ではそうではない。それゆえ、中心性の計算に先立って行列を対称的にすることは、注意しなければならず、内容的にみて正当化しうる場合のみに限るべきである。さらに、対称化されていない中心性尺度は、より多くのコンポーネントを持ち、密に結合したネットワークでは相関が低い。これらの結果は、ネットワーク・データを対称化することで、対称的および非対称的中心性尺度の間の食い違いが作られることを示している（Valente *et al.*, 2008）。

## 他の中心性尺度

　次数、近接性、媒介中心性は主要な3つの中心性尺度を形成するが、ほかに最低7個の尺度が考案されている。すなわち、固有ベクトル中心性（Bonacich, 1972; Seary & Richards, 2003）、エントロピー（Tutzaer, 2007）、インフォメーション（Stephenson & Zelen, 1989）、フロー（Freeman *et al.*, 1991）、パワー（Bonacich, 1987）、およびコンプリメント（Cornwell, 2005）である。これらの中心性尺度はすべて UCINET（Borgatti *et al.*, 2006）や他の多くのソフトウェアで計算できる（Huisman & van Duijn, 2005）。これらの尺度の使用にあたっては、研究者はそれぞれの尺度の利点と特性をよく理解しなければならない。固有ベクトルは、あるノードに隣接するノードの中心性に一部基づいて中心性を測っている点が有用である。ただし、固有ベクトルは対称的データを用いており、欠測データに対しては頑健ではない。パワーは、ある人の近隣の人がどの程度計算に含められているかを研究者が変えられるという点で、非常に有用である。

## 連結中心性と辺中心性

　実際の応用に際して興味深いのはノードを連結として、また連結をノードとして取り扱うことが可能なことである。連結中心性の分析では、研究者はどの

結合がネットワークの中で最も中心的かを決めることができる。どの連結も2の次数を持っている（2ノード）が、連結のネットワークに基づいて近接性、媒介中心性、その他の中心性尺度を計算することができる。これは例えば、研究者がどの関係が最も中心的かを決定したいような場合には有用であろう。これは、性的接触のネットワークを連結に変換した場合には、最も中心的な関係は、性感染症の伝播を止めるために最も効果的に排除されるべき部分ということとなる。

　図1-1のネットワークについて、媒介中心性の中心性を連結に基づいて計算する（次数中心性は、すべての連結が次数1または2なので重要ではない）。最大の媒介中心性スコアを持った連結（辺）は、学生27と学生29をつなぐ連結である。このことは左の少女と右の少年を結びつけていることから、本当に大事な連結だということは眼でみて確認できる通りである。この連結を排除すれば、他のどの連結を取り除くよりも、伝播（病気の伝染）をよりよく食い止めうるであろう。

## 中心性対集中度

　中心性尺度はまた、ネットワークがどの程度集中化しているかを記述するために用いることができる。中心性の集中度［「集中化度」ともいう］は、ネットワークの連結がどの程度一極集中、あるいは少数個のノードに集中しているかの程度である。集中化したネットワークは、ときに階層ネットワークと呼ばれ、1人または少数の人々に連結が集中しており、他方、非集中化ネットワークではノードの持つ連結が均等である。

　集中化ネットワークは、その連結の大半が1個ないし少数個のノードにつながっている。スター型ネットワーク（図5-2）は完全に集中化したネットワーク、車輪型は分散化されたネットワークである。スター型では1個のノードがすべての活動を支配している一方、車輪型では1つひとつのノードが均等に関わり、すべての人に均等なつながりを持っている。集中化ネットワークの特徴は、個々人の中心性のスコアが大きくばらついていることであり（特定の数人で大きく、その他大勢で小さい）、分散化ネットワークでは中心性尺度のばらつき

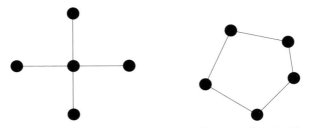

図 5-2　完全に集中化したネットワーク（左：スター）および分散化ネットワーク（右：鎖）。

は小さい（誰もが等しいか、似かよった値）。スター型には4つの連結を持った1つのノードと、1つの連結しかないノードが4つあり、車輪型では5つのノードが全部、それぞれ連結を2つ持っている。集中化を測る1つの方法としては、中心性スコアの標準偏差を計算することである（Wasserman & Faust, 1994）。集中化ネットワークは、何人かだけが大きい中心性を持ち、他の多数が小さい中心性を持っているので、中心性の標準偏差は大きい。分散化ネットワークでは対照的に、誰もが似たような中心性スコアなので、その標準偏差は小さい。ノードが5つあるネットワークで、誰もみなにつながっている場合には完全分散となり、次数による中心性スコアは等しい。これに対して4人全部が残りの1人につながっており、その人が完全に集中化しているネットワークでは次数の標準偏差は大きい。

　集中化スコアを正規化するためには、ネットワークで取りうる最大の中心性スコアと他の個々の点のスコアの差を、すべての点について合計して和を求め（第8章参照）、次にその和をネットワークで上記の差が取りうる最大値で除する。この集中度の計算の論法は、標準偏差を使用するのに似ている。つまり、標準偏差は基準値（平均）との差の平方和だが、集中度ではその差の合計を代わりに可能な最大値で割る。これによって、0と1の間の値をとり、完全に集中化したネットワークならば集中度スコアは1になる。ここで示される重要な考えは、中心性はノードないし個人のレベルの尺度に関わるもので、集中度はネットワーク・レベルの尺度に関わるものである、ということである。いいかえれば、集中化したネットワークでも、また分散化したネットワークでも、中心性の高い人はありうるということである。

## 中心性と行動

　初期の研究で、中心性は職務の遂行に関連していることが示されている。実験的な研究からは、集中化しているグループは、仕事に関してあまり満足ではないといいながらも、分散したグループより仕事は効率的に果たすことが示されている（Shaw, 1971）。組織行動論の研究者たちは、意思決定における分散化と集中化について、産業分野によっては集中化が有利なものもあり、分散化がよいものもあるという議論を重ねている。流通や交通の研究では、流通のセンターが通常中心的な位置を占めていることから、どうしても中心性に関心がいく。同時に集中化した交通システムは渋滞とボトルネックに陥りやすい。ピット（Pitts, 1979）は、モスクワ市はその河川交易のネットワーク上の位置が、重要な大都市になった理由の１つであることを示した。

　都市計画家は、消防署、警察、病院などはそれぞれの受け持ち地域の中央になければならないから、位置を決めるために交通網の中心性を計算しなければならない。中心的なネットワークのメンバーは思想や行動の普及の担い手であり、病気のリスクのネットワークの中心にいる人は周辺にいる人よりも発病の危険が高い。エレンら（Ellen *et al.*, 2005）は、性感染症の有病率の高い地域の若者で、より大きい社会ネットワークを持っている者は、小さい社会ネットワークしかもっていない者よりも性感染症になりやすいことを示した。新技術の普及についてのロジャース（Rogers, 1962, 2003）の研究は、オピニオン・リーダーはしばしばネットワークの中心におり、オピニオン・リーダーでない人よりも新技術のより早期の採択者となると結論している。

　ロジャースとキンケイド（Rogers & Kincaid, 1981）は、1973 年に収集したデータを用いて、韓国の 25 の村での避妊法の利用について研究した。彼らは通常 IUD、コンドーム、性交中断などのうち、村内で広く使われる特定の方法があって、これは同時に、家族計画について相談する相手として最も指名の多い女性が選択する方法でもあること見出した。さらに、入次数中心性は行動の採用に関連していたが、この場合、おそらくオピニオン・リーダーの行動が他の多くの人に模倣されたのであろう。

　アレキサンダーら（Alexander *et al.*, 2001）は、友人関係の指名を多く受けて

いるという意味で人気のある学生は、人気のより低い仲間よりも喫煙している
ことが多いことを見出している。同じく彼らは、また人気のある学生は、喫煙
率の高い学校では喫煙することが多く、喫煙率の低い学校では喫煙することが
少ないことをみている。このパネル研究は人気と喫煙との相関だけを示すもの
かもしれないが、人気のある学生は文化的な規範と協調する行動を受け入れ、
そのうえで規範の維持に尽すのではないか、といっている。

　ヴァレンテら（Valente *et al*, 2005）は、第6学年の人気のある若者たちは第7
学年［日本の中学1年生］になると喫煙者になることが多いことを示した。人気
のある学生はまた、人気の低い学生と比較して喫煙問題により敏感（将来の非
喫煙の宣言に対する拒絶の程度からみて）であったという。このような傾向は、喫
煙習慣の変化についても、第6学年の非喫煙者に限定した観察（喫煙開始につ
いて）でも同様にみられた。これらの分析では、喫煙に関連する親や兄弟の喫
煙習慣、社会経済的状態、人種、成績、年齢、性などの要因について制御して
いる。

　なぜ人気のある学生は、そうでない学生よりも早く喫煙をし始めるのだろう
か。おそらく一部には、それが人気のある学生の準拠枠に関係しているのでは
ないか。彼らは学校で喫煙が広がるであろうと予測し、この「かっこいい」
「イカす」行動をいち早く身につけたいと思う。また、彼らは人気者の地位を
保持したいので、そのためには流行の仕掛け人である必要があり、喫煙はそれ
を可能にするのである。喫煙が非常識な行動とみなされている学校では、人気
のある学生は喫煙には傾きにくい。同時に彼らは、人気を得ると同時に喫煙者
にもなるという、なにか別の特質をあわせ持っていることもありうる。

　入次数中心性は、オピニオン・リーダーに関するネットワーク尺度として何
十年もの間、最も頻繁に用いられてきた。すでに、1950年代に研究者は、個
人が受け取る指名の回数を数え、この回数をオピニオン・リーダーの目印とし
て使ってきた。ロジャースとカルタノ（Rogers & Cartano, 1962）は、オピニオ
ン・リーダーに関して、入次数と調査で得られる自己評定のような他の尺度と
を比較する初期の研究を行った。彼らはこれらの尺度は多少相関して
（$r=0.35$）いたが、予想したほど強くなかったとしている。その後の研究で、
我々は医師に関する正当化されたリーダーシップの尺度を用いた調査を行った

が、これは入次数と相関係数0.43で相関していた（Van den Bulte & Wuyts, 2007）。

喫煙に関する研究は、人気で定義した学生のオピニオン・リーダーは人気の低い同級生よりも早く喫煙を開始することを明らかにした。これらの研究は、他の多くの研究と同様、オピニオン・リーダーは、新しい行動が社会に導入されようというときに、その相対的適合性とその魅力を評価するという、一般モデルを記述する。もし、その新しい行動が地域社会に受け入れられるようなものであるならば、オピニオン・リーダーは地域内の誰よりも早くそれを採択するであろう。いいかえれば、行動が文化的に適合したものであればオピニオン・リーダーはそれをいち早く受け入れる。その後、他の多くの人々がオピニオン・リーダーの行動をみて、その新しい行動の受け入れ可能性が強化され、採択が促進されることとなる。

中心的な人々は、地域社会で起こっているできごとに関する情報へのアクセスについて有利な位置にある。彼らは多くの接点を持っているから、他の人々よりも効果的に周囲をざっと眺め渡すことができる。そのため、新しい行動が地域社会に広く受け入れられるかどうか判断できる。中心的な人々がひとたびその新たな行動が広く受け入れられるのではないかと感じ、そう信じたならば、彼らはそれを受け入れることになるだろう。

次に、彼らの中心的な地位ゆえに、他の多くの人々は、彼らが新たな思想にどう反応するかを見守ることになる。中心的な人々は他の人々よりもしばしば「注目の的」となり、リーダーでない人々よりもその行動が監視の対象となる。周りの人が中心的な人の行動を見守り、模倣するところから、彼らのリーダーとしての地位は高まる。そうすると、オピニオン・リーダーが新しい思想の受け入れ可能性を判断するとき、それを広く普及させるか否かが問われることになる。彼らが承認するとなれば、ただの受け入れ以上のものであり、地域社会の採択の合図となる。このことは次数中心性が、他の中心性尺度よりも普及の加速と高度に関連した指標なのではないかと思わせる。

オピニオン・リーダーの力がすべて等しいというわけではない。あるリーダーは局所的なリーダーにとどまり、別のリーダーはより広範にわたるリーダーとなり、さらに別のリーダーは全国的なリーダーとなることもある。あるリー

ダーは彼らの限られた地域社会の中で注目を集めるが、それを超えることはあまりない。別のリーダーはより広域の影響力を持ち、広い範囲内で知られ、模倣される。最も飛び抜けているのが全国的なリーダーである。このリーダーは全国レベルでの流行の仕掛け人として、ゲート・キーパーとして認知されている。彼らは、まさに彼らの接触相手が地域社会の外にいるという理由で地域内のリーダーとはみなされない。多くの人々の行動や思想の受け入れの決定は、彼らに密接したパーソナル・ネットワークによって進められるので、人々は全国的リーダーをリーダーと認識しても彼らの行動を模倣することはないであろう。

　行動の普及は、たいてい地域のリーダーの行動によって進められる。全国的リーダーは通常、地域内のリーダーとは異質とみなされ、普及の担い手の最善の役割モデルとなることは多くない。全国的リーダーの働きはマスメディアによく似ており、彼らの行動は新しい思想についての認識を広め、認知させはするが、他の多くの人々に対して直接影響を及ぼすことは多くはない。彼らが影響を与えるのは地域、圏域のリーダーであって、一般の非リーダーに対してではないことが多い。

　このような状況に深く関わるものとして、ネットワークの信頼関係という要素がある。人々は、自分が信頼する人に影響される。全国的リーダーの場合、その影響の範囲が非常に広域なため、彼らと信頼関係を作ることは難しい。地域リーダーならば地域社会内で信頼関係を作り、全国的リーダーよりももっと多く意見が評価され、行動も見習われる。信頼は人々の間で影響を与えあうための前提条件となることが多い。

## オピニオン・リーダーの特性

　リーダーは追従者に似ており、違いはわずかである。彼らは、その追従者よも少しだけ高い地位にいることが多いが、はるかに高いわけではない。全国的リーダーはしばしば他の人と異質とみられるが、地域的リーダーの場合には彼らが地域で引っ張っている人々と比して、ほんの少しだけ地位が高いだけのことが多い。概してリーダーは教育が少しだけ余計にあり、収入が少しだけ多く、

また問題に関して少し通じているだけである。これというのも、多くの人々は、自分たちと似ているがどこか少し優れた人を尊敬したいと思うからである。自分たちとあまりに違う人と関係を持つのは難しい。その一方で、人々は自分よりも社会経済的に、あるいは地位の階段が1段だけ上くらいの人と関係を持つことは可能である。

　研究によればさらに、リーダーはより親身でよい聞き手である。彼らは他の人々から学ぶ。リーダーはコミュニケーション上手であり、人との交わりが好きである。彼らは「人間的な」人間といえる。リーダーはまた、マスコミに多く注意を払い、そこからリーダーに必要な情報を受け取り、現に起こっていることについていく。行動変容に関してオピニオン・リーダーの重要な点は、行動変容の加速を目的としたオピニオン・リーダー介入を創出したことである（第11章参照）。

　さらに注意すべきことは、リーダーシップはときにフォーマルとインフォーマルとに分けられることである。フォーマルなリーダーは職種で区別される（政治家、会社社長、メディアのパーソナリティなど）が、インフォーマルなリーダーはしばしば特定するのが困難である。リーダーを特定する方法は少なくとも10の技法が用いられており（Valente & Pumpuang, 2007）、用いる方法によっては、しばしば異なる仕事に適した異なるタイプの人が選ばれてしまう。

　リーダーの特性や能力は、場合によっては、オピニオン・リーダーがその役割を果たすネットワークの全体的な構造に依存することもある。集中化されたネットワークの中の中心的なノードにいるということは、分散したネットワークの中の中心的なノードにいるのとは違った意味づけがある。集中化したネットワークの中心的ノードは、分散化したネットワークの中心的ノードに比して、相当の力と影響力を多く行使できる。さらに、非中心的な成員はもろく、中心的な成員の態度に左右されるので、集中化は非中心的なノードから中心的ノードへの関係形成に影響を及ぼすこともある。本質的に非中心的な成員は、分散化したネットワークの場合のほうが、集中化したネットワークの場合よりも大きな援護を受けることができるであろう。

## 要　約

　本章では、社会ネットワークの中心性の概念を紹介した。ここでは最も頻繁に用いられる中心性尺度——次数、近接性、媒介中心性（Freeman, 1979）の公式を示した。中心性尺度間の相関関係の程度と、その相関に影響する要因についてもみた。全体的に、相関係数は 0.54 とかなり高いとはいえ、1 よりはかけ離れており、尺度間のばらつきもかなり大きい。さらに、中心性尺度の間の相関に影響する互酬性のようなネットワークの性質もある。ネットワーク内の互酬性への傾きが大きいほど、尺度間の相関は大きくなる。そのため研究者は、ネットワークを対称化する際には注意しなければならない。

　さらに、これらの中心性尺度がそれぞれどのように新技術の普及や行動変容において機能するかを概観し、行動変容過程におけるオピニオン・リーダーの役割を検討した。ここでは、中心性と集中度の区別について詳しく論じた。中心性と集中度の相互作用についても議論した。中心性の測定は、ネットワーク分野における重要な進歩であった。ネットワークの中心的なノードないし人々の重要性は、その突出した役割が長続きしやすいという点にある。

# 第6章────

# ネットワークの中の仲間：グループ

　本章ではネットワーク分析で、グループをどのように定義し、測定するかを述べる。コンポーネントはグループの定義の基本的要素であり、ネットワーク内でいくつかの段階を介してお互いに結合されたすべてのノードから成っている。お互いに到達しあえないノードは、別々のコンポーネントにいることになる。続いて、より複雑なグループの定義について述べるが、これは$k$-プレックス［$k$-叢ともいう］および$n$-クリークと称し、ここではグループ成員が成員たるに必要な成員間の結びつきの程度のばらつきを考慮に入れている。ただ、数あるグループの定義で重要なのは、個人が多くのグループに属しうるということである。これは経験的に現実を反映しているが、統計分析をややこしくする。ここで紹介するギルヴァン‐ニューマン（Girvan & Newman, 2002）のアルゴリズムは、お互いに排他的ないくつかのグループを提示し、またグループの定義がデータをいかに特徴づけするかの目安を与える。本章の最後では、グループがどのように行動に影響を与えるかの議論を行う。

　多くの人はグループ内にいることを喜ぶ。グループは人々が自己のアイデンティティーを形成することを助け、帰属の実感を与えてくれる。あるグループに所属していることは、他人に対して自己の同一性、周囲の世界への関わりについての信号を送ることである。グループはまた、保護を与えてくれる。あるグループに所属することで、人は自分の思想を防御する必要がなくなり、代わりにそのグループの思想を受容し、他の人も自分と同様に感じていることに安心感を持つことができる。

　グループはさらに、他の人との社交、談話、同席といった機会を提供する。人間は社会的動物である。人々はおしゃべりや、他人とともに時間を過ごすの

126　第Ⅱ部　尺　度

が好きで、グループは組織的に、場合によってはあまり組織的でないこともあるが、他の人々と一緒にいる方法を与えてくれる。ただし、誰とでもいっしょに、ということではない。むしろ同じような考え、態度、意見、行動を持った人と、である。要約すれば、人はしばしば自分と似通った人、あるいは少なくともなんらかの特徴を共有する人と一緒にグループに加わる。

　その形成の過程、それが作り出す社会的な圧力、既存の信条を強化しようとするグループの指向など、グループに関する研究は専門家によっていろいろ行われてきた（Moscovici, 1976）。ネットワーク分析者にとっては、まずグループに所属していることの意味、ネットワークの視点からグループをどう定義し分析するかなどが関心の的となる。出発点は、誰が誰とつながっているかに関するデータの収集、続いてネットワークの中の特定のグループに所属することの意義を明らかにすること、そしてこれらのネットワーク／グループを創出することである。ネットワークのグループが、グループの他の定義とマッチするか否かについては、多少未解決の問題が残されている。例えば、高校生のネットワークで定義されたグループが、一般的に "jocks" とか "nerds" "geeks" "skaters"［それぞれ「運動だけ抜群」「専門バカ」「おたく」「スケボー族」くらいの意味の俗語］（これらがグループの識別に使われることが多い）などと呼ばれているグループに、どの程度一致するものだろうか？

　ネットワーク分析者は、グループをネットワークの一部分と定義する。例えば、高校生（共学として）ネットワークの中の男子はネットワーク内部のグループと定義しうる。ただし一般的には、ネットワークのその部分集団がグループの定義にあてはまるならばであるが。そのような定義の最も単純なものが、コンポーネントである。

## コンポーネントおよび *K*-コア

　コンポーネントはネットワーク内で結合したノード、すべて非孤立の点から成っている。他の誰にでも到達しうる者、他の誰からでも到達されうる者は、同じコンポーネント内にいる。強いコンポーネント、弱いコンポーネントを区別して定義することもできる。弱いコンポーネントとは紐帯の方向を無視した

もので、強いコンポーネントは紐帯の方向を無視しない（Scott, 2000）。いいかえれば、強いコンポーネントは、彼らを結ぶ経路のどの段階でもお互い双方向に連結したノードである。コンポーネントは単純な概念ではあるが、いくつかの異なるコンポーネントを含む大きいネットワークを扱うときには便利なものである。コンポーネントを抽出して別個のネットワークとして分析もできる。

　ネットワークを双方向の紐帯だけに限定し、ネットワークを縮小することも可能である。この縮小によって別のコンポーネントが作られることもある。また、ネットワークをコンポーネントの個数によって記述するのも有用である。コンポーネントが1個だけのネットワークは、多数のコンポーネントを持ったネットワークとは性質がずいぶん異なるものである。このように、コンポーネントは単純にノードがつながっているか、ノードがネットワーク内のなんらかの経路によってお互いに連結しているか否かに基づいて、グループを定義するものである。ひとたびコンポーネントの分析が終われば、研究者はネットワーク全体のグループ、クラスター、クリークなどの決定に進むことができる。

　ネットワーク内のグループの定義には、いくつか異なるものがある。その1つが、ネットワークの中のノードが持つ結合の個数に基づいてグループを定義するものである。コンポーネントは、最低1本の紐帯を持ったノードすべてから成る。グループを定義するこのリンク数の考えは、$K$-コアの創出という形で一般化される。$K$-コアはネットワークの一部分で、当該 $K$-コア内の各ノードは最低 $K$ 人とつながっている。そして $2K$-コアは、最低2個の他のノードとつながったノードのセットである。リンクが0ないし1のノードは、すべてネットワークから落とされる。同様に $3K$-コアは3個以上のリンクを持ったすべてのノードと定義することができる。$K$ が大きくなるにつれて、ネットワーク内に次々に残される人のイメージはますます濃厚になっていく。ネットワークからノードがひとたび落とされると、そこから、およびそこへのリンクもまた落とされ、$K$ の基準は残ったノードとリンクに基づいて計算される。

　$K$ の増大にともなうノード削除のパターンは、ネットワーク構造の記述に使いうる。例えば、コア―周辺構造を持ったネットワーク、つまり濃厚な結合を持った一部のノードと、その周辺にある結合のまばらなその他のノードから成っているネットワークがある（第8章参照）。周辺の大部分の結合は、コアと

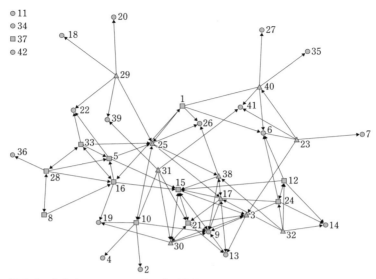

図 6-1　南カリフォルニアのある特別高校の、生徒間の交友関係のネットワーク。

の結合で、お互い同士のものではない。図 6-1 は、南カリフォルニアのある特別高校［第 2 章 44 ページ訳注参照］の、生徒間の交友関係のネットワークを示したものである。

　この交友関係のネットワークに対して UCINET のソフトを走らせたところ、グラフの中央下方の交友クラスターが $K$-コアを構成していることが示された。生徒 38、15、17、21、9、3、13、30 の 7 人は、$K$ を 1 から 4 まで増やしていってもまだお互いにつながっている。$K$ を 1 単位ずつ増やしていくたびに落とされるノードの個数は、$K$ の増分ごとにヒストグラムや棒グラフで描ける。もし、グラフの棒が同じ高さであれば、$K$ の増加のたびに除去されるノードの個数が等しいことを示している。もし、グラフの棒グラフがでこぼこしていたり、急に上昇あるいは下降していたりすれば、それは構造的なばらつき、つまりコアから除去されるノードの個数が急にばらつくことを示す。この棒グラフのパターンは、ネットワークがコア―周辺構造を持っているか否かの目印になる。もしグラフの棒がみな等しければ、コア―周辺構造は全く、ないしほとんどないことを示す。逆に、棒が急に下がったりすれば、ネットワークにはか

なりのコア―周辺構造があることになる。もし、少数個のノードが$K$を増やした後に残ったならば、これは$K$-コアを示すものである。もし$K$値を7に増やしたときに4個のノードが残ったとすれば、これら4個のノードは$7K$コアとなり、これら4個のノードはネットワーク内で最低7個の結合を持っていること意味する。もし除去されるノードの個数が、例えば$K$が3のときにすべてノードが除去されるというように極端であれば、そのネットワークは強いコア―周辺構造は持っていないことになる。一般にコアの中に残るノードの割合の低下が大きいほど、コア―周辺構造は強くない。ただし、これは厳密な規則ではない。というのは、多くのノードが早いうちに落とされたものの、高い$K$値になるまでコアが維持されるということもあるからである。$K$-コアの崩壊、つまり$K$値を大きくしたときにノードが落ちていくパターンをみることが有用であるのは間違いない。

コアのグループを見出すことは大切であるが、同様にネットワークの中でグループがどのように分布しているか、誰がどのグループに属しているかを理解することも重要である。この目的のためにネットワーク分析では、クリークの概念を用いる。厳密にいえば、クリークはお互いに直接につながった点の集合である。クリークとは、他の全員と直接結合されたすべての人々の相互結合の濃厚なたまり場である。このクリークの定義は、やや限定的である。というのは、クリークになっていると考えたくなるグループの人々がよくいるのに、そこでは必ずしも全員が直接つながっていないということがあるからである。

厳密なクリークの定義は、$n$-クリークを定義することで緩やかにすることができる。この場合、$n$はクリークの成員が結合するときの経路の長さである。例えば、2-クリークはお互いに2段階以内でつながっている人々の集合である。もし同じ友人を持つ人が2人いたならば、その2人は同じクリークにいることになる。この$n$-クリークの定義では、人々がお互い直接につながっていなくても同じグループにいるとみなされる。この$n$は$3n$-クリーク、$4n$-クリークのように大きくすることができる。といっても、3段階離れてつながっていても同じグループにいるとするのは直感的ではないため、2よりも大きい値はあまり使われない。表6-1は図6-1のネットワークにおける$2n$-クリークを示したものである。

130

**表6-1** 図6-1に示されたネットワークにおける$n$-クリークの一覧表
(クリーク成員を番号で示す)

| Clique | Members | | | | |
|---|---|---|---|---|---|
| 1: | 13 | 15 | 17 | 21 | 9 |
| 2: | 13 | 15 | 17 | 38 | 9 |
| 3: | 13 | 15 | 21 | 3 | 9 |
| 4: | 15 | 21 | 3 | 30 | 9 |
| 5: | 15 | 16 | 5 | | |
| 6: | 12 | 14 | 24 | 32 | |
| 7: | 1 | 25 | 26 | | |
| 8: | 1 | 40 | 6 | | |
| 9: | 22 | 33 | 5 | | |
| 10: | 23 | 40 | 41 | | |
| 11: | 23 | 40 | 6 | | |
| 12: | 17 | 24 | 32 | | |
| 13: | 17 | 24 | 9 | | |
| 14: | 12 | 24 | 6 | | |
| 15: | 25 | 26 | 38 | | |
| 16: | 17 | 25 | 38 | | |
| 17: | 25 | 33 | 5 | | |
| 18: | 16 | 28 | 33 | 5 | |
| 19: | 16 | 28 | 8 | | |
| 20: | 21 | 30 | 31 | | |
| 21: | 17 | 32 | 38 | | |

　第2のクリークの定義は$k$-プレックスで、これはグループ中$k$個の他のノードを除いたすべてのノードと結合した点の集合と定義される。$k$-プレックスをみつけるには、まず値$k$、次いでグループのサイズ$n$を設定する。$n$にはまず$k+2$（$n$が$k$に近いと無意味なグループが導き出されるから［例えば$n=k+1$とすると、結合の全くないノードから成る集合も含まれることになる］）を指定する。例えば$n=7$の$2k$-プレックスでは、サイズが7、そのすべての成員がグループ内の最低5人とつながっている。もし$k$を3まで増やし、$3k$-プレックスとすると、各自が最低4人の他の成員とつながったサイズ7のすべてのグループが報告される。$k$値が大きくなればネットワーク内で見出されるグループの個数も大きくなる。実際的には、$k$を設定し、$n$が$k+2$から$N-1$［$N$はもとのネットワークのサイズ］まで増加するときのグループをすべて見出す。例えば、$k=2$、$n=4$のときには$2k$-プレックスはサイズ4以上のグループすべてであ

131

**表 6-2** 図 6-1 に示したネットワークにおける *k*-プレックスの一覧［UCINET
プログラムと出力結果］

---

**Group Members**

```
k-plex
Value of K: 2 (each member of a k-plex of size N has N-k ties
to other members)
Minimum Set Size=5
Input dataset: C:\MISC\DIFFNET\snbh\tprc_4
WARNING:Directed graph. Direction of arcs ignored.
Six k-plexes found.
1: 13  15  17  21   3   9
2: 13  15  17  21  38   9
3: 13  15  21   3  30   9
4: 13  15   3  38   9
5: 15  17  21  30   9
6: 17  24  32  38   9
```

---

り、その成員は最低 2 人と結合している。表 6-2 には、我々の見本のネットワ
ークに対する *k*-プレックスを掲げた[訳注1]。

　*K*-コア、*n*-クリーク、*k*-プレックスは、ネットワーク構造を知るよい尺度
となる。研究者がネットワークを調べる際に、これらのグループ構造を明らか
にすることで、誰が誰とどのグループに属しているかといったことでネットワ
ークを特徴づけるなど、グループ帰属に関するよい洞察を与えてくれる。
UCINET はグループ構成メンバーの行列を返すが、その中で各メンバーがい
くつのグループを他の人と共有するかなどが示される。この行列の対角要素は、
各人がいくつのグループ（クリークあるいは *k*-プレックス）に属しているかを示
す。グループメンバー行列はこれに引き続く分析、例えば多くのグループを共
有している人々は、態度や行動が似通っているかなどを調べるのに用いうる
（これは例えば共有するグループの行列と態度の類似性に関する行列の相関をとること
で調べることができる。第 8 章参照）。

　これら *n*-クリークや *k*-プレックスといったグループ区別に関する 1 つの問

---

　　［訳注1］　ここでは *k*=2 と設定、*n* の最小値 5 に対して 3 グループ、*n*=6 に対して 3 グループ
　　をそれぞれ返している。*k* と *K*、*n* と *N* の表記は混在しているが、それぞれ同じものを指して
　　いる。

132 第Ⅱ部 尺 度

題は、示されたグループの中で、同じ人が複数のグループで繰り返し成員になるケースが多いことである。これは現実を反映しているということで、ある種の行動の分析には有用といえよう。その一方で、行動科学の研究者にとっては、お互いに排他的なグループにいないということから、あるグループの成員であることと、その人の行動とを比較する分析が困難になる。1つの解決法としては、UCINET のグループ分析の一部として提供されている階層的クラスタリング分析がある。階層的クラスターの出力は、さまざまなレベルの基準点に対応するグループ帰属を出力してくれる。基準点をどこに設定すべきかについての規則はない。さらに、同じ研究の中での多重ネットワークを調べるときに、ネットワークごとに違う閾値を用いることがあれば、偏った分析になってしまう可能性がある。幸いなことに、ネットワークをお互いに排他的なグループに区分けする、グループ分け技法が開発されている。これを使えば、1人ひとりをたった1つだけのグループに所属させられることになる。また、この技法ではデータのグループ区分けがどの程度うまくいっているかをみる尺度も提供される。

## Girvan-Newman 技法

　ギルヴァンとニューマン（Girvan & Newman, 2002; Newman & Girvan, 2004）は特定のリンクをネットワーク内でみつけ、それらを削除することによってコンポーネントを発見する技術を開発した（Girvan-Newman 技法。以下、GN 法）。もし、あるリンクがネットワークの中で2つのコンポーネントを結合していたとすると、そのリンクを削除することで2つのコンポーネントが作られ、ネットワークのグループ構造がこれら2つのコンポーネントによってきれいに記述されるようになるかもしれない。この場合、ネットワーク構造は明快なもので、リンクを1個除去したことですべての紐帯が各々のグループ内に含まれ、それらのグループの間にはリンクは全くない、という2つのグループができる。いくつのリンクがグループ間にあるのか、また、そのグループ間のリンクの個数を測定することで、そのグループの定義がネットワークの特徴づけるかの目安を与えてくれる。

第6章 ネットワークの中の仲間：グループ **133**

　次の問題は、どのリンクを除去したら、ばらばらのコンポーネントが返されるようになるかということになる。ギルヴァンとニューマン（Girvan & Newman, 2002）はネットワーク内で最も中心的なリンク、最高の中心性を持ったリンクを除くことだと示唆した。第5章で、ネットワーク・リンクに基づいて計算されると述べたことを思い出していただきたい。ギルヴァンとニューマンは、リンク（ノードではない）のネットワークについて中心性を計算することを提唱している。リンクはいずれも2つのノードを持つが、これらのノードの位置がリンクの中心性の計算に影響を与える。リンクにかかる中心性を計算することで、研究者はネットワークをお互いに排他的なグループに区分けするために除去すべきリンクの候補を見出すことができる。

　ギルヴァンとニューマン（Girvan-Newman, GN）のサブグループは、媒介中心性をリンクから計算し、最大の媒介中心性のリンクを除去し、なんらかのコンポーネントができるかどうかを見定めながら導き出される。残ったコンポーネントは、いずれも1つのグループを作る。最大の媒介中心性のリンクをみつけ、それを除去したあとなんらかのグループが残っていたら、この過程を望ましいグループ数になるまで繰り返す。望ましいグループ数はあらかじめ設定しておくこともできるし、あるいは特定の大きさを超えるグループがみつからなくなるまで分析を続けることもできる。例えば、もし研究者が多数のネットワークを6つのグループに細分したい場合、グループ数は6個に設定する。一方、最小のグループサイズを例えば3に設定し、多重グループ構造やさまざまなグループのサイズをみつけるアルゴリズムを走らせることもできる。

　GN法はネットワークを互いに排他的なグループに区分けし、同時にグループ分けがいかにネットワークをうまく特徴づけるかを測定する。グループ分けがいかにネットワークをうまく特徴づけているかをみる尺度は、モジュラリティ（Modularity）である（Newman & Girvan, 2004）。モジュラリティは、新たに作られたグループの個数を行、列の数とする正方行列を作ることで計算される。この新たに縮約された行列の要素は、作られたグループ間の、もとのネットワークからのリンクの個数である。ネットワークの対角要素は、各グループ内のリンクの個数である。グループ区分けがいかによくデータにフィットしているか（モジュラリティ）を計算するには、グループ間紐帯中のグループ内紐帯の割

134　第Ⅱ部　尺　度

合を計算する。ニューマンとギルヴァン（Newman & Girvan, 2004）は次の式を提出している。

$$Q=\sum_i(e_{ii}-a_i^2)=Tre-\|e^2\|\tag{6-1}$$

　ただし、$Tre$ は上の行列のトレース（対角要素の和）であり、$\|e^2\|$ は行列中の全要素の和である[訳注2]。かくして、この量 $Q$ はこのアルゴリズムに基づくグループ分けで生じた、ネットワーク内の紐帯のパーセントを表す。例えば $Q$ が90％ということは、ほとんどすべてのリンクが GN 法で決められたグループの中の成員へのリンクであるという意味であり、10％ということは、それがほとんどないということである。GN アルゴリズムはネットワークを互いに排他的なグループに区分けする方法であり、さらにその区分けがネットワーク内の紐帯の全体的なパターンをいかによく反映するかの指標を与える。このように研究者は、多くの競合する位置の中からデータに最もフィットしたもの、あるいはフィットは劣るが主観的な理由から好ましいものを選択することができる。同様の指標 E–I がクラックハート（Krackhardt）とスターン（Stern）によって提案されたが、これはグループ内およびグループ間リンクの差をとるものである（Krackhardt & Stern, 1988）。図 6-2 は、図 6-1 において GN アルゴリズムで見出されたグループを、NetDraw によって円で囲んで表示したものである。例えば、点 18、20、29、39 などは同じグループ内にある。図からみて、このグループは納得がいく。$Q$ は 48.4％ と計算され、リンクの 48.4％ が定義されたグループに含まれていることを意味する。

　応用例によっては、GN 法は $n$-クリークや $k$-プレックス法よりも明らかに有利な点がある。なぜならば、それがネットワークに独特の区分けを与え、尺度 $Q$ でその区分けがネットワークをいかにうまく記述しうるかが示されるからである。ただ当然ながら問題は、$Q$ スコアが高いネットワークは同時に非常

---

　［訳注2］　式 6-2 で、$e_{ii}$ はグループ $i$ の内部のリンク数、$a_i$ は各グループからグループ $i$ につながる全リンクの数である（いずれも全ネットワークのリンク数で割った値とする）。また、$\|e^2\|$ は、同じグループ区分けのもとで、グループ間のリンクが無作為に起こったと仮定した場合に期待されるグループ $i$ へのリンク数（相対値）をすべてのグループについて合計したもの。

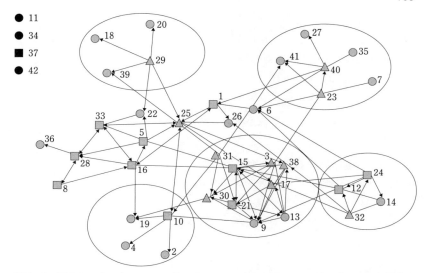

**図6-2** 図6-1のネットワークにギルヴァン－ニューマンのアルゴリズムにより見出したグループ分けを円で示したもの。喫煙率はグループ間でばらつき、各グループへの所属が個人の喫煙状態を左右することを示唆している。

に明確なクラスタリングをしており、低い $Q$ スコアのネットワークはまとまりがよく（modular）なく、それゆえネットワーク区分けないしクリーク／クラスター分析によってあまりよく記述できるとはいえないことである。図6-2のネットワークの $Q$ は48%ときわめて高く、それでクリーク／クラスター分析とGN法はある程度までこのネットワークの性質を伝える。この例ではネットワーク内のモジュラリティはかなり高いが、いまのところ満足すべき $Q$ の値はなにかについてのルールもなく、またそれも応用や研究課題によっても違うと思われる。

## グループと行動

　論理的にもまた経験的証拠からも、同じグループに属する人々は同じ行動をとるとされる。グループは規範を持ち、グループの成員にはこれらの規範を支持することが期待される。例えば、ある人がチェスのクラブに加わると、その

人はチェスをやり、楽しみ、ゲームとして尊重することが期待される。チェスクラブの会員はまた、碁やブリッジのような他の知的なゲームを高く評価することであろう。逆に、フットボールのようなスポーツのチームに加わることは、運動ファンや競争好きの現れであり、肉体的強さを大事にする。

ただ、これらの規範に加えてグループはまた、社会的圧力を、ときに隠微に、ときにあからさまにかけることがある。あるグループの成員であるためには、グループの価値に対する自分の関与を明らかにしなければならないとか、ときにこれらの価値を全員が支持すべきだなどと、他の成員に対していう成員が出てきたりする。行動についてグループの規範に協調させようとする圧力が、ときにあらわにかけられる。グループ成員であることの影響は、選択と影響力を介して表れる。人はグループが掲げている物事に関心があるということで、そのグループを所属先として選択する。ひとたびそのグループの成員になると、他の成員が圧力や説得でグループの規範を受け入れさせようとする。

選択と影響力のどちらが先になるかを明らかにするのは、簡単でないことが多い。偶然、ある特定のグループに加わる気になった人が、加入後時間とともにグループの規範を採択するように圧力や強制を感じるようになることもあろう。さらに、グループに入ってしまうと、グループ行動を採択しないことで仲間意識とか友愛、連帯感あるいは帰属などを失うリスクを望まなくなることもある。グループの選択、グループからの個人の行動や態度に対する力の双方が、グループ成員が似通った態度や行動をとる結果の過程である。

グループは同時に情報や資源、そして支援を提供する。あるグループに所属することで、そのグループが持っている情報は個人にも行きわたり、一般に人々は、グループの外の人に比べて、中の人とより多く連絡を取りあう。この連絡の多さゆえに、成員はグループ内で発生した情報はなんでも知っており、それにアクセスできることになる。また成員は、非成員が利用できない資源に対してもアクセスできることを意味する。例えば、そこの会員とネットワークを組みたいがゆえに、カントリークラブ［スポーツを楽しむために、郊外に作られた会員制クラブ］に入る人は多い。

この意味でグループ加入は、ある形のソーシャルキャピタルとなる。人は普通、自分と同じグループの人を信頼する。ソーシャルキャピタルは、人の社会

第6章　ネットワークの中の仲間：グループ　　**137**

ネットワークから得ることのできる資源である。同じグループの成員同士は非成員の場合よりもお互い信頼しあう傾向があり、彼らはつながっているので、グループ内の他の人からの資源にアクセスできるような機会も多い。このように、グループは成員間の結合性を強め、ソーシャルキャピタルを大きくする。

　グループは、別のやり方でも行動変容への圧力をかける。ファクシミリ、電子メール、テキストメッセージ、フェイスブックのような相互依存的な新技術は、両側がそれを採択し使用しなければならない。たいてい（おそらく全部）の通信技術は、相手側に連絡し結びつきを送る力があるところにその価値があるということから、相互依存的である。もし、あるグループの大部分の成員が相互依存的な行動を採択したならば、採択しなかった成員は採択への圧力を感じることであろう。例えば、もしある人の友人たちがお互いにソーシャルネットワークサービス（SNS）のテキスティングをしあうことになったら、その人はグループにつながっていたいので、圧力を感じながら自分もテキスティングを始めることもあるだろう。

　図 6-2 のグラフはまた、生徒が現在喫煙していることを申告したか否かをも示している。各ノードの記号の意味は以下の通り。〇—不明、□—非喫煙、△—喫煙。図 6-2 では、いくぶんクラスター形成がみられる。詳しくみると、最大のグループではデータの知られた 7 人中 1 人の生徒だけが喫煙中と申告し、次に大きいグループでは 7 人中 5 人が喫煙していた。残りの 4 グループではその中間の喫煙率を申告していた。グループ分けを、大きい 2 グループはそのままにし、残りを合併して、3 つの互いに排他的なグループに集約し、平均喫煙率を統計学的に比較した。喫煙率は、グループ間で統計学的有意に違っていた（平均 ＝14.3%（$SD$＝37.8%）、　平均 ＝71.4%（$SD$＝48.8%）、　平均 ＝57.1%（$SD$＝53.4%）、$F$＝2.79、$p$＝0.09）[訳注3]。

　あるグループに属するということが行動に関連していることには、いくつかの証拠がある。最も基本的なレベルでは、孤立した人は多くの行動において、新しい習慣や思想を最後に取り入れることが多い（Valente, 1995）。孤立した人は、情報や影響に関する人—人の発信源をほとんどないし全く持たない。彼ら

――――――――
　　[訳注3]　各個人に喫煙＝1、非喫煙＝0 の変数値を与え、グループごとにその変数値の平均、標準偏差をみている。

には、変化する環境に適応するために必要な情緒的および社会的支援が欠けていることが多い。グループに加わることは、孤立を回避するすべを与えてくれる。

## グループ加入と病気

あるグループに所属することは情報や資源へのアクセスという点では有利なことではあるが、病気の広がりに関しては、あるグループに属することはリスクを大きくすることもある。例えば、危険な性行動に関わる人々のグループに属することは、性感染症にかかるリスクにさらされることになる。一般的に、グループ内の病気の罹患率、有病率が低い間はグループ成員であることは病気から身を守ってくれる。しかし、有病率が臨界点を超えると、グループ内にいるということは病気が閉じられたグループの中を急速に循環することになるので、その人は増大したリスクにさらされることになる。

そのグループが自己完結しており、外との接触がないのであれば、グループは無病でリスクのないままである。例えば、辺鄙な地方の地域社会、あるいは島の中でまれにしか人が訪れないようなところには、風邪やインフルエンザが一定期間全くなかったという報告もある。しかし、結局のところ船や飛行機が到着すれば補給物資、家族や友人、そして当然ながら風邪やインフルエンザをはじめ、他の病気などもいっしょにもたらされることになる（Gilmore, 1998）。それゆえ、グループ成員であるということは、情報や資源へのアクセスのほか、グループの有病率が低い限りにおいて病気からの保護、という便益を与えてくれる。しかし逆に、そのグループが資源に乏しいとか、有病率が高いときには、グループ成員であることはかえって不利になることもある。

## グループ、密度、ブリッジ

排他的で成員同士の濃厚な意思疎通・関わりあいを持ったグループを形成しようという希望と、外部社会との実質的な紐帯を維持しようということの間には、トレードオフの関係がある。初期の研究によれば、地域社会の密度は新技

術のより迅速な普及と関連している（Valente, 1995）。密なネットワークは疎なネットワークよりも、新しい思想や行動の流れに関する情報交換とともに、より多くの経路を提供する。疎なネットワークは情報の流布や、資源へのアクセスのための十分な経路を与えないことが多いので、グループの利点が出てこない。密なネットワークは団結性の高い規範のある環境を反映しているので、密度はまた普及を促進することもある。多くのリンクを持つネットワークは、価値や信条を同じくする同質的な成員を持っていることが多い。したがって、密なネットワークは均質な地域社会を反映し、この均質性は情報交換や意思決定を促すようになる。

　逆に、密なネットワークはいくつかの理由から効率的とはいえないこともある。まず、密度がより高いということはよりフォーマルな関連を反映し、これらのフォーマルな紐帯はインフォーマルな紐帯よりも説得力や信頼感の強化に劣ることがある（Krackhardt, 1992）。第2に、組織や地域社会にとって新技術の受け入れに必要な最小限の密度があるが、ひとたびこの水準に到達し、あまりにも高密度になると、それが外部の情報や資源への結合を制約することもあるため、かえって負担になることがある。外部との紐帯の不在は負担になる。組織的な研究によれば、密度が高すぎてもパフォーマンスの障害となることがあるという（Oh *et al.*, 2004; Uzzi, 1997）。最後に、研究者たちは、グループは、人々が非成員の見解を無視するように仕向けることで、成員の意見を強化しようとする傾向があることを指摘している。密度とパフォーマンス、採択行動、あるいは他の結果等々の関係は、図6-3にみるように曲線関係にあるらしい。

　図6-3は、組織や連合、グループが機能するためになんらかの基礎的なレベルの密度が必要なことを提唱する。密度とパフォーマンスの関係は非線形のようで、密度が高いほどパフォーマンスは向上し、また新技術の採択は早くなる。しかし、いずれかの臨界点に達すると関連は平らになり、それ以上密度が上がるとパフォーマンスが低下するようになる。正確に密度がどのレベルになると資産から負担へと変わってしまうのかは、研究対象のパフォーマンスや普及の種類に依存し、またグループ成員の正確などにも依存するのであろう。

　この仮説は、薬物使用予防のための地域団体の衛星テレビ訓練プログラムの効果に関する研究から支持されている。24の地域団体が無作為に3つの条件

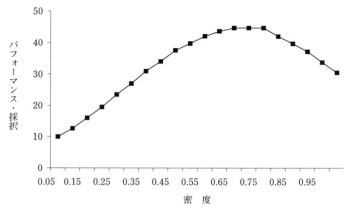

図 6-3 ネットワーク密度とパフォーマンスあるいは採択との間に想定される曲線関係。

——対照、衛星テレビ訓練、衛星テレビ＋技術支援——に割りあてられた。これらの地域団体には、薬物使用の予防のための証拠に基づいたプログラムを採択することが期待されている。予想では、密度の高い団体では採択は高く、密度の低い団体では低いとされていた。だが驚いたことに、高い密度が報告された組織づくりではプログラムの採択は低かった（Valente et al., 2007）。図 6-4 は、主要な所見でみると、1 年目から 2 年目にかけて、高い密度は低い実践に関連していた。

ここで重要な観察は、密度が高すぎるとグループ間のブリッジ、あるいはグループから外部の情報や資源へのブリッジの形成が制限されるのではないか、ということである。単純に団体の規模を大きくしたり、みなが等しく理解するようにするための集会の企画などは、より効果的な組織を創設するにはあまり有効ではなさそうである。

その後の追跡研究で我々は、効果的なプログラムの採択は、密度を制御した後、助言をするネットワークの集中化によっても影響されるということを示した（Fujimoto et al., 2009）。助言ネットワークに対する集中化の低下および討論ネットワークにおける集中化の上昇は、採択に関連していた。これらの分析は、組織やシステムのパフォーマンスの最適化の可能性に対して洞察を与えてくれ

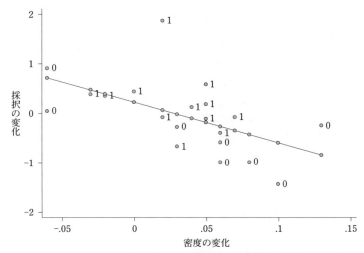

図6-4 密度の低下は証拠に基づいたプログラムの採択の増減に関連する（密度が上がると採択は低下）。目立つことは、"0"と印された地域は対照群であり、これらが密度と採択の間の関連を下に下げ、負の関連のもとになっているのではないかと想定されることである。

る。この問題は第8章でネットワークレベルの指標を、第11章でネットワークへの介入を検討する際に、再び取り上げる。

## 要　約

　本章では、ネットワーク分析においてグループをどのように定義するかを理解するための過程や方法について総括した。グループについては多くの定義があるが、「グループは大きなネットワークの中の最低3人の、お互いにより密接につながった人々の集合」という点では、たいていが一致する。クリークの定義は、各成員が他のすべての成員から$n$段階以上隔たっていないようなグループで、これを$n$-クリークと呼ぶ。$n$はいろいろなグループのタイプを計算するために変えてもよい。$k$-プレックスは、各人がつながっているグループ内の人々の数に基づいたグループと定義される。

　本章で注目すべき1つの課題は、多くのグループの定義が、お互いに排他的

142　第Ⅱ部　尺　度

なばらばらのグループを作るネットワークの区分けをするようなものではない、ということである。つまり、$n$-クリーク、$k$-プレックスなどによる分析が、お互いにオーバーラップした人を多く含むグループ分けを返すということである。このグループ分析は、多くのグループというものは排他的なものではないという現実世界のあり方とデータを反映したものではあるが、グループ加入と行動に関する統計的分析の障害になる。GN アルゴリズムは、ネットワークの中から相互に排他的なグループをみつけ、同時にネットワークが相互に排他的なグループ化のパターンに、どの程度適合しているかの指標を与えてくれる。最後に、グループが行動の普及にいかに影響するかを検討して、本章をしめくくった。

# 第7章──────

# 「立ち位置」を測る


　本章では、位置分析（positional analysis）について紹介する。位置分析はネットワーク内の「位置」を定義し、ネットワークをこれらの位置にまで縮約し、位置の間の関係を描き出す。また本章は、位置の個々の尺度についても扱う。つまり、ネットワーク内のノードについて、他の人との結合の状況や、他からの距離の類似性に基づいて、そのノードの「位置」が定義される。このようにして、ネットワーク内の何人かの人々の位置が同じ（同値）かどうかによって、人々のグループ分けができ、これに基づいてネットワークが行動にどのように影響を与えるかをモデル化することができる。

　グループは、ネットワーク内で他の人々よりも高い割合でお互いに連絡しあい、結びついているノード／人々の集合体である。これに対して、ネットワークの位置は、ネットワークの中で同じ場所を占め、または他の人と同じような関係を持っている人々の集合である。位置はネットワーク内で同一の空間にいるようにみえる人々から成り立っており、彼らがお互いに直接つながっているか否かは問わない。一般的に、**位置**というものは、同じ他者ないし同じ型の他者へのリンクを共有するノードの集合である。

　位置についての理論的な基礎は、同じ役割を持つ人々はしばしば似た行動をとるという社会学の洞察に由来する。例えば、父親というものは、ほかの子どもの父親ともなにがしか似通っているものである。ネットワークで定義される位置は、ネットワーク内での役割を構成しており、それゆえ同一の位置における人々は似たように振る舞うことが多い。位置ネットワーク分析は、①ネットワークの中の異なる位置を定義するための数学的なアルゴリズムの使用、②これらの位置がお互いにどのように関係しているかの検討、③ある位置の成員で

あることが行動に与える影響の解明などから成り立つ。

ハモンとカーレー（Hummon & Carley, 1993）は *Social Networks* 誌の刊行論文を調査して、位置の研究は、1990年代初期までは社会ネットワークに関する研究において中心的なテーマであったと結論づけている。位置分析が社会ネットワーク分析で人気があったのは、ネットワーク関係のミクロレベルの分析からマクロレベルの構造を解明していくものであったためである。構造分析は、多かれ少なかれネットワーク内の位置をみつけ、それからこれらの位置がお互いにどのように関係しあっているかを明らかにする。グループをみつけたり、中心性を測定する、またその他のネットワーク分析の作業は、あまり構造分析的でないとみなされる。それらがネットワークのミクロおよびマクロレベルの性質の間の相互作用を明確に調べ上げるものではないからである。

位置分析は個人レベル、ネットワークレベルの双方で行われる。個人レベルの位置分析では、2人の個人がどの程度同値であるかをみる尺度を創出し、次いで、その同値性に基づき個人の各ペアにスコアを与える。ネットワークレベルの位置分析では、数理的アルゴリズムを用いてネットワーク内の位置を見出し、次にこれらの位置の間の関係を調べる。ネットワークレベルの位置分析には、1組の位置とそれらの相互関係が含まれる。一方、個人の位置分析では位置同値性スコアの行列が用いられる。

## ネットワーク・レベルの位置

ロレインとホワイトはその論文（Lorrain & White, 1971）で、ネットワーク内の人々の関係は、一連の位置に縮約できること、それらの位置の間の関係もまたネットワーク（メタレベル・ネットワーク）として扱えることができると提唱し、反響を呼んだ。ある研究の中で位置の間の関係を表すネットワークは、**縮約型ネットワーク**と呼ばれている。同じく彼らは、ネットワークは一連のブロックにまで縮約でき、それらブロックの間の関係を研究すればよいとした。これをブロックモデリングと呼ぶ。ネットワーク研究者はブロック（位置）を特定し、位置間の関係を明らかにするための種々の方法を考え出した（Doreian *et al.*, 2005）。位置がどんな相互関係を持っているかを表す行列あるいはネットワ

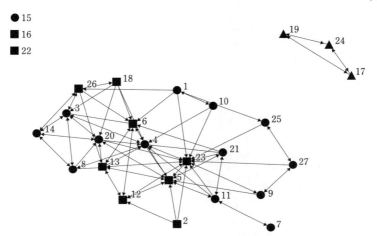

図 7-1 研修開始時点でお互いを知っていた参加者のネットワーク。図形は学科を示す。■＝学科 A、●＝学科 B、▲＝学科 C。23 番は教職員。

ークは、**イメージ行列**、**縮約型ネットワーク**ないし**縮約行列**と呼ばれる。

　グループの定義（第6章）と同様、まず厳しい基準を位置の成員となる人に対して設定し、その後、それを徐々に緩やかにすることもできる。定義が緩やかになるにつれて、作られていく位置のパターンを検証できる。どのようにして成員が位置に加わったのかのパターンは、ネットワーク構造の様相を明らかにし、当然ながら、位置の定義のための多様なアルゴリズムの提案につながることがある。ひとことでいえば、位置分析とブロックモデル構築はきわめて複雑なものになることがある。

　位置の定義について、UCINET6.0（Borgatti *et al.*, 2006）と図 7-1 に示されたネットワークを使って解説する。これは、ネットワーク分析の研修の当初に、誰が誰を知っていたかをみたものである。この研修には最初 24 人がいたが、そのうち 3 人は教職員で、1 人はインストラクター、残りの 2 人は社会ネットワーク分析の勉強のために、すでに多くの講義に出席していた。

　参加者は A、B、C という 3 つの学科に分かれていた。3 人の教職員のうちの 1 人、23 番はインストラクターである。ネットワークをざっとみると、いくつか明らかな構造上のパターンがうかがえる。①クラスを間違えて登録し一

度も出席しなかった孤立者が３人いた、②学科Ｃから出席した３人はお互いに知っていたが、他の学科の誰も知らなかった、③他の学科出身ということからくるなんらかのクラスタリングがうかがわれたが、グラフからは明確でない。

　位置のアルゴリズムの１つをこのデータに適用し、学科や身分（教職員か学生）の違いが、位置の違いを形成するか否かをみた。使われたのは最適化アルゴリズムで、ブロック（位置の内部および位置間のリンクの集まり）が、それらのブロックをすべて０か、すべて１となるようにするために必要な最低の変更回数を持つような位置をみつけようとするものである。ブロックがすべて０または１になるように、所定のネットワークを位置に分割できれば、ネットワークを完全に区分しえたことになる。これは、すべての紐帯が位置の内部にあり、位置の間には全くないことを示している。この位置による方法と第６章で述べたGN法との類似点に注意されたい。違いは、ここでは研究者があらかじめ（アプリオリに）どのノードがどの位置に属しているかを特定していることである。

　図7-2は図7-1のネットワークをUCINET6.0（Borgatti *et al.*, 2006）を用いてブロックモデル分析をした結果である。４つの学科［もとの学科Ａ、Ｂ、Ｃ、および「混合」クラス］と２つの身分（学生か教職員か）が、異なる位置を形成するか否かの検証のために、６個の位置が特定された。位置分析からいくつの位置が期待できるか。探索的なアプローチなら、興味深い区分けを見出すことを期待して、いろいろな個数を試すだろう。しかし、仮説の確認を目的とするのであれば、理論的に決定すべきであろう。

　結果は興味深いもので、部分的には直感とも一致する。学科の所属はネットワーク紐帯のばらつきの、かなりの部分を説明する［図7-2上から２段目］。番号23（A_F3）のインストラクターは１人である位置に指定されたが、ほとんどの学生が授業開始前から彼がインストラクターであることを知っていたことからすれば驚くにはあたらない。位置１および位置５はすべてＢ学科の学生から成っており（番号2, A_F1を除く）、位置４はＣ学科の学生から、位置６はＡ学科の学生、教職員１人（A_F2）、「その他の」教員１人（Oth_F2）から成っていた。位置３はＡ学科、Ｂ学科が半々ずつ［正確には４：２］混ざっていた。

　さらにUCINETは「エラー」件数を報告しているが［図7-2最上段］、これ

```
Number of errors: 53
Errors per block
         1  2  3  4  5  6
        -- -- -- -- -- --
     1  10  0  2  0  3  7
     2   1  0  0  0  1  1
     3   1  0  2  0  5  3
     4   0  0  0  0  0  0
     5   0  2  2  0  2  2
     6   2  1  0  0  5  1
```

Blocked Adjacency Matrix

```
                         1 1 2 2 2   2     1 2 1 2 1   1 1 2       2     1     1 1
                       1 2 9 0 1 5 1 7   3   7 6 2 5 6 8   9 7 4   3 0 8 4 4   6 2 3 5
                       B A B B B B B B   A   B A A B A A   C C C   B B B B B   A A A O
                      .-----------------.---.-------------.-------.-----------.-----.
     1    B_S1         |     1   1       | 1 |       1     |       |       1   |     |
     2    A_F1         |                 | 1 |             |       |           | 1 1 |
     9    B_S7         |           1     | 1 |             |       |           |   1 |
    10    B_S8         | 1               | 1 |             |       |     1     |     |
    11    B_S9         | 1           1   | 1 | 1           |       |     1     |   1 |
    25    B_S11        | 1             1 | 1 |             |       |           |   1 |
    21    B_S10        |                 | 1 |             |       |     1   1 |   1 |
    27    B_S12        |   1       1     | 1 |             |       |           |     |
                      .-----------------.---.-------------.-------.-----------.-----.
    23    A_F3         | 1               |   |             |       |       1   | 1 1 1|
                      .-----------------.---.-------------.-------.-----------.-----.
     7    B_S5         |   1             |   |             |       |           |     |
    16    A_S4         |                 |   |             |       |           |     |
    22    A_S6         |                 |   |             |       |           |     |
    15    B_S8         |                 |   |             |       |           |     |
    26    A_S7         |                 |   |       1   1 |   1     1   1 1   |     |
    18    A_S5         |                 |   |         1   |   1 1     1     1 |     |
                      .-----------------.---.-------------.-------.-----------.-----.
    19    C_S2         |                 |   |             | 1 1   |           |     |
    17    C_S1         |                 |   |             | 1   1 |           |     |
    24    C_S3         |                 |   |             | 1 1   |           |     |
                      .-----------------.---.-------------.-------.-----------.-----.
     3    B_S2         |                 |   |       1     |       | 1 1 1 1   |     |
    20    B_S9         |             1   |   |             | 1     1   1 1     |   1 |
     8    B_S6         |             1   |   |             | 1 1   1 1         |     |
     4    B_S3         |             1   |   |             | 1 1   1   1 1     |   1 |
    14    B_S7         |                 |   |       1     | 1 1 1 1           |     |
                      .-----------------.---.-------------.-------.-----------.-----.
     6    A_S4         |                 |   |             |       | 1     1   | 1 1 1|
    12    A_F2         |                 |   | 1 |         |       |           | 1   1 1|
    13    A_S5         |                 |   |             |       | 1   1 1   | 1 1 |
     5    Oth_F2       |   1       1   1 |   |             |       | 1         | 1 1 |
                      .-----------------.---.-------------.-------.-----------.-----.
```

Density Table

|        | 1    | 2    | 3    | 4    | 5    | 6    |
|--------|------|------|------|------|------|------|
| Dept B | 0.18 | 1.00 | 0.04 | 0.00 | 0.08 | 0.22 |
| Prof.  | 0.13 |      | 0.00 | 0.00 | 0.20 | 0.75 |
| Mixed  | 0.02 | 0.00 | 0.07 | 0.00 | 0.17 | 0.13 |
| Dept C | 0.00 | 0.00 | 0.00 | 1.00 | 0.00 | 0.00 |
| Dept B | 0.00 | 0.60 | 0.07 | 0.00 | 0.90 | 0.10 |
| Dept A | 0.06 | 0.25 | 0.00 | 0.00 | 0.25 | 0.92 |

Image Matrix

|        | 1 | 2 | 3 | 4 | 5 | 6 |
|--------|---|---|---|---|---|---|
| Dept B | 1 | 1 | 0 | 0 | 0 | 1 |
| Prof.  | 0 | 0 | 0 | 0 | 1 | 1 |
| Mixed  | 0 | 0 | 0 | 0 | 1 | 0 |
| Dept C | 0 | 0 | 0 | 1 | 0 | 0 |
| Dept B | 0 | 1 | 0 | 0 | 1 | 0 |
| Dept A | 0 | 1 | 0 | 0 | 1 | 1 |

図 7-2　研修会のクラスに関するデータのブロックモデル分析の結果。

148　第II部　尺　度

は完全ブロックモデル構造を作るために追加したり、落としたりしなければならないリンクの数である。完全ブロックモデル構造は、各ブロックが全部1（リンクあり）、または全部0（リンクなし）からできているときに成り立つ。例えば、位置1は、位置1内の他の人に10個のリンクを持っている。この値は可能なリンクの総数（56＝8×7）の50％を割っているので、0か1かのブロックを達成するためには、リンクを（46を加えるのでなく）削除するほうがより効率的である。位置1の人は誰もが位置2を占める人を知っているので、位置1と位置2の間にエラーはない。位置1と位置3〜6の間のリンクについて、「エラー」はこれらのブロックのリンクを削除することで起こり、合計は22個に達する。位置2のエラーは、位置1との間で1リンク、位置5との間で1個、位置6とで1個である。位置2から位置6のエラーはそれぞれ3個、11個、0個、8個、9個で、合計するとエラーは53個となる。

　UCINETはブロックモデル・ネットワークを表示するが、これはもとの行列における紐帯を、各位置ごとに並べ替えたものである。これにより位置内、位置間にリンクがあるかどうかを簡単にみることができる。0（非リンク）が多数あるブロックは位置の間の結合がないことを示しているが、1が多数あるブロックは位置間の結合があることを示す。どの程度の結合があれば結合が「多い」といえるのかは、一般的にはブロック内やブロック間の密度を、ネットワーク全体の密度と比較することで決める［図7-2下から2段目］。もし、ブロックの密度がネットワーク全体の密度よりも大きかったら、これらのブロックの間には結合があるとする。本例の場合、ネットワーク全体の密度は13.7％である。この値（13.7％）を、位置間のリンクによって示される部分ネットワーク（位置間の結合を示すリンクのブロック）の密度と比較する。もし、2つのブロック（位置）間の密度が13.7％（全体の平均）を超えていたら、ブロックは結合していることになる。密度が平均よりも低ければ、ブロック／位置は結合していない。

　ここで、方法論について繰り返しておきたい。ネットワーク全体をまず1組の位置に区分けする。これでネットワークの中のリンクは、組み替えられて位置内および位置間のリンクを示すようになる。これらが「ブロック」である。もし、いずれか2つの位置（同じブロック内で）をつないでいるリンクの割合

（密度）がネットワーク内で平均的にみられる値（全体的密度）よりも大きけれ
ば、位置間にはリンクがあるといえる。ネットワークは1組の位置にまで縮約
され、これらの位置がお互いにどのように関係しているかがマクロレベルで明
らかにされる。我々のネットワークには27人いたが、6個の位置にまで縮約
された。できた縮約型ネットワークは、イメージ行列と呼ばれる。かくして、
イメージ・ネットワークないし行列は、位置間のリンクの行列——この場合は
6×6行列——となる［図7-2最下段］。

　この研修クラスの例では、位置1は位置1、2および6に結合している。な
ぜなら、これらの密度（0.18、1.00、0.22）がすべて全体の密度0.137に等し
いか、それを超えているからである。同様に、位置2は位置5、6とつながって
いる等々。イメージ行列は対称とは限らない。ある位置からの関係は別の位置
に向かっており、この関係が逆方向にもあるとは限らない。例えば、位置1は
位置2につながっているが、位置2は位置1にはつながっていない。

　ブロックモデルや位置分析の実際の仕事は、位置に目印を与え、位置間の関
係を解釈することである。だから，研究としては、位置1，2，3云々を論ずる
のではなく、位置の中の人々の属性を調べ，彼らが論理的にグループになって
いるかどうかを解明することである。例えば、組織研究では、位置の中の成員
が概ね組織の役割ないし業務責任（例えば管理職対販売員など）に協応している
かを調べる。しばしば、ある位置が非対称的に別の位置にリンクしていた場合、
研究者はこれを権力や統制のリンクと解釈することができる。我々の例では、
これらの位置はどの学科に所属するか、学科A、B、Cないし講師であるかに
よって明確に示される。位置は、学科の混在という1つの例外を除いて、ほぼ
正確に学科と一致していた。

　図7-3は、位置の関係を示したイメージ行列の図である。C学科が孤立して
いるネットワークの構造を明らかにしている。同様に「混合」の人々はB学
科の人々を知っているというが，その逆はない。A学科の位置は教職員と双
方向の紐帯を持っているが、B学科の2つの位置とはそうなっていない。単純
に解釈すれば、教職員はA学科、B学科との対称な紐帯を2つ持ち、さらに
B学科からの入方向の紐帯を1つ持って、最も快適な位置にいると考えられる。
しかし、上辺のB学科は教職員と双方向の関係を持ち、「混合」の位置と「A

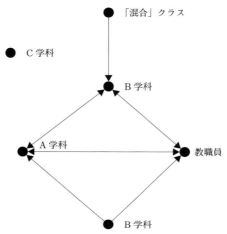

図 7-3 位置関係を可視化したイメージ行列。C学科が孤立し、頂上のB学科と教職員（Prof）が権力の座にあることを示す。底辺のB学科はA学科と教職員とに紐帯を送るが、これらの紐帯には位置的（マクロの）レベルでは互酬性がない。

学科」の位置の2カ所から入方向の紐帯を受け取っている。重要なことは、この型の位置分析は位置の指標として属性を用いているということである。例えば、研究者は電算機に位置を次々と作り出させるのでなく、所属学科に基づいた4つの位置を割りあてながら分析を繰り返すこともできるのである。

　この位置分析を、同じネットワークのグループ分析（第6章）に対比させてみるのも面白いだろう。先に我々は、このデータに対してGNアルゴリズムを走らせ、最もよくあてはまるモデルを選んだ。教職員は新たな「混合」学科の中にグループ分けされ、ここにはA、B学科の学生や教員も1人含まれているとか、他の2学科が一緒のグループになったとか、いくつか重要な差異が浮かび上がった。このように、GNのグループアルゴリズムを用いてできる構造は、位置分析によるものとはかなり異なる。

　複数の位置を持ったネットワーク、あるいはこれらの位置の1つに向かう有向性のリンクから成るイメージ・ネットワークは、階層ネットワークの一例で

ある。このケースでは、ネットワーク分析は1つの位置が高いステータスを持ち、この位置の成員はおそらく権力の位置を味わっている。このようなネットワークはまた、集中化しやすい（第5章参照）が、位置分析とそれから得られるイメージ・ネットワークは全体的なネットワーク構造に関する独自の、おそらくより情報豊かな分析結果を与えてくれるであろう。

## CONCOR

　構造同値の位置を創出するのに最もよく使われるのは CONCOR で、これは converging correlations（相関収斂）の略語である。CONCOR は相関分析を使ってネットワークの中の位置をみつけるために、正方バイナリ―変数ネットワーク［2値行列。例えば189ページ図9-1上の10×10行列のようなもの］を入力値として使う。第1段階は、行列の行同士の相関を計算することである。これによって、各セルがケース間の相関（2つのノードの間の類似性）の程度を示す相関行列ができる。次に、相関行列の行の相関をとる。この過程を何回か反復する。反復する相関の計算によって、最後にすべてのセルが +1 あるいは −1 の行列ができるが、これは各ケースが完全に類似しているか、全く類似していないかのいずれかであることを示している。その後、ネットワークは正と負の2つの部分（完全な相関）に区分けされる。CONCOR はこのように、2つの位置にネットワークを区分けしたことになる。この過程は繰り返されて、もとの2個のグループを4個（もとの位置あたり2個）のグループに分割し、最後には、位置はすべて2つの成員しか持たなくなる。研究者はどの段階で CONCOR のプロセスを停止して、得られた位置を受け入れるかを決めねばならない。

　CONCOR 分析は、研究者に重い理論的な考察を求めることなく、ネットワークを偏りのない、数学的な位置に区分けする点で大変に魅力的である。CONCOR 分析の第1の制約は、行と列の相関を求める数学的な過程だけによって分析が進められるという点にある。第2の制約は、ノード同値を測るのに相関を用いるのは必ずしもそのために最善の方法ではないということだ（後述）。さらに、相関行列の反復で最後に1と −1 ができあがるが、かなり程度の異なる相関でも一様に扱われてしまう。つまり、0.51 の相関と 0.90 の相関

が同じ区分けの中で一様に1に変換される。第3の制約は、CONCORはネットワークを強制的に2個の位置に分割し、その後もさらに2分割を繰り返すが、多くのネットワークや部分ネットワークの中には、2つの截然とした位置に分けるのは不都合ということもあるであろう。

　これらの制約は別にして、CONCORはノードの類似性に基づいて位置を見出すうえで優れている。過程は自動的であり、相関係数は類似性のよい尺度である。さらに、研究者はネットワークの位置への反復の分割を調べて、データに関するなんらかの実質的な知識に適合する分割を選びあげられる。


## 個人位置尺度

　上の討論ではネットワークを1組の位置群に縮約し、位置間の関係を描く方法をみた。2人の人物が似ている程度とか、ネットワークの中でどの程度同じ位置を占めているかを、わざわざネットワーク位置を同定せずに計算したいことがしばしばある。個人位置尺度は、ネットワーク内の結合に基づいて、場合によってはネットワーク内のすべてのリンクに基づき、ノードの類似性の尺度を与えるものである。個人位置尺度は、個々の人に対する尺度ではなく、ネットワーク内のペアに対する尺度であることから、ダイアド尺度といえる。

　最も単純な位置尺度は、2人の人間の接触の類似性を示すものであろう。例えば、2人の人物が、ネットワーク内の同一の他人につながっており、また別の同一人につながっていない場合、2人は完全に同値である。同値のノードは同じ位置を占める。ネットワークの観点からは、2個の同値のノードはネットワークの他人との関係がぴったり一緒なので入れ替わることができる。注意すべきは、同値の2ノードはお互いにつながっている必要はないということである。完全に同値であるが、結合はしていない。この同値の尺度は、UCINETでは「マッチ」と呼ばれ、2つのノードの紐帯を単純に比較したものである。マッチは、ネットワーク内で各々のノードのペアが他のノードとの間で持っているリンク、非リンクを比較したものである。ただし、計算上は結合だけを比較し、非結合は無視するほうが、より正確であろう。ネットワーク・データが、最も親しい友人を5人挙げてください、という質問で収集されたような場合、

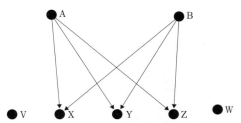

図 7-4 人々は、同一の他人にリンクしているときに構造同値となる。AとBはネットワークの中で他の同じ人にリンクを持ち、あるいはリンクを持っていないので、構造同値である。

2人の人がつながっていないという所見は、つながっているという所見に比して確度は落ちるからである。正のマッチは2人が共有する紐帯の割合であり、構造上の類似性のよい直感的な尺度となる。

図 7-4 は、正のマッチに基づいた構造同値のペアを示す。人物Aと人物Bは同じ人々につながっているから、ネットワーク的には彼らは完全に交換可能であり、構造同値である。もちろん、人物Aがもう1つ別の結合を持っていたなら、人物A、B間の構造同値の程度ないし類似性は幾分低下する。

距離に基づく構造同値の有用な尺度を、バート (Burt, 1987) が作っている。構造同値の距離尺度は、地理的に2つの都市が別の都市から同じ距離にあるならば、それらの都市は似ているという、地理的尺度に由来する。例えば、シカゴとセントルイス (米国の2都市) はロサンゼルス、デンバー、シアトル、ニューヨーク、ワシントンDC、アトランタ等々から似たような距離にある。シカゴと各大都市間の距離と、セントルイスと各大都市間の距離の違いは小さい。なぜなら、シカゴとセントルイスが他のすべての米国の都市から同程度の距離にあるからである。対照的に、ニューヨークと他都市間と、ロサンゼルスと他都市間の距離の違いはきわめて大きい。ニューヨークに近い都市はロサンゼルスから遠く、逆にロサンゼルスに近い都市はニューヨークからは遠いからである。

距離の差の計算はユークリッド距離と呼ばれ、これは構造同値の尺度を与える。2人の人物は、ネットワーク内で他の全員から同様な距離にある程度だけ

154　第Ⅱ部　尺　度

構造同値である。バート（Burt, 1987）によるユークリッド距離は以下の通りである。

$$D_{ij} = \sqrt{\sum_k (z_{ik} - z_{jk})^2 + \sum_k (z_{ki} - z_{kj})^2} \tag{7-1}$$

　ここで $Z_{ik}$ は、ネットワーク内の段階数で測った $i$ と $k$ の間の距離である。計算式では距離の差を計算するが、差が負になることを避けるため自乗をとり、これらの差を合算する。ネットワークは非対称のこともあるので、距離は二方向（$i$ から $k$ の距離と $k$ から $i$ までと）で計算する。ネットワーク分析においては $i$ から $k$ の距離と、$k$ から $i$ の距離は必ずしも等しくない。構造同値を計算するためにユークリッド距離を使うのは、この尺度がすべてのペア間の直接的な紐帯だけでなく、ネットワーク内のすべての紐帯のパターンを考慮に入れている点で魅力的である。

## 位置としての個人尺度

　マッチやユークリッド距離のような構造同値（structural eguivalence, SE）の個人尺度は、ネットワークレベルの位置をみつけるのに用いられる。ひとたび SE スコア行列が計算されれば、人々は各人の SE スコアの類似性に基づきグループ分けされる。例えば、類似性のスコアが 1.0 の人はみな 1 つの位置と考えられる。次に、その基準は 0.95、0.90 等々と緩められ、最後は 0 になる。このようにして、ある位置にいることの意味にかかる基準の引き下げに応じて、順次位置のグループ分けができる。

　位置選定のパターンはグラフ表示し、さまざまなカットオフ水準ごとに、どのノードがどの位置に属するかをみることができる。次いで位置の定義を検証し、経験的なパターンだけに基づくものにせよ、なんらかの実体的な基準に基づくものにせよ、位置を定義するのに使ったカットオフ値を選ぶ。研究者は、同値となるいろいろな個人的（すなわちダイアド）尺度を比較し、選定された位置の間にどんな違いがあるのかをみることができる。

## 位置と行動

　もちろんネットワーク内で位置をみつけ、行為者間の同値の程度を測ること
は研究者の観点からも意義深いことであり、ネットワークを理解しようとする
ときには実質的に意義のあることである。位置の同値は、行動に影響を与える
だろうか？　病気の観点からすると、伝染病は人と人の接触によって広まるか
らといっても、位置同値がそのままある人の病気にかかりやすさを左右する、
というわけではない。その一方、位置同値を調べることは、同じ位置にいる人
は同じ種類の病原体に曝露されやすいので、重要である。

　例えば、大きなネットワーク内の性的関係の位置分析をすれば、性的に活発
な人々がコアグループとなっているような位置がみつかる可能性がある。コア
グループと接触のある他の位置は、そのグループとの接触ゆえに性感染症のリ
スクは高くなっているであろう。その位置のすべての人々で発病の危険性は高
まっている。リスク要因は性的接触であるが、位置分析はなぜ何人かの人が、
性的活動の程度は変わらないのに他の人よりもリスクが大きいのかを教えてく
れる。

　行動に対する影響については、位置同値および構造同値の尺度は非常に重要
である。どのような地域社会にせよ、ネットワークで同じ位置を占めている2
人の人物は似通っていることが多く、お互いの行動を見守りあっていることが
多い。これはビジネスの場合に、とくによくみられる。供給者、顧客、規制当
局などのネットワークにおいて同じ位置を占める集団は、彼らの構造同値の集
団がなにをしているかをよく知っていることが多い。それは、戦略の手がかり
となるからである。ひとことでいうと、バート（Burt, 1987）が議論したように、
社会的な影響というものは、ある場合には直接によりも構造同値を介して流れ
ることがあるのだ。

　影響がなぜ構造同値の人々を経由して伝わるのかについては、いくつかの理
由づけがある。第1に、競合がしばしば行為を促し、構造同値の人や組織はお
互いに競合関係にあると感じ、お互いの行動を監視しあうことがある。1人な
いし少数の構造同値の人がある行動をとったとすると、他の人も引き続き競合
関係にとどまろうとして同じ行動をとることが多い。第2に、構造同値の人々

156 第II部 尺度

は他の共通の人々とつながっているため、彼らがつながっている人に影響され
やすい。例えば、2人の構造同値の教授が同じ学生たちにつながっており、そ
のためこれらの学生から情報と影響を受けることがある。最後に、同じ位置に
いる人々は、彼らをその位置につかせる他の属性を持っていて、これらの特性
が行動の受け入れに関連している。例えば、同じ位置のマネージャーたちは、
自分たち自身も特定の実践を採択したことで、ボーナスの受給者となった。

　直接的な紐帯の影響は直接結合の影響と名づけられ、1990年代を通して、
この直接結合の影響と構造同値の影響との比較研究が数多く行われた。中心的
な研究課題は、ある人に採択の決断についてより強く影響したのはなにか、と
いうことである。つまり、その人が直接的につながっている人、例えば助言を
求めるような人の行動か（直接結合）、あるいはネットワーク構造の中で同じ位
置を占めている人の行動か（構造同値）？

　初期の分析でヴァレンテ（Valente, 1995）は、3つの研究からとった40のネ
ットワークについて位置分析（CONCOR）を行った。位置を各ネットワークに
ついて確立したあと分散分析を行い、行動の採択のための時間が位置の間で有
意に違っているかどうかを調べた。同じ位置の人は受け入れの時間は似通って
おり、異なる位置の人々では採択の時間は違うのではないかと期待されたから
である。40個中35個までにおいて、採択の時間は位置によって有意に異なる
ことはなく、ネットワーク位置が採択に関連するという仮説は支持されなかっ
た。

　この分析は、ネットワークの位置を決める方法が多数あることからすれば、
必ずしも包括的なものとはいえない。さらにヴァレンテ（Valente, 1995）は、
CONCOR分析によって似通った位置が作られたかどうかを検証していない。
例えば、ネットワークは類似のイメージ行列を持っていたか、それともそれら
はネットワーク間で異なっていたか、などである。おそらく普及は、位置がど
のようにお互いに関連しあっているか、ということの関数なのではないか。さ
らに、ネットワークレベルの位置分析では、直接的紐帯に基づく影響をいかに
比較するかということも明確ではない。ネットワーク位置が行動の受け入れに
影響するかを明らかにする1つの可能な方法は、個人的位置分析を用いること
である。

## ネットワークの重み

　ヴァレンテ（Valente, 1995, 2005）は、3つの異なる普及ネットワーク・データベースについて、直接結合に基づいたネットワーク曝露と、構造同値に基づくそれとを比較した。直接の接触を介してのネットワーク接触は採択には影響しないが、ブラジル農民のハイブリッドトウモロコシの種子の採択に関するあるデータセットでは、構造同値がまさに採択に影響を与えていた。これらのモデルは感染（ある人の指名を受けた回数が採択をどの程度左右したか）の項、および感受性（ある人が指名をした回数が採択をいかに左右したか）の項をも含んでいる。意外なことに、ネットワーク曝露の項は採択に有意により強く関連しているわけではなかったが、これらの所見については第10章でさらに詳しく扱うことにする。

　ただし、ここで注意すべき重要な点は、社会的影響の起こり方に関する多くの理論的な考えに基づいた一般的な社会的影響モデルの構築のため、構造同値の重みづけをどのように行うかということである。直接結合による社会的影響モデルでは、人は自分と結合している人々の行動に影響されるものとする。ネットワーク接触モデルは以下の通りである。

$$E_{Nt} = \frac{W_{ij}B_{it}}{A_{i+}} \tag{7-2}$$

　ただし、$E$は接触行列、$W$はネットワーク重み行列、$B$は行動（採択）行列、$A$はもとの隣接行列、$N$はネットワークサイズ、そして$t$は時間である［＋は各$i$についての列$t$の合計］。行動行列は、各時点で誰が行動を採択したかを示す。接触は、重み行列に採択行列を乗じ、ネットワークの中で実行された選択件数で除して求める。基本モデルでは、$W$は誰が誰に結合しているか（隣接行列）を示す。このモデルは拡張して他の重みや、他のタイプの結合度や類似性をも含めることができる。

　$W$は例えば、構造同値スコアでもよく、また接触は構造同値の他者が行動を採択した程度に基づいて計算してもよい。$W$は、ダイアド間の類似性の（あるいは相違の）程度を示す$A$のなんらかの尺度の行列である（$W$は、教育水

158 第Ⅱ部 尺 度

準や人種、ある行動に対する態度などのような特性に基づいてダイアドがどの程度類似
しているかを計算することによって、属性データからも構成することができることに注
意）。異なる社会的影響の過程は、$W$を変化させることでモデル化できる。例
えば、研究者が社会的影響はなんらかの特性、例えば性を共有する人々の間で
強いと考えたとすると、$W$はネットワーク結合と性の積として、つまり$W$の
中の紐帯はお互いに指名した人で、かつ同じ性の人の間だけに存在するように
設定されることになる。


## 要 約

　本章では、ネットワークの位置というものを紹介した。位置はネットワーク
内ノードの他者と結合のパターンに基づいた、ノードのグループ分けと定義さ
れることが多い。2人の人物は、もし彼らが他の共通の人々と紐帯を共有して
いたならば、当人同士の間に結合がなくてもネットワーク内の同位置にいると
される。構造同値の位置をみつけるアルゴリズムはいろいろあるが、2つのノ
ードの間のマッチの百分率、ないし他のノードとの距離の類似性の程度（構造
同値）などが重要である。

　ひとたびこれらの位置が決められたならば、研究者はネットワークをこれら
の位置に縮約し、イメージ行列と呼ばれるものを作る。イメージ行列では，各
位置はネットワークのノードであり、ノード間のリンクが位置の間に関係があ
るのか否かを示すように作られる。イメージ行列は、ネットワークのマクロな
構造の姿を与えてくれる。本章ではさらに、CONCORというネットワークの
位置をみつけるのに有用なアルゴリズムについて検討した。

　本章の最後では、位置と行動、およびネットワーク内の行動の流れを理解す
るために、位置分析や普及分析がどのように利用されるのかについて検討した。
そうして構造同値で重みづけされたネットワーク接触を計算するために、構造
同値の関係の行列がどのように使われるかも検討した。説得力ある影響という
ものは、直接的に結合した人々（直接結合のネットワーク接触）の作用のことも
あり、あるいは構造同値の他人、すなわちネットワーク内の同位置の人を見習
うことで誘導されることもある。

# 第8章————

# ネットワークを測る

　ネットワークレベルの尺度とは、ネットワーク全体について計算される尺度のことである。これらの尺度は、ネットワークの構造に対する指標を与えてくれる。本章では、8個のネットワーク指標を概観する。それらは、サイズ、密度、互酬性、トライアド・センサス／推移性、平均パス長（APL）、クラスタリング、中心性の集中度、そしてコア─周辺である。続いて2モード・データについて述べ、最後にネットワークレベル尺度と行動について検討しよう。

　社会ネットワーク研究の直感的で興味深い点の1つは、ネットワークレベルでの研究にこそある。前章ではネットワークをどのように一連の位置にまで縮約できるか、そして位置間の関係を調べる方法について議論した。ネットワークレベルの尺度はネットワークを全体的に、（いってみれば）鳥瞰図的に調べるものである。同一の地域社会の中のさまざまなネットワークを比較することもできる。例えば、ある組織の中で交友関係と助言を求める関係とは、どこが違うのだろうか？　本章では、種々のネットワークレベルの尺度について検討し、ネットワークの性質が、これらのネットワークの中でどのように行動を左右するかをみたいと思う。ネットワーク尺度とはネットワーク内部の関係を問題にするのだから、ネットワークレベルの分析が最も適切な分析のレベルなのだと論じる人もいる。以下、ネットワークレベル尺度を、一部その複雑さの順に沿って述べよう。

## サイズ

　ネットワークサイズは構造の重要な性質であり、多くの他のネットワーク指

標に影響を与える。ネットワークサイズは、研究の条件や必要性によって左右される。例えば、学校の若者について研究するのならば、ネットワークのサイズは学級、学年、あるいは学校の大きさというようになる。他の状況では、研究者は 100 人から 250 人の職員を雇用する組織を調べるというように、対象とするネットワークのサイズを特定することもある。研究者によっては 150 人くらいの人の集団が実際的なサイズであると推定もするが、人間集団としては 150 人が最適なサイズだという証拠もある程度ある（Dunbar, 1993）。

　サイズはまた、個人ネットワークのサイズの関数であり、1 人が何人の人々を知っているか、何人と意味のある関係を結んでいるかにもよる。1 人の人が知っている、または関係を持つ人の数には限界がある。ある研究者たちは、米国における知人ネットワークの平均サイズを約 280 と推定している（Killworth *et al.*, 2006）。フロリダ大学の研究者チームは、ネットワークサイズの推定研究を行った（Killworth *et al.*, 1990）。人は何千人という人と知りあえるとはいうものの、なんらかの話題に関して彼らが実際に指名できる人の数は、それよりもはるかに小さいことが多い。

　サイズは、研究しているネットワークのなんらかの性質を示している。もし、米国のいろいろな州の中学校について研究しているとして、ある州の中学校には 1000 人以上の生徒がおり、別の州では 50 人以下ということがあったとすると、それ自体が学校に関してなにかを物語っているということになる。大きな学校は小さな学校に比して、生徒の特性に関してより大きなばらつきがあり、より複雑な管理上の構造があるということもあるだろう。さらに、より大きな学校には、小さな学校に比べて 1 人の生徒が持つことができる関係の幅の限度も大きいだろう。サイズはネットワーク指標として最大の関心事ではなく、単にネットワークの境界を反映するものにすぎないかもしれないが、いずれにせよ、それは基本的なネットワーク指標である。第 6 章で述べたように、ネットワークはしばしば別々の構成要素から成り立っており、その場合にはもとの構成要素のサイズが重要になる。次に説明するネットワーク尺度は密度で、ネットワーク内のリンクが全体でつながることが可能な紐帯のうち、何本かを計る尺度である。

## 密　度

　密度は、ネットワーク内で申告された結合の個数を、結合可能な個数に対する分数で示したものである。以下のように計算する。

$$D=\frac{l}{N(N-1)} \tag{8-1}$$

　ここで$l$はネットワーク内のリンク数、$N$はネットワークサイズである。密度はネットワークの基本的な属性であり、他の構造の特性の影響を検証する際には関連変数として含まれていなければならない。式8-1は非対称的ネットワーク（リンクに方向性がある場合）に対して適用できるが、無向ネットワーク（対称的）の場合には分子を2倍する。

　密度はしばしば、ネットワーク内の部分集団についても計算されることがある。例えば、ネットワーク密度がなんらかの属性によって違うという仮説があるとする。中学生の交友関係ネットワークはしばしば男女の別が関係していて、男児は男児と、女児は女児と友人になりやすい。密度は男児の中、男児と女児の間で計算することができる。密度はネットワークと、そのネットワーク内部の部分集団の基本的なパラメーターとなる。密度はまた、ブロックモデルを作る際などに位置間のリンクを決める閾値としても利用できる（第7章）。

　サイズと密度の間には、逆比例の関係がある。サイズが大きくなれば密度は低くなる。少なくとも2つの理由から、サイズは密度と逆比例の関係にある。第1に、先に述べたように、1人の人が知りあい、関係を結ぶことのできる人の数には実際的な限度がある。そのためネットワークの境界の定義が広がれば、各個人のネットワークサイズに対する限界から密度は低くなる。第2に、小さな集団、組織や地域社会ではネットワーク内で人々が知りあいになるのは容易である。例えば成員10人の小さな組織なら、お互いが知りあいで、それぞれの日常の活動についても熟知している。逆に、250人以上も職員がいるような大組織では、多くの職員は他の職員を知らない。こういう状況をふまえると、ネットワークレベルでのすべてのネットワーク分析では、密度を共変数として含ませなければならない。

162　第Ⅱ部　尺　度

　密度はネットワークの中のリンクの比率として計算されるが、指名研究において この公式は、実際に指名された数に制約されることを考慮に入れるように変形されることがある。ある指名研究では回答者に最も親しい人を最大7人指名させているが、この場合、実効密度（effective density）として、リンクの数をサイズ×7で割る方法をとることもある。実効密度は次のように計算する。

$$D_e = \frac{l}{N\lambda} \qquad (8\text{-}2)$$

　ただし、$l$はリンク数、$N$はネットワークサイズ、$\lambda$は求められた最大指名件数である。


## 互酬性・相互性

　双方向ないし相互的な紐帯は、両方向に向かうリンクである。AがBを選び、同時にBがAを選ぶという場合である。双方向の紐帯は相互関係にあるので、互酬性（reciprocity）は相互性（mutuality）とも呼ばれることも多く、このほうがより明確だということで好まれることもある。互酬性が曖昧だというのは、それに直接的なものと間接的なものがありうるからである（間接的互酬性というのは、AはBを指名するが$B$はAを指名せずにCを指名する、このCがAを指名する、という場合）。相互的、つまり直接的互酬性では紐帯は対称的であるが、相互的でない場合には非対称である。

　ある関係（ネットワーク）、例えば「誰と昼食を共にしましたか？」という質問をするようなときには、その関係は本来的に相互的つまり対称的である。ある人が誰かと昼食を共にしたならば、その相手も回答者と昼食を共にしているはずである。逆に「誰に助言を求めますか？」といった質問では、関係は基本的に非対称である。

　ある人が、より高い専門技術や権威のある人の所へ助言を求めていくとき、その人は双方向的に逆の指名を受けることはあまりないであろう。そのように、ネットワークにおける互酬性の程度を測定し、把握することは重要である。

　互酬性は、以下の式で計算する（Borgatti *et al.*, 2006）。

$$R = \frac{(A_{ij}=1) \text{ and } (A_{ji}=1)}{(A_{ij}=1) \text{ or } (A_{ji}=1)} \qquad (8\text{-}3)$$

　ここで $A_{ij}$ は、$i$ から $j$ へのリンクである。互酬性の度合いが高いということは、人々がお互いをそれだけ多く指名しあうことを意味する。これはまた、人々はお互いを指名しあうが、そのほかの人は指名しないということであり、つまりネットワーク内部にクラスターを形成し、ネットワーク内の距離を大きくすることになる。互酬性は個人レベルの尺度でもあり、ネットワークレベルでの尺度でもある。個人レベルでは、互酬性は双方向の紐帯の個数ないし割合である。ネットワークレベルでは、ネットワーク内の双方向のリンクの割合（式8-3）として報告される。

　双方向の紐帯はまた、より強い紐帯である可能性が高い。例えば、交友関係のネットワークで最も親しい友人とは双方向のことが多く、それほど親しくない場合には双方向でないことが多いであろう。紐帯の強さは、調査の質問に答えて申し出る名前の順序で測ることができる。この場合、最も親しい人をまず最初に、そしてそれほど親しくない人はあとに答えることを前提としている。互酬性は、**近接性**を双方向の友人と定義することで、この計算に含めることができる。

　行動によっては、互酬性はその行動を共にしやすいこと、あるいは2人がお互いに影響しあうことに関連することがある。例えばいくつかの研究によれば、人は隔たった紐帯の人とよりも、緊密な紐帯の人とのほうが危険な行動を共にしやすいとされる（Valente & Vlahov, 2001）。危険な薬物使用や性行動は、親密で強い接触者と一緒のときに起こることが多い。緊密な接触者との間には高度の信頼と親密さがあり、そのような親友に防御的な手段を用いるのは水くさいと思われるからである。例えば、恋愛関係にある2人は予防のためにコンドームを用いないことが多いが、それは彼らが信頼関係と相手への関与を確認したいと思うからである。これと対照的に、コンドーム使用は、信頼や親密さの確認が要らない、より偶発的なセックスパートナー間で多く用いられる。簡潔にいえば、行動への影響は、双方向的な関係において、より起こりやすいと考え

**164**　第II部　尺　度

られる。


## トライアド／推移性

　互酬性では2つのノードの間のリンクを比較したが、それでは3つのノードではどうなるか？　3個のノードの間のリンクは**トライアド**と呼ばれるが、有向性のネットワークでは、3個のノードをつなぐリンクの可能な組み合わせは合計16個ある（Holland & Leinhardt, 1979）。これら16個の型の頻度を記載することで、ネットワーク構造の尺度とすることもできよう（図8-1）。とくに興味深いのは、ネットワーク内のトライアドの推移性（transivity）である。ネットワークの推移性というものは、以下のような3ノード間のリンクの組み合わせがあるときに存在するとされる。すなわち、A→BおよびB→Cであって、さらにA→Cのとき（図8-1の030T）である。このトライアドは、A、Bがともにと同じ関係を持っており、このような場合を「推移性がある」という。

　推移性は、人々がいかに集団の中でその機能を発揮しているかに関する、多くの社会学的考察の基礎となっている。バランス理論は、人は自分の周囲の人とバランスのとれた環境をより好むことを主張した（Heider, 1958）。もしAとBとが友人で（Aからの視点で）、AがCを好きだとすると、AはBにもCを好きになってもらいたいと思う。バランス理論では、Cは人物、態度あるいは品物、政治や市場の新製品、行動等々に関する意見などである。人は自分の世界の均衡をとろうと努力するが、フェスティンジャー（Festinger, 1954）は**認知的不協和**（cognitive dissonance）という概念を導入した。これは、人が自分の環境のバランスがとれていないときに感じる不快感である。彼は、人は生活にバランスをもたらす——つまり、非推移的なトライアドを減らすことで、自分の認知的不協和を減らそうとすると論じた。

　推移傾向は、グラノヴェッター（Granovetter, 1973）の「弱い紐帯の強さ」に関する理論の基礎である。彼が述べたように、推移傾向があるということは、図8-1の番号201のようなトライアド（禁じられたトライアドと呼ばれる（Granovetter, 1973））があまりないことを意味している。ゆえに、非推移的なトライアドはまれであり、まれであるがゆえに、ネットワークには弱い紐帯はあ

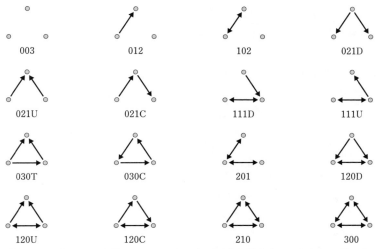

**図 8-1** 3個のノード間のリンクには16個の可能な型がある。これらの型に含まれるリンクの形式を相互的（M）、非対称的（A）、リンクなし（N）に分け、その個数をMAN分布として数える。コード120は、トライアド中にMが1個、Aが2個、Nが0個あることを示す。

まり存在しないのである。しかし、これらの弱い紐帯の少なさがそれらを情報に関する能力のうえで強靱にしているのである［「弱い紐帯」については第4章参照］。

　研究者は推移性の分析を、ネットワーク内の推移的トライアドの比率を目印にして行う。推移性の高いネットワークは直接結合が多いと考えられ、それゆえ広い意味で効果的であると考えられる。研究者はホランドとリエンハート（Holland & Lienhardt, 1979）が定義した、16カテゴリーに分類されるネットワークトライアド（図8-1）の比率を計算して、トライアドの分析を行う。これらのカテゴリーは、各トライアドの中のリンクを相互的（M, mutual）、非対称的（A, asymmetric）およびリンクなし（N, null）に分けて、それぞれが何個あるかを示したもので、そのためしばしばMANカテゴリーと呼ばれる。これによりコード111は、3つのノード間に相互的紐帯が1個、非対称的紐帯が1個、非紐帯が1個あることを意味し、コード210は相互的紐帯が2個、非対称紐帯が1個、そして非紐帯が0であることを示す。

166　第Ⅱ部　尺　度

　かくして、どんなネットワークでも16種類のネットワークトライアドの割合を用いて記述できることになる。これはトライアド・センサスと呼ばれる。トライアドは多くの社会ネットワーク効果の基礎を与えるものとなっている（Faust, 2008）ことから、トライアドとそのネットワーク内での分布を理解することは重要である。例えば、201トライアド（2個の相互紐帯、1個の0紐帯）はほとんどない、それゆえ「弱い紐帯はまれ」と考えればこそ、弱い紐帯の強さが主張されるのである。バート（Burt, 1992）はトライアド・センサスを用いて構造的空隙の重要性を強調し、フェルナンデスとグールド（Fernandez & Gould, 1994）はトライアドを用いて仲介役の尺度を開発した。ファウスト（Faust, 2008）は、選択を制限したソシオメトリック調査法（指名する人数を固定する）によるネットワークのトライアド・センサスの分布は、限定されたものになることを示した。

　互酬性は2ノードを扱い、トライアド／推移性が3ノードを扱ったから、読者は次のネットワーク構造特性は4つのノードの分析だろうと期待するかもしれない。しかし4ノードの特性の分析は、グループ分析と考えられ、これはすでに第6章で論じたところである。グループに関連した1つのネットワーク特性は、コンポーネントの個数である。ネットワーク内のコンポーネントの個数を明らかにすることは重要である。次に論じるネットワークレベルの特性は、ネットワークを横断するのに必要な、ステップ数に関連したものである。


## 直径・平均パス長

　ネットワークの2つの基本的な特性は、直径すなわちネットワーク内の2つの点を結ぶ最長のパスの長さ、およびノード間の平均の距離である。ノードの個数が等しいネットワークは、密度が等しい（リンクの数が等しい）場合ですら、直径が異なることがありうる。直径は、ネットワーク内の最長のパスのステップ数だからである。図8-2のネットワークは、薬物使用を予防する地域活動の促進のためのある地区での組織づくり（community coalition）で、助言を求めて誰が誰のところに行くかを示している（Jasuja *et al.*, 2005; Valente *et al.*, 2007）。このネットワーク内で最長のパス長は、5ステップである。

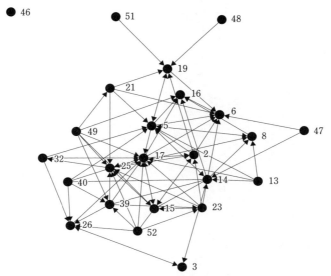

**図 8-2** ある地域団体の予防活動のために助言を求める先を示すネットワーク。

　例えば、3番の人物から19番に行くには、3→26→17→2→5→19となる。このネットワークの中には、5ステップのパスはたくさんある。これはネットワーク内の最大値であるので、これが直径となる。ネットワーク直径は、ネットワーク内のノードの最大距離である。

　ネットワークの平均パス長は、構造の重要な特性でもある。平均パス長（average path length, APL）はネットワーク内のすべてのノード間の距離の平均である（APLはときに、固有パス長 characteristic path length と呼ばれることがある）。APLが小さいことは直接結合度の高い（cohesive）、パスまわしの効率性の高いネットワークであり、大きいAPLはノード間の全般的な距離が長いことを示している。図8-2のネットワークでは、到達可能な人の間の平均距離は2.28である。ゆえに、このネットワーク内では、お互いにつながっている場合には、平均して誰もがお互いに2.28ステップずつ離れていることになる。APLはネットワーク内のノードのペア間の距離を計算し、それから平均を求める（対角成分は必ず省略すること）。

168　第Ⅱ部　尺　度

　直径とAPLは、ネットワーク構造の全体的なかたちを与えてくれる。小さい直径あるいは小さいAPLは、クラスタリングのない直接結合度の高い、情報伝達の到達力について効率の高いネットワークであることを示す。研究者は特定のグループや位置の違いなどについてはなにも知らなくてよいが、ネットワークの成り立ちに関する結論を導くためには、この数量的指標だけは欠かせない。一方、直径が大きくAPLが小さいネットワークは、枝分かれや突起が多く、ネットワークの他者へのアクセスが非常に難しいことを示す。ネットワーク構造の傾向を調べる1つの方法は、観察された（焦点となっている）ネットワークと同じサイズのネットワークを例えば1000個発生させ、これらのシミュレーション・ネットワークについて直径とAPLを計算してみる（第9章参照）。次いで、観察されたネットワークの指標（直径、APL）を無作為に発生させたネットワークの分布と比較し、ネットワーク指標が偶然で予測されるよりも大きいか小さいかを検定（$t$検定）で確かめる。

## 密度と直接結合度

　他のものを全部同等にしたままサイズだけを拡大すると、APLも同様に拡大する。ただし、予想するほどには大きくならない。一方、APLと密度の関係は非線形である。密度が大きくなると、高いレベルの密度はノードをつなぐパスを追加するので、APLは低下する。ただし、研究によれば密度と直接結合度（cohesion）の関係は、一様に逆の関係というわけではない。

　図8-3は、サイズが10のネットワークを密度1％から100％の範囲で無作為に発生させた大きな標本で、それらのリンクの削除・追加を行ったときの直接結合度の変化をグラフ化したものである。各密度レベルに対して、50個の異なるネットワークを発生させている（各密度レベルに対して異なる多くのネットワーク構造があるため）。直接結合度（各ネットワークにおける最大パス長およびAPL）の変化幅は、密度が15％から25％で最高に達していることに注意されたい。これは、この範囲の密度のネットワークでは、リンクの削除による直接結合度の変化が最も大きいことを示している。密度が50％以上になると、ノード間に多くの冗長なパスがたくさんできているので、リンクの変化は直接結

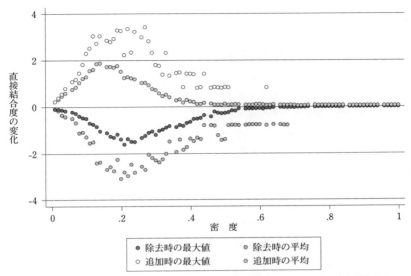

図 8-3 ネットワークからリンクを削除したり追加したりしたときの、直接結合度の最大値および平均の変化幅を密度別にみた。密度が15%から25%の間に社会ネットワークが最も敏感な領域があり、ここでリンクが変化するとネットワーク直接結合度に最も大きな影響がある。密度が非常に低いとき、あるいは50%を超えるときには、個々のリンクの変化はネットワーク直接結合度にあまり変化を与えない。そのようなときにはネットワークがない（密度が低すぎる）か、ありすぎる（密度が高すぎて個々のリンクは意味を持たない）からである。

合度にほとんど影響を与えない。

　これらの模擬データは、ネットワークに関する興味深い特性を示している。密度が50%を超えると、ネットワークにはあまりにも多くの冗長なパスがノード間にできてしまう。このようなネットワークからリンクを、場合によってはノードを削っても、全体的なネットワーク特性にはほとんど影響がない。密度50%以上のネットワークでは、構造に関する情報が多くは含まれておらず、多くの場合実質的に面白くないことが多い。そういうケースでは、ネットワークを「刈り込んで」、輻輳したリンクの間に隠れた構造をみつけ出すことが望ましいと思われる。刈り込み方はいくつかあるが、リンクに重みづけがされていれば、おそらくまず強い紐帯に注目する。次に、研究者は互酬性のある紐帯を中心に考慮する。

## クラスタリング

ネットワーク・クラスタリングは、ネットワークにおける「だんご状態」の程度の尺度である。クラスタリングの高いネットワークとは、ノードが相互結合の濃密な領域でつながっていることであり、一方、クラスタリングの低いネットワークとは、相互結合の領域があまりないことを意味する。クラスタリングは、ネットワーク構造形成の程度の指標を与える。第6章、第7章でみたグループや位置分析では、グループや位置を見出すための詳細な方法を述べたが、クラスタリングはグループや位置がどの程度までネットワークを定義し、特徴づけるか、の単一の尺度を与えてくれる。

クラスタリングは、各ノードの個人ネットワーク密度の平均を計算して求められる（Watts & Strogatz, 1998）。個人ネットワーク密度は、個人の紐帯が他人につながっている程度である。図8-4が、個人ネットワーク密度の計算を図示している。左端の人物Aには、3人の接触者（Aとx、y、zをつなぐ実線で示す）がある。ここでは、xとzはお互いにつながっている（2人を結ぶ太い実線で示される）。5本の点線はAの指名した人の間の可能なリンクを示すが、リンクは実在しない。それゆえ、Aの個人的ネットワークの密度は6分の1、つまり6個の可能な紐帯［x、y、z間について方向を考慮して、つまり3×2］のうちの1個ということになる。これに対して人物Bのほうには、彼の個人ネットワーク内の人をつなぐリンクが3つあり、個人ネットワーク密度は6分の3、つまり50%となる。ネットワークのすべてのノードに対する個人ネットワーク密度の平均は、クラスタリング係数となる。

平均個人ネットワーク密度の高いネットワークでは、第3の人物につながっている人々はお互いにつながっている傾向があることを示している。ここで大事なことは、このことが前節で論じた、トライアド推移性のコンセプトに似ているということである。このように、推移性はクラスタリングを意味している。個人ネットワーク密度が低いとき、推移性は乏しく、人々は第3の知りあいがいても、お互いが知りあっていることはあまりない。

それゆえ、低い個人ネットワーク密度は、クラスタリングの欠如を意味する。クラスタリングを計算するもう1つの方法は、ネットワーク内のすべての可能

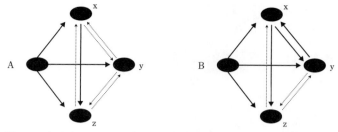

図 8-4　個人ネットワーク密度の計算法。実線はリンク、点線は可能なリンクを示す。個人ネットワーク密度は A で 6 分の 1、B で 6 分の 3 となる。

なトライアドに対する閉じたトライアドの比を計算することである（Luce & Perry, 1949; Wasserman & Faust, 1994）。

　クラスタリングはグループ内の行動や病気の広がりを促すが、グループ間の広がりは抑制する。ネットワーク内の平均個人密度はクラスタリングの程度を示し、クラスタリング率が高いことは、それが直接結合のある部分集団を結合しているブリッジによって分離されたネットワークであることを示す。ひとたび病気がこれらの直接結合の多い部分集団を突破したならば、全員を短期間のうちに感染させながら、迅速に広がりやすい。

　クラスターのあるネットワークでは、このためクラスターがお互いにリンクしあっているか否か、が決定的に重要になる。クラスター化した部分集団をつなぐ異なるネットワーク構造が 2 つある。①ブリッジ構造：クラスター化した部分集団がブリッジでリンクされている、②集中化した構造：部分集団はネットワークの中で強力な位置を占めている中心的なノードによって結びつけられている。これら 2 つの型の構造を区別する最善の指標が、集中化である。

## 集中化

　集中化［第 5 章、117 ページ参照］は、ネットワークの紐帯が 1 人の人物あるいは 1 組の人々に集中している程度のことである。集中化したネットワークでは、1 人ないし少数の人がネットワーク内で勢力あるいは統制の位置を占めており、一方、分散化したネットワークでは薄く広がった勢力や統制の構造がみ

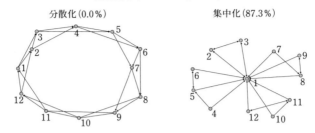

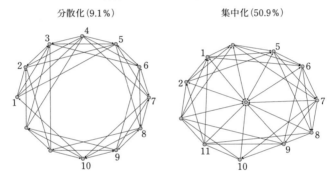

図 8-5　上の 2 個のネットワークは等しいネットワーク密度 18.2% だが、左のものは分散化（集中化度 0%）、右は集中化（集中化度 87.3%）している。同様に、下の 2 個のネットワークも同じ密度（36.4%）であるが、集中化度がちがう（それぞれ 9.1%、50.9%）。

られる。図 8-5 は、同じ密度ながら異なる集中化スコアを持った 2 組のネットワークを示す。左下のネットワークは分散化しており（集中化度 9.1%）、これに対して右は集中化している（同 50.9%）。密度と集中化は相関せず、それぞれネットワークの独立した構造尺度であることは強調しておかなければならない。濃密なネットワークが分散化していたり、集中化していることもありうるし、また疎なネットワークが分散化していたり、集中化していたりということもある。図右上下の集中化したネットワーク（濃密なものと疎なものの両方）は、ネットワークの中心部に、不釣り合いに多くの紐帯を受けている。

第 8 章 ネットワークを測る **173**

　集中化については第 5 章で、中心性尺度の説明の際に議論した。多くの個々の中心性尺度があり、各々がネットワークレベルに対応する尺度を持っていたことを思い出していただきたい。例えば、次数中心性尺度は、ある人が送り出し、また受け取るリンクの数である。次数でみた集中化の程度（原注：ネットワークレベルの集中化のこと）は、1 つあるいはいくつかのノードが不釣り合いに多い数のリンクを出したり受けたりしているかを示し、出次数や入次数で計量できる。集中化はネットワークの最大の個人中心性スコアを決定し、それをネットワーク内のすべての他の個人スコアから減算することによって計算される。これらの差を合計し、その和を、そのサイズのネットワークにおいて理論的に可能な差の合計の最大値（便宜的に式で与えられる）で除する。例えば集中化度（centralization degree, CD）の式は、以下の通りである（Freeman, 1979）。

$$CD = \frac{\sum (Max(C_{Di}) - C_{Di})}{n^2 - 3n + 2} \tag{8-4}$$

　ここで、$Max(C_{Di})$ はネットワークの中心性スコアの最大値、$C_{Di}$ は個人中心性スコア、$n$ はネットワークサイズである。同様の式は近接性中心性、媒介中心性、その他に対しても存在する。集中化度を計算する他の方法としては。単純にネットワークに対する中心性スコアの標準偏差をみるという方法がある。標準偏差が大きければ、個人中心性スコアのばらつきが大きいことを意味し、小さければばらつきがあまりない、つまり分散化した構造を意味する。

　指名データの場合、入次数集中化度は通常出次数集中化度よりも大きい。典型的な例では、指名データで回答者の指名できる人数を制限する。このため出次数にみる指名件数や出次数のばらつきは小さく限定され、出次数集中化度をより小さくする。逆に、受け取る指名の分布は幅が広くなる。なぜなら、1 人あるいは少数の人が多くの指名を受けることがあり、入次数分布が大きくなるからである。もちろんこのことは、データやネットワークの実際の集中化度の程度にもよる。

　集中化したネットワークは、ネットワークの中心にいる人が伝令者として働き、多くの人々へ迅速に手が届くので、迅速に普及が進む可能性がある。逆に、

集中化したネットワークで普及が遅れることもある。中心的なノードがゲートキーパーとなって、ネットワーク内で多すぎる影響を不釣り合いに受けることがあるからである。もし中心的なノードが採択に遅れた場合、あるいは新たな思想を支持しなかった場合には、集中化したネットワークでの普及は遅くなる。かくして、集中化は中心的な人、オピニオン・リーダーに勢力と統制権をあずけるという実質的な効果を及ぼす。オピニオン・リーダーは、分散化したネットワークよりも集中化したネットワークの中で、行動の拡散に対してより重要である。

これから、集中化の実質的な効果は、普及が飽和状態になるまでどのくらい時間がかかるかよりも、どんな経過で普及が進むかという点にあるといえるかもしれない。集中化したネットワークは急速な普及をみせ、普及が急激に始まるまでの時間は、中心的な人物の態度と行動に依存する。もし中心的な人物が抵抗的であれば、そのリーダーが新しい思想を受け入れるまでは、普及は低レベルにとどまるであろうし、受け入れれば普及が加速される。さらに、微妙な集中化のバージョンがコア―周辺という構造の考えである。

## コア―周辺（ペリフェリ）

多くの実際のネットワークは、コア―周辺構造を示す。コア―周辺構造とは、お互いに濃密に結合されたノード（コア）と、これらコアと疎に結合している（あるいは全く結合していない）別のグループとを持ったネットワークのことである。コア―周辺ネットワークは、コアにいる人々がすべて似通った中心性スコアを持っているので、集中化スコアはいくぶん低くなる。しかし、このネットワークには相当な構造があり、その構造は集中化ないしクラスター化したものではなく、やはりコア―周辺化したものだということになる。

あるネットワークがどの程度コア―周辺構造を持っているかは、データにコア―周辺モデルをあてはめてみることで明らかにできる（Borgatti & Everitt, 1999）。つまり、データ行列のノードが次々にコアになったり、周辺になったりするように、繰り返し組み合わせてあてはめる。さまざまな実測のコア―周辺構造について、理想的なコア―周辺構造（コアのノード同士および周辺ノードと

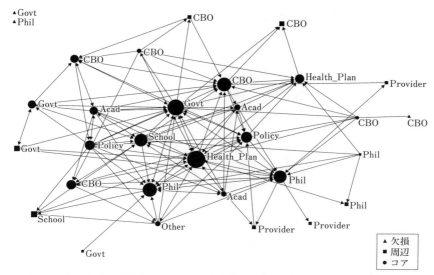

**図 8-6** 小児の健康保険拡大などのための連合組織づくりに参加した 31 の組織の共同事業のネットワーク。●はコア組織、■は周辺組織。ノードの大きさは共同事業のネットワークの中の入次数に基づき、またその位置は spring-embedding 描画法によった。

の結合があり、周辺ノード同士では結合がない)との相関をとってみる。最善のモデルは、データの中のノードが理想型のコア―周辺構造と、最大の相関関係を示すように割り付けられているようなものである。この相関関係は、データがいかにコア―周辺構造によく適合しているかを示す指標である(Borgatti & Everett, 1999)。

図 8-6 は、組織連合体のネットワークに典型的にみられる、中程度のコア―周辺構造を持った共同事業のネットワークである (Valente *et al.*, 2008b)。このコア―周辺構造に対する適合の程度を、観察データ行列と仮定的な理想型コア―周辺行列との相関係数としてみると、その値は 0.362 となる (Borgatti & Everett, 1999)。この適合の指数となる相関係数から、これらのデータがコア―周辺構造にほどほど適合していることを示すものと解釈できる。図 8-6 のコア組織 ($N=18$) は●で、周辺組織 ($N=10$) は■で描いた。この研究ではネットワークのコアの中に、政府・保健計画・学校・慈善団体・学会・政治・地区の普及啓発組織など、さまざまなタイプの組織が含まれている。そこで共同事業は、

表 8-1　組織連合体の 24 の相談ネットワークの尺度

| | 平　均 | 標準偏差 | レンジ（最大、最小） |
|---|---|---|---|
| サイズ | 22.04 | 8.58 | 4, 41 |
| 密　度 | 0.13 | 0.06 | 0.06, 0.33 |
| 互酬性の紐帯の比率 | 0.20 | 0.08 | 0.05, 0.40 |
| 推移性のトライアドの比率 | 0.37 | 0.16 | 0.19, 1.00 |
| 平均測地線距離* | 2.16 | 0.45 | 1.00, 3.14 |
| 最大測地線距離 | 5.08 | 1.64 | 1, 8 |
| コンポーネント数 | 12.67 | 5.56 | 3, 24 |
| クラスタリング係数 | 0.31 | 0.13 | 0.15, 0.67 |
| 基準：入次数中心性 | 34.63 | 11.27 | 16.63, 54.50 |
| 基準：出次数中心性 | 18.06 | 7.89 | 8.41, 44.44 |
| 孤立点の個数 | 2.92 | 8.58 | 0, 8 |

注：*は到達可能なノード間で計算した。

　1 つないし少数の組織ないし数種類の組織に支配されず、むしろ事業は多くの異なる種類の組織に共有されている。さらにコアにいることは、組織のメンバーの会議出席、共同事業の活動への関与、組織の目的の子どもへの関わりの度合いなどに依存する、ということも事実である（Valente *et al.*, 2008b）。

　以下に挙げるのは、ネットワーク構造を記述するのに用いられる基本的な指標である。コンポーネントの数、サイズ、密度、互酬性、トライアド・センサス（とくに推移性）、APL（距離）、クラスタリング、集中化、コア―周辺。表8-1 は、STEP 研究[訳注1]の 24 の地域に関する、それらのネットワーク指標の平均、標準偏差、レンジをみたものである。これらは、共同事業のメンバーに疾病予防の問題について相談する人を指名してもらって作成された基礎データである（Valente *et al.*, 2007a）。サイズの平均は 22.04 人、レンジは 4 から 41 までである。ネットワークあたりの平均コンポーネントは 12.7 で、これらすべてが 1 つの大きなコンポーネントと、別個のコンポーネントと考えられる個々の孤立点から成っている。密度の平均は 13% で、紐帯の 20% が互酬性である。トライアドのおよそ 37% が推移性で、1 個のネットワークですべてのトライアドが推移性であった。

　最大の結合されたコンポーネントの APL は 2.2 で、1 から 3.1 の範囲にな

　　［訳注1］　薬物使用の予防・介入に関する米国の多くの地域で展開されたネットワーク介入研究。Steps Toward Effective Prevention の略。

第8章 ネットワークを測る **177**

っていた。これは、大部分の連合体の成員は、内部で3ステップ程度でお互いに到達できるということである（もし彼らが全員に到達しようと思えば）。最大のパス長は5.1、レンジは1から8であった。クラスタリング係数は平均が0.31で、中等度にクラスター化したネットワークであることを示している。ネットワークは入次数（34.6%）でみるほうが、出次数（18.1%）でみるよりも集中化している。このことは、指名研究では回答者は指名する人数の制限の中で似たような人数分だけを指名するが、人や組織はネットワーク内の他者の数に応じて何人からでも指名を受けることができるということから、よくあることである。孤立点は、連合体あたり平均約3個あった。

先に述べたように、ネットワーク指標はお互いに相関し、ネットワークの動きの結果によっても変わる。例えば、サイズは密度と負の相関をし、ネットワークが大きければ密度は下がる（$r=-0.68$）。サイズはまた、互酬性の紐帯の比率（$r=-0.55$）、推移性の比率（$r=-0.63$）、クラスタリング（$r=-0.59$）とも逆相関する。サイズは、平均パス長とは正相関をする（$r=0.80$）。かくしてこの研究では、ネットワークが大きいほど双方向の指名をしない人が多くなり、強固な知り合いのトライアドを形成する傾向が強い。密度もまた、他の尺度と関連する。例えば、密度は互酬性（$r=0.48$）、推移性（$r=0.80$）を上げ、APL（$r=-0.69$）を下げる。

注意すべきは、APLは非結合のノードをどのように扱うかによって有意に変わりうることである。この研究の24ネットワークでは、最大のコンポーネント内で結合したノード間について測定した場合には、平均APLは2.16（標準偏差0.45）であった。もし、非結合のノード間の距離として$N-1$を使うならば、APLは劇的に増大して18.9（標準偏差8.22）となり、さらに$D+1$を用いれば（ただし$D$は結合ノード間の最大距離）5.60（同1.57）となる。「6次の隔たり」の名で呼ばれるスモールワールドのコンセプトは、一般大衆にもおなじみになっている（第1章参照）。「6次」の尺度はAPLであり、「6次」のコンセプトにあうかたちでAPLを表現するよう、結合されたノードだけを考慮するのが普通だが、場合によっては非結合ノードも含めたネットワーク特性の計算が望まれることもある。

連合体づくりが目的達成にどれほど成功したか、といったネットワークレベ

178　第Ⅱ部　尺　度

ルの結果とネットワークレベル特性が、どのように関連しているかをみること
もできる。これらネットワークレベルの結果は外部的指標（連合体は外部資金を
獲得したか？）から、あるいは個々の回答（連合体がいかに効果的であったかにつ
いての成員から報告）の総括から得ることもできる。STEP 研究では、連合体の
密度は証拠に基づいた活動の採択と逆相関しており（Valente *et al.*, 2007）、その
一方で集中化は正の関連を示した（Fujimoto *et al.*, 2009）。

　全体的なパス長がより短いネットワークにはより多い直接結合があり、新し
い行動の採択を促進するものと期待したくなる。APL が短いということはネ
ットワーク内の各人との間の距離が短いので、情報がみなに届くまでの道のり
は短くなり、普及は促進される。しかしながら、互酬性と推移性への傾向は、
それによってネットワーク内にクラスター形成が起こるので、全体的なパス長
は延長される。


## 2 モードデータ

　第 3 章では 5 個の異なる型のネットワークデータの収集について述べ、2 モ
ードデータの概念を紹介した。2 モードデータは、人々が集まる行事、組織、
あるいは状況に関する情報から得られるデータである。例えば、ある組織の従
業員が所属する部署に関するデータを持っていたとする。2 モードデータは所
属行列という表に配置されるが、この中で人は行に、行事や組織は列に並べる。
行事（列）はバイナリーベクトルで、0 がその人がそれに所属しない、あるい
は参加しないことを意味し、1 は参加、所属を意味する。表 8-2 は、図 7-1 で
示した学級のネットワークからの例示である。このクラスの学生たちは、ある
大学の異なる学科から出ている（表 8-2 の所属行列はまた、**接続行列**とも呼ばれる
ことがある）。

　データでは、各学生は 1 つの学科に属し、1 人の教員が 2 学科に属している
（同時に指名されている）ことが示されている。2 モードデータは同時に所属して
いる学科に基づき、表 8-2 にその転置行列を乗じることによって、各人のネッ
トワークを構成するのに利用される。行列の転置というのは、行列の縦横を入
れ替えることである。よって、この所属行列は 27 個の行、4 個の列を持ち

表 8-2　学生の学科所属（27×4 行列）

|         | A 学科 | B 学科 | C 学科 | 他の学科 |
|---------|-------|-------|-------|---------|
| A_F1    | 1     | 0     | 0     | 0       |
| A_S1    | 1     | 0     | 0     | 0       |
| A_S2    | 1     | 0     | 0     | 0       |
| A_S3    | 1     | 0     | 0     | 0       |
| A_S4    | 1     | 0     | 0     | 0       |
| A_S5    | 1     | 0     | 0     | 0       |
| A_S6    | 1     | 0     | 0     | 0       |
| A_S7    | 1     | 0     | 0     | 0       |
| A_F2    | 1     | 0     | 0     | 0       |
| A_F3    | 1     | 0     | 0     | 0       |
| Oth_F2  | 0     | 0     | 0     | 1       |
| B_S1    | 0     | 1     | 0     | 0       |
| B_S2    | 0     | 1     | 0     | 0       |
| B_S3    | 0     | 1     | 0     | 0       |
| B_S4    | 0     | 1     | 0     | 0       |
| B_S5    | 0     | 1     | 0     | 0       |
| B_S6    | 0     | 1     | 0     | 0       |
| B_S7    | 0     | 1     | 0     | 0       |
| B_S8    | 0     | 1     | 0     | 0       |
| B_S9    | 0     | 1     | 0     | 0       |
| B_S10   | 0     | 1     | 0     | 0       |
| B_S11   | 0     | 1     | 0     | 0       |
| B_S12   | 0     | 1     | 0     | 0       |
| C_C1    | 0     | 0     | 1     | 0       |
| C_S2    | 0     | 0     | 1     | 0       |
| C_S3    | 0     | 0     | 1     | 0       |

（行、列のラベルは無視）、その転置は 4 個の行、27 個の列を持つ。これら 2 つ
の行列は互換性がある（初めの行列の行数と次の行列の列数が等しい）ので積をと
ることができ、その結果として得られる行列は 27 の行と列を持つ（27×27 の
正方行列、これは 2 つの行列の外形寸法を示す）。

　これらの 2 つの行列の積は、誰と誰が同じ学科にいるかを示し、そのネット
ワークはグラフ表示ができる（図 8-7）。ネットワークは、同じ学科のすべての
人の結合状態を示す。2 つの学科をつなぐリンクが 1 つあり、これは両学科か
ら指名されている教員である。ネットワークは、誰がどの学科に属するかとい
う情報だけから作られたものである。所属学科対学科の行列（ネットワーク）
も、この同じデータから構成することができる。学科対学科の行列のセルは、

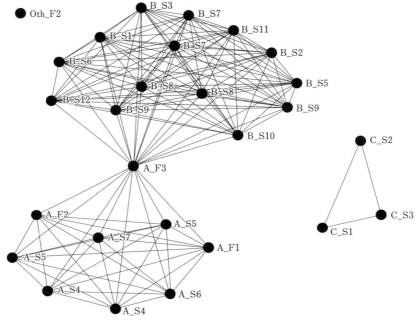

図 8-7　2モードデータの図。リンクは同一学科に所属する人々を結ぶ。所属（学科所属）行列を単一モード隣接行列への変換によって得られたもの。

同じ学科にいる学生の数となる。所属学科対学科の行列は、もとの行列にその転置行列を乗じる（乗算の順序を反対にする）ことによって得られる。最初の行列は 4×27、2番目の行列は 27×4 である。このように所属データはグラフ化したり、属性や他のネットワークとの相関をみることができる 2 個のネットワークを与えてくれる。

　例えば、学科所属はクラスが開始した時点で「誰が誰を知っているか」のネットワークと関連している、という仮説を立てることもできよう。学科所属行列と知り合いの指名との相関は、統計ソフトにある二次割当法 (Quadratic Assignment Procedure, QAP) として知られる技法を用いて計算される (Krackhardt, 1987, 1988; Borgatti et al., 2006)。QAP は 2 つの行列の相関をみて、行列中の依存関係を説明するための方法である。

　ここでは、図 7-1 の「知っている」ネットワークを、2 モード技法を用いて

学科所属から得られたネットワークに回帰させた。標準回帰係数 ($\beta$) は 0.23 ($p<0.01$) で、学科所属はクラス発足時点での知り合い状況と弱い関連がある ということを示している。統計学的に有意とはいえ、相関は期待したほど強く はなかった。


## 個人ネットワークレベルの相互作用

　理論的に興味深い研究方法の1つが、個人レベルとネットワークレベルの尺度の相互作用をみることである。これらの相互作用には、2つのタイプがある。第1は中心性のような個々の尺度の間の相互作用で、これは集中化のようなネットワーク尺度の文脈の中で調べられる。例えば、組織の中心的なメンバーは、分散化した組織でよりも集中化した組織のほうで、より成功しやすいか？　という問題がある。この場合には、全体的なネットワーク構造は個人的な尺度の効果の解釈に影響を与えると仮定される。

　第2のタイプは、ネットワークレベルの尺度とネットワーク影響の相互作用ということになろう。例えば、社会的影響は密なネットワークの中のほうが、疎なネットワークの中よりも強いと仮定されることがあろう。密なネットワークは結合をより多く持ち、そのため情報の流れの機会も多く、それが情報伝達の進みやすさを示すことになるからである。逆に、密なネットワークは「雑音が多く」なりがちであり、そのために個人に対する社会的影響が、焦点となる人の個人ネットワーク内で互いに競合することもある。それゆえ、社会的影響は疎なネットワークのほうがより強い、という別の仮説も立てうる。この仮説の1つの検証法としては、ある行動をとることにかかる紐帯の数に基づくネットワーク接触量と、その値を全紐帯の数で除したものとを比較する（ネットワーク接触量を件数でみるか、割合でみるかの比較）やり方がある。もう1つは、同一の尺度を持った多重ネットワークからのデータを用い、社会的影響が疎・密のネットワークを通して比較できるようにするものである。

　社会的影響は、ネットワークにおける位置によって変わると考えることもできよう。例えば、ネットワークの周辺にいる人々は中心にいる人に比して、同僚からの影響を受けやすいか？　中心にいる人はつながりを多く持ち、ネット

182　第Ⅱ部　尺　度

ワーク内の特権的な位置を占めているので、彼らは他者の自分に対する影響を取捨できよう。これに対して周辺の人々は、行動について1人の人から学ぶだけで、その人の影響により敏感になるかもしれない。ともあれ、ネットワークレベルおよび個人レベルの尺度が豊富になればなるほど、仮説の数も膨大になる。

## 要　約

　本章では、ネットワーク分析の中のネットワークレベルの分析について述べた。ネットワークレベルの指標は、ネットワーク全体の特徴を記述するものである。サイズは最も基本的なネットワーク尺度であり、ネットワーク密度は基礎となる特性である。相互性、つまり紐帯がどの程度相互性があるか、もまたネットワークレベルの特性として、ネットワークの中で紐帯が互酬性の傾向を持っているかを示す。ネットワーク研究者はまた、3つのノードが結合されているかについても調べる。トライアドという3個のノードは、16通りもの多様な結合の仕方があり、研究者はこれらをトライアド・センサスと名づけている。ネットワークはその中で、16通りの可能なトライアドがどういう組み合わせで起こっているかによって記述できる。とくに興味深いのは推移的なトライアドで、A→BかつB→CならばA→Cとなるようなものである。

　有用なネットワーク尺度は、ネットワークAPLである。APLはしばしばネットワーク直接結合の尺度として使われ、APLが低いネットワークには直接結合性があると考えられる。APLが偶然から予想される以上に高いネットワークは、崩壊していると考えられる。本章では、APLと密度がいかに相関しているかを示した。もう1つのネットワーク指標は、ネットワークがコア―周辺構造を持っているか否かである。また本章では、2モードデータおよび、それを使って人単位およびグループ単位のネットワークを生み出す方法について紹介した。さらに、2モードデータと他のネットワークとの相関を調べることで、実質的な問題に答える実例をみた。最後に、行動に対するネットワークレベルの影響について議論した。

# 第III部
# 応　用

# 第9章

## 指数型ランダムグラフモデル、P* および行為者中心モデル

　本章では、実際のネットワークがある種の構造的特性（中心性、トライアド推移性等々）を表しているか否かを、統計学的検定で明らかにする方法について、専門用語を使わずに解説する。ここで使うモデルも、シミュレーション・ネットワークを生成するのに用いられる技法に従い、指数型ランダムグラフモデル（exponential random graph model, ERGM）と呼ぶが、生成後は統計学的にネットワーク特性を評価するために観察されたネットワークと比較することになる。ここでは1つの単純な例を紹介するので、あとは研究者がより進んだ資料や教材をみつけ、分析の進め方を学んでいただきたい（Burk *et al.*, 2007; Harrigan, 2009; Snijders, 2001; Snijders *et al.*, 2007）。

　ERGM は P*［ピー・スターと読む］モデルからできたもので、この P* は初期のネットワークの統計学的分析の基礎となったものである。P* の決定的な技術革新は、2つのノードの間のリンクに関連する要因（個々の特性やネットワーク尺度）を明らかにするためにロジスティック回帰分析を使用したことである。本章ではまず、長年にわたって使われている、ダイアドによる接近方法について紹介する。続いて、断面観察データに対して用いられる ERGM による方法について述べる。さらに、行為者中心共進化モデル（actor-oriented co-evolutional model）をみてみたい。これは断面観察的な ERGM の枠組を拡大して、縦断型の過程をモデル化できるようにしようとするものである。これらのモデルは、どんな行動が社会ネットワークの進化を進めるのか、社会的関係は行動変容に影響するのか否か、を明らかにするのに用いうる。行為者中心共進化モデルは非常に柔軟で、多くの種類の仮説検証に用いることができる。また本章は、公衆衛生の実例も含む。

186　第 III 部　応用

　本書の第 II 部では、社会ネットワークを静的な構造物として扱う、社会ネットワーク尺度を数多く紹介した。ネットワーク自身は変化せずに、行動はネットワーク内に分布するものとして記述されている。ネットワークの構造を記述するために、密度や集中度といった指標が開発され、また、ネットワーク成員の特性は、中心性のような、ネットワーク内の位置によって記述された。続いて、個人およびネットワークの尺度と個人やグループの行動との相関を調べた。例えば、ある個人の中心性（入次数）は喫煙行動と相関しているとか、また、密度スコアは行動の変化率と関連していることなどが判明した。これまでの表現のしかたは、ともすれば定まった道路を車が往来するように行動や思想が広まっていくような、固定的なネットワークの概念に基づいたものであった。

　しかし、現実にはネットワークは変化する。個人は新たな友人を獲得し、古い知人の消息を失ったりする。もちろん行動もまた変化し、ある人は新たな活動を初めて試み、別の人はなんらかの経験の後、ある行動を止める。ときには関係も行動の変容のために変化し、また、場合によっては、自分の仲間が行動を変えたために自分の行動を変えることもある。例えば、若者は自分の友人が喫煙し始めると、喫煙はかっこいいと考える。このようなことがあるから、研究者はネットワークと行動の変容を同時に分析することに興味を持つ。研究者は行動と社会ネットワークの共進化を調べるために、ネットワークにおいて現実の関係と行動に基づいて個人が紐帯を形成する確率を推定するためのモデルを作ってきた。ごく初期のネットワーク効果に関する研究における別の問題は、ネットワーク接触（つまり友人の行動）やネットワーク指標（中心性、密度など）、行動（個人の属性）の間の統計的関連は、行為者間の依存関係を 100% 説明できていなかったことである。例えば、統計学的分析によれば、喫煙者は非喫煙者よりも喫煙する友人を持つことが多いが、この関連は、焦点の人物とそのネットワークの他者がともに、別の喫煙する第三者とのつながりの産物なのかもしれない。

　比較的最近になって ERGM や共進化モデルが現れるまで、あるネットワーク尺度が予想通りのものだったか、またそのネットワーク構造が別のものよりも「優れている」のか、といったことに対して、ネットワーク分析が明確な答えを出さないことに多くの人が不満を抱いていた。ネットワーク・データに適

第9章 指数型ランダムグラフモデル、P* および行為者中心モデル　　**187**

した統計モデルの開発探求には、数十年にわたる幾多の研究者チームの努力が必要であった（Holland & Leinhardt, 1979）。おかげで、その後大きな進歩がみられ、与えられたネットワークがある特定の構造的傾向を持っているか（例：ネットワークは推移的か？）、行動がネットワーク構造を変化させているか（例：喫煙者は友人として選ばれやすいか？）、あるいはネットワーク関係がどのように行動に影響するか（例：人気のある人は友人により大きい影響を及ぼすか？）などを明らかにするのに有用な、一連のツールが次々に開発された。

## リンクの推定

観念的には、その内部の構造的特性（紐帯、双方向の紐帯、推移的トライアドなどの個数）の関数とみなしうるネットワークを観察する確率の検定は、あるリンクの確率から計算されてきた。初期には、最大擬似尤度推定（maximum pseudo-likelihood estimation, MPLE）を用いて、観察されたネットワークに対する関連の構造特性の寄与を推定していた。本質的にこのアプローチでは、問題とする特性が、ネットワーク内の他の構造的傾向を説明すると同時に、2個のノード間に紐帯がみられる尤度を大きくするか小さくするかを推定するために、ロジスティック回帰を用いる。例えば、密度と互酬性に関する2つのパラメーターを含む分析で、互酬性の推定値が負になった場合には、ネットワーク内で観察された紐帯数を統制しても紐帯互酬的でなくなる傾向があることを示していると考えられる。

ネットワーク・パラメーター推定のための MPLE の有用な序論は、クラウチとワッサーマン（Crouch & Wasserman, 1998; さらに Anderson *et al.*, 1999 も参照）によってなされており、その中で架空および実際のデータを用いた技法の解説が行われている。架空例[訳注1]では 12 個のリンクを持った 6 個のノードの小さなネットワークを提示しているが、各ノードには 1 個のバイナリーな属性

---

[訳注1]　政府機関もしくは民間団体のいずれかの属性を持つ合計6組織の間の連携（有向性）を調べ、属性と連携の関連を調べようとしている。文献は Crouch, B., & Wasserman, S. (1998). A practical guide to fitting p* social network models via logistic regression. *Connections, 21,* 87–101.

188 第III部 応 用

が与えられている。クラウチら（Crouch & Wasserman, 1998）によれば、このネットワークは12の紐帯（有向性）と18の非紐帯から成っており、行列は1と0とのベクトル（30個の要素を持った行）に変換される。追加のベクトル、つまり2つのノードが同じ属性を持っているか、紐帯は互酬性（または相互性（mutuality））のある、すなわち双方向のものか、同じ属性のノード間で互酬性の紐帯が存在するか、推移性の条件のある紐帯が存在するか等々を示すものが、上記のリンクベクトルの隣に保存される［例：図9-1の「変形後のデータ」］。つまり、いま関心のある構造特性に対する個々の紐帯の寄与を表す変数を作り、ロジスティック回帰を用いてモデルパラメーターを推定し、それによってこれらの特性を持った紐帯の存否に有意に寄与しているか否かを検定できるようにするのである。

## 行列のベクトル化

　上のリンク推定の節で述べたように、ネットワーク効果の推定の過程では行列のベクトル化がまず行われる（図9-1）。$i$から$j$へのリンクの行列はベクトルに変換され、つまりネットワークの行は次々に下に並べられ、1つの大きな列として、その中の各要素が特定の$i$と$j$のリンクを0か1の値で示すようになる。これは、その他のベクトルと同様に扱うことができ、値が0ではなく1のベクトル要素に関連する事物が何であるかを明らかにするために（ロジスティック）回帰分析を行うことができる。リンクベクトルは、誰が誰とリンクしているかを1列にまとめて示す、0と1の並びでできたベクトルである。このリンクベクトルは、ネットワーク内での結合、非結合を示すが、列の欄は独立の観察ではないという理解のもとに、モデルで予測される従属変数である。独立変数でないのは、同一人がデータセットに対して繰り返し寄与を果たすためである。この要因間の従属・依存は、通常の回帰分析における独立性の前提に反するものである。重層モデル（ランダム効果モデルとしても知られる）が調査研究におけるこの非独立性に対処するために開発され、ネットワーク効果は主として、ネットワークにおける依存性をモデル化するために開発されてきた。

　最大擬似尤度推定量（MPLE）は、あるリンクベクトルの要素が0でなく1

|    | 1 | 2 | 3 | 4 | 5 | 6 | 7 | 8 | 9 | 10 | 性 | 年齢 |
|----|---|---|---|---|---|---|---|---|---|----|----|------|
| 1  | 0 | 1 | 0 | 0 | 1 | 0 | 0 | 1 | 0 | 1  | 男性 | 24 |
| 2  | 1 | 0 | 0 | 0 | 0 | 0 | 1 | 0 | 0 | 0  | 男性 | 25 |
| 3  | 0 | 1 | 0 | 0 | 0 | 0 | 0 | 0 | 0 | 0  | 女性 | 25 |
| 4  | 0 | 0 | 0 | 0 | 0 | 1 | 0 | 0 | 0 | 0  | 女性 | 27 |
| 5  | 1 | 1 | 0 | 0 | 0 | 0 | 1 | 0 | 0 | 1  | 女性 | 32 |
| 6  | 0 | 1 | 0 | 1 | 0 | 0 | 0 | 0 | 0 | 0  | 女性 | 32 |
| 7  | 0 | 1 | 1 | 0 | 0 | 0 | 0 | 0 | 0 | 1  | 女性 | 26 |
| 8  | 0 | 0 | 0 | 0 | 0 | 0 | 0 | 0 | 0 | 0  | 男性 | 23 |
| 9  | 0 | 0 | 1 | 0 | 0 | 1 | 0 | 0 | 0 | 1  | 男性 | 35 |
| 10 | 1 | 0 | 0 | 0 | 0 | 0 | 1 | 0 | 1 | 0  | 男性 | 37 |

変形後のデータ

| i | j | P | D | Out | R | T | $H_s$ | $D_a$ |
|---|----|---|---|-----|---|---|----|----|
| 1 | 1  | 0 | 1 | 4   | 1 | 0 | 1  | 0  |
| 1 | 2  | 1 | 1 | 4   | 1 | 1 | 1  | 1  |
| 1 | 3  | 0 | 1 | 4   | 1 | 0 | 0  | 1  |
| 1 | 4  | 0 | 1 | 4   | 1 | 0 | 0  | 3  |
| 1 | 5  | 1 | 1 | 4   | 1 | 1 | 0  | 8  |
| 1 | 6  | 0 | 1 | 4   | 1 | 0 | 0  | 8  |
| 1 | 7  | 0 | 1 | 4   | 1 | 0 | 0  | 2  |
| 1 | 8  | 1 | 1 | 4   | 0 | 0 | 0  | 1  |
| 1 | 9  | 0 | 1 | 4   | 1 | 0 | 1  | 11 |
| 1 | 10 | 1 | 1 | 4   | 1 | 1 | 1  | 13 |
| 2 | 1  | 1 | 1 | 5   | 1 | 1 | 1  | 1  |
| 2 | 2  | 0 | 1 | 5   | 1 | 0 | 1  | 0  |
| 2 | 3  | 0 | 1 | 5   | 0 | 1 | 0  | 0  |
| 2 | 4  | 0 | 1 | 5   | 1 | 0 | 0  | 2  |
| 2 | 5  | 0 | 1 | 5   | 0 | 1 | 0  | 7  |
| 2 | 6  | 0 | 1 | 5   | 1 | 0 | 0  | 7  |
| 2 | 7  | 1 | 1 | 5   | 1 | 1 | 0  | 1  |
| 2 | 8  | 0 | 1 | 5   | 1 | 0 | 1  | 2  |
| 2 | 9  | 0 | 1 | 5   | 1 | 0 | 1  | 10 |
| 2 | 10 | 0 | 1 | 5   | 1 | 0 | 1  | 12 |

| i | 行 |
|---|---|
| j | 列 |
| P | 紐帯 |
| D | 密度 |
| Out | 出次数 |
| R | 互酬性 |
| T | 推移性 |
| $H_s$ | 性別のホモフィリー |
| $D_a$ | 年齢差 |

図 9-1 最大擬似尤度推定（MPLE）のためのデータ変形の説明。性、年齢の属性を持った 10 人に関する架空のネットワーク。

190　第III部　応　用

になることと関連する要因の分析を行う。ノードの特性および構造特性はリンクベクトルに統合され、これらがリンクに関連しているか否かを明らかにするために統計的分析が行われる。要するに、ネットワークはベクトルに（列に）変換され、その中の各要素は2個のノードの間の結合を示す。このダイアド関係のデータは、統計的分析で予測されるべき結果でもある。ノードの属性のベクトル、および依存性（ネットワーク構造）のベクトルは、ダイアド関係データと統合される。そしてダイアド関係データを従属変数、他のベクトルを独立変数としてロジスティック回帰を行う。

　図9-1は、データを性・年齢という2個の属性を持つ10人の架空の集団を用いて、いかにしてデータを統計分析用に変形できるかを示したものである。例えば、人物1は4個の出紐帯を持つ24歳の男性である。このようなデータを解析するために、データをまずダイアドに変換し、個々の観察が2人の人物の間の関係になるようにする。変形後の最初の2列は、もとのデータの行と列に相当して各人をなぞり、最初の10行が人物1の出力関係となっている。列Pは、2人の人物の間のリンクの有無を示す。列Outは、当該者に対する出次数（指名件数）の個数である。列Rは2人の間の関係が互酬的（双方向）か否か、列Tはペアが推移的トライアド関係にあるか否か、をそれぞれ示す。列$H_s$は、ペアが性に関して同等（ホモフィリー）であるか否かを示す変数である。列$D_a$は、ペアの年齢差の幅を示す変数である。

　統計解析では続いて、これらの構成された変数（D、R、T、$H_s$、$D_a$）がP、つまり2人の間のリンクと関連しているか、の推定を行う（自分自身との関連については省く）。もちろん、これらの変数が必ずしも、この種のデータに対して構成されるべき唯一・最善の変数というわけではない。

　例えば、2人がなんらかのトライアド関係に加えて、推移的トライアド関係にあるか否かを推定したいと思うこともあろう。あるいは、研究者は指名の入次数の効果を推定したいと思うかもしれない。さらに、同じ人々に関して長期間にわたる縦断的データを用いて、さまざまな型の相互行為を創出することも当然ありうる。理解すべき考え方の要点は、行列に表現される関係がダイアド関係に変換され、そしてこれらの関係の性質を表す変数も相互に関連づける、ということである。これらの課題から開発されたのが、指数型ランダムグラフ

モデル（ERGM）である。

## 指数型ランダムグラフモデル（ERGM）

　ERGM は、統計的ネットワーク分析において 2 つの役割を果たす。①ネットワークの推移性のような構造的な性質が、あるネットワークにおいて偶然的に起こると期待されるよりも、もっと頻繁に現れるか否かを判定する、②ネットワーク・リンクと行動の間に関連があるか否かを検証する。強調したいのは、ERGM は横断的データに対して用いられる点である。統計学的検定では、観察されたネットワークが偶然発生しえたかもしれない「尤度」を測定する。厳格にいえば、観察されたネットワークが第 5 章から第 8 章において示したアルゴリズムや資料に基づく特性の関数であるか否かを検証できるということである。第 5 章から第 8 章で示したアルゴリズムや指標は、密度、互酬性や推移性、クラスタリングの程度など、ネットワーク内に存在する指標を計算するのに用いられる。しかしながら、それらは与えられた密度や他の低次元の依存関係のもとで、これらの性質がどの程度に存在するのかを実際に計測するものではない。例えば、いかなるネットワークにせよ、偶然ある程度の互酬性がみられることがよくあるが、リンクが多数ある（密度が大きい）ネットワークでは、偶然の互酬性はさらに多くなる。互酬性の傾向の有無を判定するためには、統計学的モデルでネットワークの密度を制御する必要がある。ERGM は、ネットワークのある特性が他のネットワーク特性の結果として偶然に起こったものであるか否か、測定された特性はネットワークのパラメーターが変われば起こりそうにないものか否か、といったことを判定する。

　その次の ERGM の基本的利点、そしておそらくはより本質的な点は、モデル推定のためにノードの属性を取り込めることである。ノードの属性は、思春期の少年が少女とよりも少年と交友関係を形成しやすいか、というように、紐帯の形成や解消に影響する性質である。ノードの属性としての性は、ネットワーク構造の重要な決定要因であり、ERGM は、この傾向が交友関係のネットワーク内で発現しているかどうかを判定する。性のような既定の特性とは別に、研究者はしばしば喫煙のような行動に関する従属変数を分析に含めたいと考え

192　第 III 部　応 用

る。例えば、ERGM は、交友関係は彼らが同様の喫煙習慣を持っているとき
に、より形成されやすいかどうかを決定できる。

　要するにＥＲＧＭによる分析は、（少なくとも）３つの機能に関して利用でき
る。①ネットワークをその構造特性を用いて記述する、②個々の属性（つまり
ノードの特性）がネットワーク構造特性と関連しているか否かを判定する、③
上記の①②を制御しながら個々の属性が行動に関連しているかを判定する。し
たがって、例えば、ERGM は紐帯が互酬的か否か、その互酬性が偶然から期
待されるよりも強いか、そして性別と関連しているか（男子は男子とのほうがよ
り仲良くなりやすいか）などを明らかにするために使われる。それが明らかにな
ってから、性別と互酬性を調整して、喫煙が友人の間でみられやすいのか否か
を判別するモデルに行動を含めることもできる。


## シミュレーション

　MPLE 法は偏った推定値を導き出すことが示されており（van Duijn *et al.*,
2009）、それゆえ、その示すものは近似値だといえる。ネットワーク紐帯の間
の依存性が強くないときには、MPLE はより正確になるであろう。しかし、
観察されたネットワークにおける構造の傾向の推定に関しては、最尤法を用い
た最近の研究による方法を用いたほうが、より正確な推定が得られている。こ
の方法はマルコフ連鎖モンテカルロ（Markov Chain Monte Carlo, MCMC）技法
に基づくもので、ネットワークの分布をシミュレーションして、このシミュレ
ーションされたネットワークと観察されたネットワークとを比較することでパ
ラメーターの推定値を得るものである。この過程を、パラメーター推定値がほ
とんど変化しなくなるまで反復する（Robins *et al.*, 2007）。

　シミュレーションを何千回も走らせて、観察ネットワークの特性に基づいた
ネットワークの分布を生成する。この分布は、観察されたネットワーク特性の
もとでどのようなネットワークがありうるかを示す。例えば、観察されたネッ
トワークと同じ密度を持った、ランダムに生成した一連のネットワークにおけ
る互酬性の分布が示される。問題とする構造特性は、以下にみるように、分布
を生成するのに用いた尺度よりも、より高次の構造パラメーターである。ラン

ダム・シミュレーションによるネットワークから推定された個々のパラメーターを、観察ネットワークから計算したものと比較し、もし観察されたネットワークのパラメーターがシミュレーション・ネットワークで推定したものの平均値と違っていれば、研究者は観察ネットワークが特異な特性を有している、より正確にいえば、その特性への傾向を持っている、と結論づけられる。

　いま例えば、ノードが100個、500のリンク、密度5%のネットワークが観察されたとする。この経験的ネットワークに互酬性の傾向があるだろうか（AがBを指名したらBもAを指名しやすいか）、を考えるとしよう。互酬性の傾向の有無を判定するためにノード数が100でリンク数が500のネットワークを何百、何千と生成する。シミュレーションで得られた分布について互酬性のある紐帯の平均値を計算し、実際のネットワークの値と比較する。もし、観察されたネットワークの互酬性が、シミュレーションで得られたネットワークの互酬性の平均と偶然で起こると期待されるよりも大きく違っていたら、観察されたネットワークには互酬性の傾向があると結論できる。図9-2は、ERGMによるシミュレーション過程中に計算されるパラメーターを図示したものである。研究者によっては、もっと多くのパラメーターを選び、シミュレーションに含めたいと思うこともあろう。シミュレーションを行うためのネットワーク特性（例：密度、互酬性）を一致させ、さらに高次の構造特性［図9-2でいえば推移性や2-スターなど］が、前述の低次のパラメーターのもとで偶然に起こると期待されるよりも高頻度に生じているか否かを、比較判定する。

　大切なのは、密度や互酬性、推移性などといった、ネットワークの構造特性を階層構造的にとらえるという認識である。推移性の検定は同時に、密度や互酬性の検定も必要とする。いいかえれば、推移性の検定をするためには、観察された密度や互酬性に基づいたシミュレーション・ネットワークを生成する必要がある。シミュレーションされたネットワークは観察されたネットワークと似たような密度、互酬性の平均値も持っているが、これはシミュレーションをもととした性質のためである。さらなる分析で問うのは「観察されたネットワークにおける推移性の程度はシミュレーションされたネットワークのそれと一致しているか、違っているか？」である。もし、違っていたならば、観察されたネットワークは、それと同じ大きさ、同じ密度、同じ互酬性の分布を持つネ

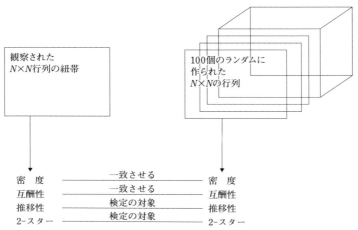

**図 9-2** 観察されたネットワークは密度、互酬性、推移性およびその他の構造指標によって記述される。ランダム・ネットワークは構造の比較対照となるように、観察されたネットワークと一致させた構造指標をいくつか持たせて生成し、それ以外の構造指標について検定を行う。

ットワークが偶然に起こると期待されるよりも大きい（あるいは小さい）推移性を持っていると特徴づけられる。

　もちろん実際には、いくつかの理由から話がもっと複雑になることもある。第1に、パラメーターの妥当な分布を得るまでに、いくつのネットワークを発生させればよいのかを知るのはなかなか難しい。第2に、ネットワークが大きくなるにつれて、多くのネットワークを発生させ、複数の構造特性を計算することはますます難しくなる。第3に、ノードの属性（例：性、薬物乱用）が分析に追加されると、計算上の負担がさらに大きくなる。これらの問題に対応するために、統計学者たちはシミュレーションされたネットワーク全体を生成することなく、分布をシミュレーションで生成する方法を考え出した。

　先のノード100、リンク500の架空例に戻ると、そのようなネットワークを1000個発生させ、それらすべてのネットワークについて互酬性の値を計算し、100ノード、500リンクのネットワークの互酬性の値の分布を生成することが分析のために必要になるはずである。しかし、100個のノードにわたって展開されるランダム・リンク行列の新しい行列全体を生成するのでなく、その行列

の中の一定数の紐帯を無作為に選び、それらのもとの値（1または0）を交替させる（1だった要素は0に、0だった要素は1に変える）。こうして、観察ネットワークのサイズと密度パラメーターに基づいた新たなランダム・ネットワークが、ネットワーク全体を作り替えることなく、ネットワークの1つの標本として生成される。この標本ネットワークを用いて、関心のあるネットワーク・パラメーターを計算する。このようにして、ネットワーク・パラメーターの大量の分布が、効率のよい方法でランダムに作られたネットワークから得られる。[これらの過程はソフトウェアにより実行される（例：Robins *et al.*, 2007）]。

　1つの問題は、ランダム・ネットワーク生成の方法である。ERGM の枠組では、研究対象の構造パラメーター（密度、互酬性、推移性）に基づいてネットワークを無作為に生成することで、シミュレーション・ネットワークを作っていた。これらのシミュレーション・ネットワークは、相互依存ネットワークと呼ばれる。それは、ネットワークのノードの間に存在する非独立性を特徴的に示すものだからである。ランダムに選択された標本と違って、ネットワークのデータセットの中のノードは特異的にお互いにリンクしあっており、これはネットワーク・リンクおよびネットワーク構造として示されている。ゆえに依存グラフは、構造モデルに基づくネットワークによって示される依存関係を示している。例えば、もし構造モデルの示すネットワークが推移性によって特徴づけられていたならば、その推移的な関係で結ばれた2つのノードは、この構造によってお互いに依存していることになる。依存性ネットワークは、構造モデルによって導き出されるネットワーク内の結合関係である。つまり、依存性ネットワークは、構造モデルによって一連の特定の関係パターンが規定されたときに、ネットワーク内にどのようにリンクが存在するのかを示すものである。

　要約すると、ERGM が用いられるのは、観察されたネットワークにおいて推移性のようななんらかの構造的な傾向があるかどうか知りたいときである。その際には、ランダム・ネットワークの大きな標本を生成（ネットワーク全体を生成するのは時間がかかりすぎるので、実際には標本ネットワークを生成）するが、これは構造モデル、つまり推移性および、より低次元の依存関係（密度と互酬性）により導かれる依存グラフに基づくものである。次に、観察されたネットワークの推移性をシミュレーションの標本の推移性と比較する。もし、シミュ

レーションによる標本の平均値と観察値が異なっていたならば（$t$値が1.96より大なら0.05の水準で統計的に有意）、観察されたネットワークは推移性に関して一定の傾向がある、と結論づける。ただし、この分析はネットワークが推移的であることを証明するものではない。分析は、推移性を前提とする時系列のプロセスをモデル化できてはいないからである。

　議論の仕上げとしてもう1つの要素を追加するならば、分布を生成するためにいかにシミュレーション・ネットワークのシードを播くか、という問題がある。構造モデルは、モデル内に暗黙の依存性があるとしたうえで、リンクの存否を示すものである。しかし、ランダム・ネットワークの生成はいかに始めればよいのか？　ネットワーク生成の「火入れ」というのは、ランダムに作られるネットワークのシミュレーションにおける、リンクの最初のシードの播き方を指す。最初のリンクはランダムに選択され、その後、残りのネットワークが特定された構造モデルに従って作り上げられる。ERGMへの課題の1つが、これらのシミュレーション・ネットワークのための信頼すべきパラメーター推定値を与えてくれるネットワークをいかにして構築するか、ということである。ベルヌーイグラフやマルコフ・ランダム・グラフなど、初期のいくつかの技法は単純な法則に基づいたもので、満足すべきシミュレーション・ネットワークの分布を与えるものではなかった。近年のモデル構築方法の発展によって、観察されたネットワークと構造的に類似しているという点において、より優れたネットワークを生成するプログラムが生み出されつつある。


## 新たなモデル

　これまで述べてきた方法は、しばらくの間使われてきたが、その結果に当たり外れが大きかった。1つの問題は、より高次の特性（推移性のような）を持ったネットワークのシミュレーションが変質しやすいことである。「変質」というのは、あるパラメーターに基づくシミュレーションで作られたネットワークが、結合しすぎとか非結合だらけというような、ひどく異様なものになってしまう、という状況である。具体的にいうと、推移性はネットワークの重要な構造特性であり、それだけに研究者はしばしば、ネットワークの推移性を統制し

第 9 章　指数型ランダムグラフモデル、P* および行為者中心モデル　　**197**

ようとする。しかし、その結果、シミュレーションしたネットワークがどんど
ん推移的になるのは問題である。なぜなら、そのようなネットワークはお互い
にブリッジのない、高度に結合されたサブグループを多く持つ傾向があるから
である。シミュレーションでできたネットワークは、しばしば完全に結合した
サブグループを作ったり、完全なゼロネットワーク、全くリンクのないネット
ワークになったりする。このようにして、シミュレーションでできたネットワ
ークは、それをもととした観察されたネットワークとは似ても似つかぬものに
なることがある。

　ハリガン（Harrigan, 2009）が指摘したように、これらの初期の問題に対応し、
ERGM を改良した新しいモデルの仕様が 2 つある（Robins & Pattison, 2005; Rob-
ins *et al.*, 2007; Snijders *et al.*, 2007）。これら 2 つの仕様とは、①4 サイクル[訳注2]
の導入、②構造パラメーターに対する「弾力的な上限」の採用で、これらは推
移的トライアドのような特定のモデルの仕様の個数ないし濃密さを制限しよう
とするものであった。これらの変化を取り入れた卓越したモデルパラメーター
は「交替 $k$-スター仕様」（alternating $k$-star configuration）である（Snijders, 2005）。

　交替 $k$-スター[訳注3]のパラメーターはモデル推定に決定的なものであり、以
下の 3 つの特徴を持っている。まず、すべてのスター仕様（エゴの直接的紐帯に
関わるもの）が 1 つのパラメーター推定に取り入れられる。$k$-スター仕様では、
2-スター、3-スター、4-スターなどがいくつあるかを数えるのでなく、ネット
ワーク内にすべての種類のスターがいくつあるのかを推定する。第 2 に、ある
スターの確率は、その大きさの順になる。つまり、2-スターは 3-スターより
も起こりやすく、3-スターは 4-スターよりも起こりやすい。これは、たいて
いのネットワークでは 2-スターは 3-スターより多く、3-スターは 4-スターよ
り多いということからして納得がいく。$k$-スターに対するパラメーター推定
のために、ある場合にはネットワーク内のスターの分布を使うことがある。最
後に、2-スターから 3-スターへと、スターの次数が上がる際に、その確率に

---

　　［訳注2］　4 サイクル：ネットワーク結合の基本的な要素（サブネットワーク）として、あるエ
　　　ゴ A を基準として A→B→C→D→A となるような循環的な結合のパターン。
　　［訳注3］　$k$-スター：ネットワーク結合の基本的な要素として、あるエゴを基準として他の 2 つ
　　　の他者と結合したパターンを 2 スターといい、他の $k$ 個と結合したものを $k$-スターと呼ぶ。

198　第III部　応　用

対して正負の符号を、もし2-スターで正であれば3-スターでは負、4-スターでは正、というように交互に変える（交替$k$-スター）[訳注4]。

　研究者はまた、交替$k$-トライアングル[訳注5]というパラメーターも導入したが、これは交替$k$-スターに似たものである。交替$k$-トライアングルでは4サイクルを取り入れ、そのため先に言及した条件付き独立の仮説に依拠する。最後に、交替$k$-2パス[訳注6]というパラメーターが開発された。これは、2つのノードがもう1つのノードを共有する（つまり2人が仲介者と結合している）確率である。まとめると、これら交替$k$-スター、$k$-2パスのようなパラメーターが導入されるまでの間、伝統的なマルコフモデルの推定には問題が多かった。これらがネットワーク分布のシミュレーションに採り入れられると、観察されたネットワークとシミュレーション・ネットワークの比較が可能になり、パラメーター推定も可能になった。多重ネットワーク（multiple networks）［複数の要素で結合されているノードから成るネットワーク］がもたらす同時効果［複数の要素について同時に検討したときに予想される効果］の推定に対してもある程度の進歩がみられた（Koehly & Pattison, 2005[訳注7]）。


## 肥満の実例から

　例としてヴァレンテら（Valente, Fujimoto, Chou, & Spruijt-Metz, 2009）は、4つの学校の第6学年生17クラスのデータを収集した。生徒たちには同じクラスの仲のよい友人5人の名を挙げるように求めた。同時に、全生徒について身長と体重を計測し、肥満度（身体容積指数、BMI、体重（kg）÷身長（m)²）を計算し

---

　［訳注4］　このような操作はそれぞれの次数のスター（パラメーター）に対する重みづけとして行われる。
　［訳注5］　$k$-トライアングル：上記と同様、あるエゴを基準として他の2者と結合し、かつその2者の間にも結合があるものを指す。
　［訳注6］　$k$-2パス：2パスは有向ネットワークで、あるエゴを基準として、B→A→Cとなるような結合のパターン。
　［訳注7］　Koehly, L. M., & Pattison, P. (2005). Random graph models for social networks: Multiple relations or multiple raters. In P. Carrington, J. Scott, & S. Wasserman (Eds.), *Models and methods in social network analysis* (pp. 162–191). New York, NY: Cambridge University Press.

た。BMI はよく用いる体格の指標で、成人の場合には 30 以上が肥満とされる［日本では、25 以上が肥満とされる］。

　友人関係の紐帯が、（紐帯がない場合と比較して）構造特性である密度や互酬性その他のネットワーク変化の統計量の関数になっているか否かを検証するために、ERGM モデルを利用した。ネットワーク変化の統計量とは、ノード $i$ から $j$ への紐帯がない場合とある場合の間の、さまざまなネットワーク構成についての尺度の違いを意味する。この研究では、先に述べた ERGM の最近の改良を援用した（Robins $et\ al.$, 2007）。全部で 15 の学級に対して共通のモデルを適用し、パラメーター推定値およびその標準誤差はメタ分析の手法で統合し、効果が学級間で共通か否かを判定する（Snijders & Baerveldt, 2003）。

　構造効果を統制すると、体重の類似性は強い、統計的に有意（$T^2 = 53.73$、$df = 15$、$p < 0.001$）な効果を示し、その効果の平均値は 0.22（$p < 0.001$）で、これは体重が異なっているよりも、似通っている場合に交友関係が起きやすいことを示している。推定された学級間の効果の標準偏差は、0.06（$p = NS$）であった。さらにこの研究は、友人としてより多くを指名するか、指名されるか、と体重の状態との関連を検定している。指名に対する体重の状況は、有意な主効果を示し（$T^2 = 27.93$、$df = 15$、$p < 0.05$）、効果幅の平均は 0.13（$p < 0.05$）で、肥満の若者は肥満ではない若者よりも多くの友人を指名することを示していた。推定された学級間の効果の標準偏差は 0.13（$p < 0.05$）で、推定された効果の大きさが学級間で異なることを意味する。

　注意すべきことは、ERGM の結果は関連がどの方向にあるのかは示さないということである。つまり、交友関係と体重の状態の間に関連があるということは、同時に非肥満の学生たちもお互いのつきあいが多いことを意味している。ERGM パラメーターの推定値は、研究者が関連の強さまで知ることができないということから、情報量が特に多いとはいえない。しかし、ERGM 分析は、体重の状態と交友関係の関連が、クラス内の同じ属性の誰かと結合しているゆえに生じているのではなく、またネットワークの他の構造特性とは関係がないことをきちんと保証してくれる。この研究（Valente, Fujimoto, Chou, & Spruijt-Metz, 2009）もまた、通常のランダム効果ロジスティック回帰を用いて、肥満のリスクと肥った友人を持つこととの関連を推定している。回帰分析の結果は、

200　第III部　応　用

肥った友人を持つことは肥満になるリスクを約2倍にすることを示している。

　要約すると、ERGMはネットワーク構造効果の統計学的推定の土台である。自分が観察したネットワークが意味のあるものか否かを知りたいと思う研究者はERGMを使って、観察したネットワークにみられる特性を持ったランダムグラフをシミュレーションで生成できる。より低次元の構造効果を一致させてあるという条件で、観察したネットワークとシミュレーションで作成したネットワークの間で、より高次元の構造効果を比較できる。例えば、ネットワークのサイズ、密度、互酬性を一致させてあれば（あるいは少なくとも密度に関する条件付きの分析としてならば）、推移性の検定を行える。

　あるネットワークが所定の構造的特性を示しているかどうかを検証する統計学的分析のために、観察されたネットワークの中の紐帯がシミュレーションで生成されたネットワークのそれと、どの程度一致しているかの推定を行うことがある。ネットワークをシミュレーションし、構造モデルから導かれるリンクを表す行列が構築され、そしてこの行列は、構造モデルが正しければ誰が誰にリンクしているかを示すベクトルに変換される。次に、このベクトルは（二値変数なのでロジスティックで）観察したデータがモデルに適合しているか否かを判定するために、誰が誰にリンクしているかの実際のベクトルに対して回帰させることができる。

## 行為者中心モデル

　ここまでは、ERGMはある観察されたネットワークが構造的に一定の傾向を持っているか（例：推移性の程度）、個人の属性が2人の間のリンクと関連しているかなどを明らかにするための方法として記述されてきた。例えば、行為者が互酬的あるいは推移的な関係を結ぶ傾向があるか、肥った学生は他の肥った学生と友人になりやすいかなど。しかし、ネットワークがどのようにして進化してきたか、個人（ないしノード）の特性がネットワークの進化に関連しているだろうか、についても研究者は関心を抱いてきた。ネットワークの進化に関連して、ネットワークの変化を進めるなんらかの特性があるのか否かの検証にはしばしば**行為者中心モデル**（actor-oriented model）と呼ばれる方法を用い

る。推定の過程で、研究者はある行為が行為者間の紐帯の形成や解消に関連しているか、ネットワーク紐帯が行動の変化を招いているかなどを確認できる。

　行為者中心モデルは、ERGM に似た論理に従う。ただし、500 ものシミュレーション・ネットワークを生成して実際のネットワークと比較するのではなく、時点1におけるネットワークが時点2におけるネットワークにどのように**進化する**のかを研究者が明らかにする、という点で異なっている。社会ネットワークの進化の時間的特性の解明には、ストキャスティック行為者中心モデルと呼ばれてきた方法を用いる（Burk *et al.*, 2007; Snijders, 2001; Snijders *et al.*, 2007）。ERGM で行われるように、社会的特性のさまざまな型の頻度を計算する代わりに、行為者中心モデルでは、本質的にエージェント・ベースのモデルの様式を用いて動的過程をシミュレーションする。行為者中心モデルを推定するために用いる現行のソフトウェアでは、時点1から時点2までの間にネットワークの進化の仕方を決定すると思われるパラメーターを指定し、その後ネットワークのシミュレーションを行って、これらの規則を適用することで、あとの時間に観察されたネットワークと似たネットワークが生成されるか否かをみる。研究者にとって難しいのは、ネットワークにおける構造上および行動上の傾向を特定することである（これが**目的関数**である）。

　目下のところ3つのコンピューター・プラットフォームが、縦断的なネットワークと行動モデルの検証のために用いられている。SIENA（Simulation Investigation of Empirical Network Analysis）[訳注8]、STATNET、および PNET がそれである。本節の残りの部分は、主として SIENA の考えに基づいて書いてある。SIENA モデルの指定には、目的関数（objective function）と速度関数（rate function）とを指定する必要がある。目的関数は、ネットワークの進化を促進すると考えられる特定のネットワーク構造特性である。速度関数は、個々の行為者が観察された期間になしうる変化の頻度の推定値である。目的関数は、ネットワークの現在の状態の変化の方向ないし選好を表す。実際的には、ソフトウェアの中で社会的および行動的な進化を左右すると考えられる構造および属性に基づいた要因を研究者は指定するが、目的関数そのものを書き出すことは

---

　　[訳注8]　http://www.stats.ox.ac.uk/~snijders/siena/

しない。速度関数の推定に関しても、研究者はソフトウェアに委ねるのが普通であり、なんらかの速度関数を設定することはない。

　SIENA を用いて行為者中心モデルを検証するとき、研究者はデータ、ネットワーク行列、および属性ベクトルを指定する必要がある。もし、研究者がいくつかの学校や組織といった複数のネットワークを持っている場合には、個々のネットワークを別々に推定し、それらの結果を統合すべくメタ分析を行うか、それともネットワークを大きな1つのファイルに組み込んで、個々のネットワークの間のリンクに対しては、もともとリンクがありえないということで「構造的ゼロ」を挿入する、とかのいずれの方法を用いるかを決定する。データがインポートされれば、SIENA は別個のウィンドウを開いてデータの変換なり選択なり（例：母集団の部分集団）を実行する。

　進化分析の核心は、モデルの仕様の指定にある。研究者は関係ネットワークを独立変数とか従属変数とかのように指定でき、また、属性は時間経過によらず一定のものでも、時間により変わりうるものでもよい。さらに研究者は、時間とともに変化する関係の共変数（例：2人の個人が結婚しているとか、お互いにどの程度離れて暮らしているかなど）を指定することもできる。最後に、研究者は推定すべきパラメーター密度、互酬性、推移性のような構造パラメーターを、これらの構造パラメーターと相互に反応する属性とともに指定する。例えば、基本的な SIENA モデルでは学生が双方向の紐帯を持つとか、推移性の紐帯を作るとか、また同性の人と紐帯を作る（男子は男子を、女子は女子を指名することが多い）とかの傾向があることに関する検定を行う。**これらモデルのパラメーターを指定する際には、検証している理論的なモデルそのものからパラメーターが導かれるため、十分な注意が必要である。**

　モデルの指定が済むと、シミュレーションは指定したモデルに基づいてネットワークを生成していく。モデルは、シミュレーションが実測のネットワークに類似したネットワークを生成したところへ収斂する。指定したパラメーターで実測ネットワークに近いものを生成できず、モデルが収斂しないこともしばしばある。これは、一部には実測データのせい（例：ネットワークがあまりにも疎であるとか密であるなど。第8章を参照）、あるいはモデルの指定の中に本質的な矛盾が含まれているなどの理由による。

表 9-1 　ERGM で推定される代表的な構造パラメーター

| パラメーター | 社会プロセスの図示 | 説　明 | 例 |
|---|---|---|---|
| 出次数（密度） | | 紐帯を持つ全体的な傾向 | 行為者は自分の被結合性を増強する |
| 互酬性 | | 双方向的な紐帯を持つ傾向 | 行為者は自分の指名した人を選好する |
| 推移的三角関係 | | 局所的にトライアドに閉鎖する傾向 | 行為者は自分の友人である別の人を選好する |
| バランス効果 | | 構造的に似ている人と紐帯を持つ傾向（構造バランス） | 行為者は自分のサークルの中の人と紐帯を持ちたがる |
| 属性による他者 | | 他者の行動の主要効果（入次数内で共分散が決定） | 他者はある属性を持つか持たないかにより指名されたりされなかったりする |
| 属性によるエゴ | | 紐帯の選好に対するエゴの主要効果 | 行為者はある属性を持つか持たないかによって紐帯を持ったり持たなかったりする |
| 属性の類似性 | | 似通った人と結合される傾向 | 行為者は同じ属性の人との紐帯を選好する |

出所：Steglich *et al.*（2009）。

　モデルが収斂したか否かをみるために $t$ 検定を行う。研究者が期待するのは、統計学的に非有意の検定結果である。というのは、シミュレーションしたネットワークが、実測ネットワークに似ていることを期待しているからである。SIENA は、推定値とその標準誤差を算出し、分析が有意かどうかを $t$ 値でみる。回帰分析と同様、$t$ 値が 2 より大ならば有意となり、研究者はそれに相応する傾向がデータの中にあると結論づけられる。

　行為者中心モデルにあてはめる種々のパラメーター設定を理解するのに有用な方法は、問題となる行為者とその近傍でみられる関係に関して、パラメーターを類型化してみることである。表 9-1 は、行為者中心の進化分析において検証される種々の構造特性のうちのいくつかについての類型化である。各行は異なる構造パラメーターを示しているが、これはネットワーク関係のパターンでもある。第 1 行は出次数で、ネットワークの密度（リンクの個数）の指標である。行為者ベースのモデルには、密度の制御のために常に出次数が含まれる。出次数パラメーターの推定値はほぼ常に負であるが、これは紐帯が有意に構成

**204** 第Ⅲ部 応 用

されたもので、非ランダムであることを示唆する（出次数が正ならば、ネットワーク構造は密度 50% で分散化する傾向があるということになる）。第 2 行は双方向性（互酬性）を示すが、この推定値が正ということは、B から A への紐帯がある場合、A は B との双方向の紐帯を持つ確率が高い。その他の行は、これら最初の 2 行のあとに検定される構造的な特徴である。

## WINCART

　共進化モデルを解説するために、地域社会参加研究（Community-Based Participatory Research, CBPR）という、がんに関する教育や訓練、研究をめぐる地域社会を基盤とした組織や大学研究者の連携を強化するために設計された、介入の効果を評価するための研究が実施された（Israel *et al.* (Eds.), 2005; Wallerstein & Duran, 2006; Valente *et al.*, 2010）。この研究では、南カリフォルニアの太平洋諸島出身者の間のがんに関する不平等を低減しようと試みた「『がんを知ろう』島民ネットワーク育成研究・研修、Weaving an Islander Network for Cancer Awareness Research and Training（WINCART）イニシアチブ」という計画の結果を報告している（Tanjasiri & Tran, 2008）。WINCART は地域のグループが話しあい、かつさまざまな太平洋諸島出身者の地域社会のグループ間のつながりを強化するためのフォーラムとして作られ、WINCART の教育、研究、研修活動を指揮するための科学的諮問委員会および地域諮問委員会を巻き込んだ組織である。WINCART 計画の目的として表明されているのは、地区組織（Community-based Organizations, CBO）とがん研究機関の連携を図ろうというものである。これらの連携ができれば、地域組織はがんの研究や治療の進歩に関する情報を、その成員に広められるようになるであろう。同時にWINCART は、学術機関やがん研究者から CBO への連携をも作り出し、がんの研究、教育、研修がより地域の状況に即したものになるようにと企図されている。

　WINCART は、地域社会と学会との間のギャップを埋めるために、合宿、イベント、シンポジウムおよび関係形成など多くの活動を行った。WINCART が、これらのグループの統合を効果的に行っているかをみるために、

行為者中心モデルを利用した。研究対象は 19 個の組織で、そのうち 11 個が CBO、5 つが大学、3 つが全国的ながん関連の組織（例：全米対がん協会）である。以下の 14 問から成るネットワーク関連の質問紙調査を行った。①情報伝達、②正規の承諾、③患者紹介先、④患者紹介元。がん以外の問題に関する情報や相互交渉に関しては、⑤教育、⑥現場活動、⑦研修、⑧アドボカシー、⑨研究。そしてがん関連の情報伝達や相互関連に関して、⑩教育、⑪現場活動、⑫研修、⑬アドボカシー、⑭研究、となっている。回答者には全部で 19 の組織の名簿が提示され、彼らが関わった組織にチェックするように求めた。

2005 年 6 月に電子的な招待状および調査票が、16 の組織の 121 人の個人、また、2007 年 7 月には 17 の組織の 113 人にそれぞれ送られた。第 1 回調査は 91 人、75.2% の回答率をもって完了し、第 2 回調査は 56 人、49.5% の回答率で完了した。第 1 回では 3 つの全国組織は調査に招かれなかったが、第 2 回には地域活動をしている「がん情報サービス」（全国組織の 1 つ）の代表が招請された。彼らの回答は第 2 回調査の分しかないので、分析には含まれていない。さらに、これら 3 つの全国組織は全く指名をしていない（研究に招請されなかった）ので、これらの組織へのリンクはこの分析のデータから取り除かれた。各参加機関から最低 1 人は回答している。期待したよりも回答率が低かったのは、同一組織に属している人たちが話しあって、その中の誰かが回答すればよいと思ったことに関係があるらしい。さらに、非回答者にあとで面接してみると、第 2 回目の招請を、実際には回答を完了した第 1 回調査の催促と誤解した者もいた。データは各組織別に合算され、個人別の回答は不明である。

各組織の回答者の数はばらばらなので、組織間のリンク件数は合計し、その各組織の回答者数で除した。この場合の従属変数は、ある組織からもう 1 つの組織へのリンクの率であり、主要な研究課題としては、時間とともに結合性（connectivity）が上昇したか、組織の立場（CBO・大学の区別）に関して、より不均質になったか、などである。

組織あたりの回答者数は、第 1 回、第 2 回でそれぞれ 4.79 人から 2.95 人へと低下している。大部分の回答者は女性で、第 1 回、第 2 回でそれぞれ 87.9%、81.4% であった。回答者はその組織での仕事に経験が深く、現在の組織での勤続年数は 7〜8 年であった。大部分は WINCART 活動に参加した経験があり、

206　第 III 部　応　用

過去 1 年に 58.6%〜67.9%、平均して 1.71〜2.38 人が参加していた。初回の
調査では 14 問のネットワーク質問に 1426 のリンクを回答しており、第 2 回目
には回答者は減ったものの、リンクは 1617 に増加した。組織内のリンクは第
1 回、第 2 回でそれぞれ 146 個、159 個であった。

　リンク率（組織の回答者で他の組織を指名した人の割合の中央値）は第 1 回には
30% であったが、第 2 回には 43% に増えた。2 回の調査を通して、「この 1 年
間であなたはどの組織と連絡をとったことがありますか？」という質問でみた
場合、各組織はほとんどの組織から多かれ少なかれ指名を受けている（回答組
織ごとにみた回答率はそれぞれ 44%、54%［中央値］）。第 1 回には「患者の紹介を
受ける」（19%）に対して結合は最も弱かったが、第 2 回目では「がん以外の研
究」（34%）に対してが最も弱かった。図 9-3 は第 1 回と第 2 回の「がんの教育
」に関する CBO（○）、大学（□）のネットワークを示す。

　ERGM の事例の場合と同じように、初期の分析では、調査時期（第 1 回、第
2 回）、追跡調査の回答率、ネットワーク質問（一般、がん以外、がん）、組織の
タイプ、および調査時点×組織のタイプの交互作用項、を独立変数として、通
常の最小二乗回帰法による結合率の推定を行った。調査時期×組織のタイプの
交互作用効果が正で統計的に有意なことは、リンクは時間、組織のタイプのい
ずれか、または双方とともに増加することを意味する。回帰モデルはランダム
効果プロビットモデルを用いて、組織内部の回答の集中傾向について統制して
再推定を行った。これらのモデルの双方に対して、回帰分析は統計的に有意の
交互作用を示しており、CBO から CBO へ、CBO から大学へのリンクは調査
時期とともに増加していた（Valente *et al.*, 2010）。

　統計学的な進化モデルには、密度や互酬性、推移性などネットワーク構造か
らくる効果を制御したあとも、異なるタイプの組織の間の結合が起こる傾向が
あるか否かを検定するパラメーターを含む。特に目的関数としては、①組織タ
イプに基づいた出リンクがより多くあるか、②組織タイプに基づいた入リンク
がより多くあるか、③同じタイプの組織同士はタイプの違う組織とよりも互い
にリンクしやすいか（組織タイプによる類似性効果）、を特定した。これら組織タ
イプの、効果の目的関数への全体としての寄与は、以下の式で示される（Sni-
jders *et al.*, 2010）。

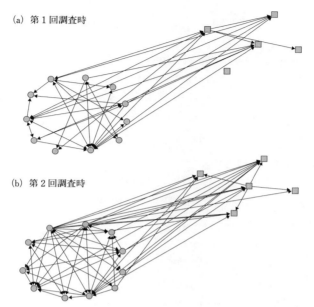

**図 9-3** がん教育に関するネットワークリンクは、当該組織間の交流が全組織間の交流の中央値よりも多かった場合に引いてある。○は CBO、□は大学である。CBO から大学へのリンクが増加しているが、大学から CBO へのリンクは増えていない。NetDraw によって描画した（Valente *et al.*, 2010）。

$$\beta_e \sum_j x_{ij} v_i + \beta_a \sum_j x_{ij} v_j + \beta_s \sum_j x_{ij} I\{v_i = v_j\} \tag{9-1}$$

ただし、上記①〜③に対応して、$\beta_e$ はエゴ効果のパラメーター、$\beta_a$ は他者効果のパラメーター、$\beta_s$ は類似（この場合は同一）タイプ効果のパラメーター、$x_{ij}$ は組織 $i$ から $j$ への紐帯の有無の変数、$v_i$ は組織タイプのエゴの値、$v_j$ は組織タイプの他者の値、そして $I\{v_i = v_j\}$ は、$v_i = v_j$ ならば 1、それ以外は 0 となるようなタイプの類似性の指標関数である。組織タイプに関連する効果のみをみた、組織 $i$ から組織 $j$ への単一の紐帯 ($x_{ij}$) の目的関数への寄与を示す式は次の通り（Snijders *et al.*, 2010）。

**208** 第 III 部 応 用

$$\beta_e(v_i-\bar{v})+\beta_a(v_j-\bar{v})+\beta_s I\{v_i=v_j\} \tag{9-2}$$

ただし、$\bar{v}$ は中央揃えのための平均値である。

14 のネットワーク[訳注9]は別個に分析され、メタ分析によって統合される（Snijders & Baerveldt, 2003）。個々のネットワークは、ネットワークごとに 2 時点の観察を通して指名された回答者の割合（レンジは 0.20～0.33）の中央値によって二値化される。同一の目的関数の特定が各ネットワークになされ、結果を合算してすべてのネットワークのパラメーター平均値と標準誤差のベクトルを生成する（上限を 5 と指定）[訳注10]。これらの結果に基づき、エゴから他者への選択（同じ行動・習慣を持つエゴと他者との結合しやすさ）の値が式 9-2 により $v_i$、$v_j$ という 2 個の組織タイプの値に対して作られる。組織タイプは 5 校の大学は 0、また 11 個の CBO は 1 とコードされ、全体の平均値は $\bar{v}=0.69$ となる。大学に対する中央揃えの値（中央を基準として測った距離）は $-0.69(=0-0.69)$、そして CBO については $0.31(=1-0.69)$ となる。すべての推定は SIENA を用いて行った（Snijders *et al.*, 2007）。

SIENA による結果では、14 のネットワークは $t$ 比[訳注11]が絶対値で 0.1 を下回り、よく収束している。全ネットワークのメタ分析の結果は、CBO に関する有意なエゴ効果があり、大学よりもより急速に出リンクを増大させたことを示している（$T^2=69.00$、$df=14$、$p<0.001$; 効果の平均$=1.15$、$p<0.001$）[$T^2$ はカイ二乗値]。組織タイプに基づいた他者効果ないし入リンク効果（$T^2=20.02$、$df=13$、$p=0.10$; 平均効果$=-0.64$、$p<0.001$）およびタイプ同一性効果（$T^2=14.49$、$df=13$、$p=0.34$; 平均効果$=0.55$、$p<0.01$）は非有意で、組織タイプごとの指名の受け方に差がないこと、および同じタイプの組織間のリンクの仕方にも差がないことを示している。エゴ効果（出方向）パラメーター、およびこれに並行した入リンクと同一性パラメーターに対するネットワーク間の標準偏差の推定値

---

[訳注9]　本章 205 ページに挙げた①情報伝達から⑭研究までの質問項目に対応するネットワーク。

[訳注10]　少数の外れ値ケースが全体の平均値に不当に影響しないようにするための方策、値 5 はソフトウェア SIENA の常法。

[訳注11]　収束の度合いを示す統計量。シミュレーションによる値と観察された値の差の平均を差の標準偏差で割った値。

は無視可能で、すべてのネットワークを通して同様の効果があることが示された。各共変数に関する効果の平均の推定値を次式に代入した (9-3)。

$$1.15(v_i-0.69)-0.64(v_j-0.69)+0.55I(v_i=v_j) \qquad (9\text{-}3)$$

大学に対して $v$ に 0、CBO に対して 1 をそれぞれ代入すると、式9-3のエゴから他者への選択傾向は以下のような結果となる：大学から大学へ 0.20、大学から CBO へ −0.99、CBO から大学へ 0.80、CBO から CBO へ 0.71。かくして、CBO は大学との関係 (0.80) あるいは他の CBO との関係 (0.71) を好む、その一方、大学は他の大学との結合 (0.20) を好むが、CBO (−0.99) とはそうではない。要するに、これらの結果は、CBO はお互いの、そして大学との結合傾向があり、大学は CBO や大学同士の結合への指向をみせないということを示している。

また、これらの結果は、行為者中心の共進化モデルを実質的な公衆衛生の問題に応用すれば、証拠に基づいた公衆衛生対策としての CBPR の評価を行い、研究者の地域社会の情報に基づく研究に寄与しうることを示している。統計学的分析からは、CBO から他の CBO へと、CBO から大学へのリンクはこの研究期間中に増大したことが示された。これに対して大学側は、他の大学あるいは CBO の紐帯を増やすことはなかった。この結果は、WINCART は地域のパートナー間のネットワーク変化を促すことには成功したが、大学研究者間にあっては成功していないことを示している (Valente *et al.*, 2010)。

現在も検証中の公衆衛生への応用例は、ほかにも多数ある。社会ネットワーク分析は、特定のネットワークを生み出す構造化の過程を理解するための枠組を与えてくれる。回帰法では、社会的関係を行動に先行するものとして扱う。通常、公衆衛生においては、特定のネットワーク構造が病気や危険行動の普及に影響するかに関心があり、その特定の構造を作り出すメカニズムについては関心を持たない。しかし、分析に属性を含めてみれば、社会ネットワーク分析は、その属性がネットワーク構造といかに相互作用するかを理解するのに有用である。例えば、分析は、喫煙者が他の喫煙者と関係を持ちやすいかを明らかにできるが、このような喫煙行動に関するホモフィリーの検証は、仲間が及ぼす影響を理解するためには決定的に重要なのである。

210 第Ⅲ部 応 用

## 要　約

　本章では、ネットワークに関する統計的解析を行うのに用いられる技法を、専門的になりすぎないように紹介した。まず、統計的な推定の基礎として、ERGM を紹介した。ERGM は現実のネットワークを、ランダムに生成したネットワークと比較して、現実のネットワークの構造的特性が偶然に期待されるよりも大きい確率になっているか否かを調べる技法である。ここで理解すべき重要な点は、構造特性は階層構造になっていること、すなわち密度は互酬性の中に入れ子状態になっており、それがさらにトライアド構造の中に入れ子になっており、というように、幾重にもこれが繰り返されていることである。シミュレーションでは、より低次元の構造特性について適合させたネットワークを作り、より高次元の特性の統計学的検定に用いる。

　また、ネットワークに存在するリンクの構造特性の検証の新しい方法の重要さを詳しく説明した。初期のネットワーク統計解析ではリンク行列を、紐帯を表すベクトルに変換して、これをネットワークの構造的な要素に回帰させていた。シミュレーションでネットワークを生成する新技術では、ネットワークと行動の変化を 1 つの統計モデルの中で同時に検定する共進化モデルを検証できる。本章には、これらのいくつかの実例を示した。スナイデルスが述べているように、「社会ネットワークの統計的モデル化が難しいのは、その生成と成長の基になっているプロセスの複雑な依存構造のためである」（Snijders, 2005, p. 215）。この複雑な問題にもかかわらず、今日までにかなりの進歩がみられたが、まだなおネットワーク効果と過程に関する多くの新発見が期待されている。

　謝辞：本章の執筆に対する Laura Koehly、Kayo Fujimoto および Kate Coronges からの援助に深く感謝する。

# 第10章────

# 新技術の普及

　本章では新技術の普及理論をレビューするが、これはネットワークの原則と展望を、これまで最も広範に駆使してきた理論である。その理論への序論と、原則の要約をまず述べる。続いて、普及がネットワークの中でどのように起こるかを理解するために用いられる主要なモデルを掲げる。さらに、ネットワーク接触効果を解説するための経験的なデータを、ネットワークの閾値の計算や解釈とともに示す。最後に、理論に関する短い批評を行う。普及に関する多くの概念は本書全体にちりばめられているが、本章では問題のより深部に踏み込む。

　行動変容理論は、社会的変化がどのようにして起こるのかを理解するために用いられる（Valente, 2002）。ネットワーク分析の行動学的な応用で、最も目覚ましいのが新技術の普及に関する研究で、この研究は新しい考えや行動が地域社会の中や他の地域社会へと、どのように広まっていくかを説明する。新技術の普及理論は、ネットワークがいかに行動や行動変容に影響するかの研究に対して、理論的な支持を与えてくれた。普及理論は、公衆衛生において最も広範に使われる理論の1つとなっている（Glantz *et al.* (Eds.), 2002）。それは、多くの学問分野の中でもとくに人類学、経済学、社会学、マーケティングにその根を持っており（Brown, 1981; Hägerstrand, 1967; Katz, 1962; Katz *et al.*, 1963; Robertson, 1971; Rogers, 2003）、疫学に適合させた部分もある（例：Bailey, 1975; Morris, 1993）。その仮説は経験的な研究で確認されてきたが、多くの新しい考えや行動は、大半が人と人の間のコミュニケーションで構成される対人接触関係を通して広がる、というものである（Bass, 1969; Beal & Bohlen, 1955; Katz *et al.*, 1963; Ryan & Gross, 1943; Rogers, 2003; Valente, 1995, 2005; Valente & Rogers, 1995）。

212 第Ⅲ部 応 用

　新しい考えや行動は別の地域社会で発生し、自分の社会に伝えられることも
あり、あるいは発生や発明の場所でそのまま広がることもある。思想や新技術
はマスメディアのような外部の源泉から、労働力の往来や技術革新ないし転換、
世界的交流、その他多くの経路で地域社会に入ってくる。普及理論研究の決定
的な要素は、新たな考えや行動に関する情報は人々の接触のネットワークを経
由するということである（多くの普及研究が社会ネットワークやネットワークの中を
情報がどのように流れているかを測定しておらず、厳しい人ならば、そのような研究は
行動や社会変容の領域に分類されるべきで、普及研究ではないということもあろう）。

　ライアンとグロス（Ryan & Gross, 1943）は、その先駆的な研究の中で、経済
的要因ではなく、社会的要因がとりわけ新思想の受け入れに対して重要な影響
があることを示し、普及理論の体系に対する基礎作りを果たした（Valente &
Rogers, 1995）。1950 年代から 60 年代初期には何百という普及研究がなされ、
多くのさまざまな状況下での普及過程をより詳しく検証した（Rogers, 2003）。
多くの研究で、政府やその他のスポンサー付きのプログラムが発出した情報が、
どのようにしたらもっと効果的に浸透するかを理解することを目的としていた。
1960 年代初期に普及研究はピークを迎えるが、最近、より手の込んだネット
ワークモデルや技術が出現し、普及過程の研究をさらに明確なものにすること
が可能になったことで再び活性化した。

　ほとんどの普及研究は、人口集団の中の何人かが新しい考えを採択し、その
他の人はそうでない、ということに導く要因を理解することに焦点をあてる。
さらに、ある人々がある行動を早期に受け入れ、その他の人はその新しい実践
を受け入れるまでに相当な時間を待つことになるのはなぜなのか、を明らかに
しようとする。例えば、ライアンとグロス（Ryan & Gross, 1943）は、雑種種子
のトウモロコシが入手可能になると何人かの農民は直ちに購入する一方で、他
の人々はほとんどすべての農家が購入するまでそうしようとしなかったのはど
うしてなのかを明らかにしようとした。同じように、コールマンら（Coleman
et al, 1966）は、抗生物質のテトラサイクリンが使えるようなったとき、ある医
師たちはすぐにそれを処方したが、他の医師たちは大半の医師が処方するよう
になるまでそうすることを希望しなかったのはなぜなのかを知りたかった。

　普及モデルには主要な要素が 5 個ある（Rogers, 2003）。①新技術のどんな特

第 10 章　新技術の普及　　**213**

性を認知しているかが採択の速度に影響する、②普及は長期間にわたり進行するので、採択の速度はしばしばS字型の累積採択パターンとなり、個人は早期採択者、後期採択者に分かれる、③個人の採択のプロセスにおいては、典型的には知識・説得・決定・実践・確認の各段階を通過する、④人々は新技術を改変したり、ときにはその使用を断念したりすることもある、⑤普及の速度やその曲線の性質を測ったりするための数学モデルを作ることができる（Mahajan & Peterson, 1985; Valente, 1993; Young, 2006）。

　ある研究者たちは、新規採択者の増加速度は正規分布に従うとし、その場合、採択者は彼らの革新性、すなわち普及過程の中で集団全体と比較してどのくらい早期あるいは末期に位置づけられたのかによって分類することができるとしている。新規採択者あるいは新規発生曲線を正規分布で扱うことによって、新規採択者は早期採択者（最初の16%）、早期多数者（17〜50%）、後期多数者（51〜84%）、後期採択者（遅滞者）（85〜100%）と分類される。採択は通常かなりゆっくりしたプロセスであり、多くの重要な新技術でも何年から十年という時間がかかっている。例えば、電話は発明から広範な受け入れまでに何十年もかかった。

　普及研究の原型となったのは、先のライアンとグロス（Ryan & Gross, 1943）の研究で、彼らはアイオワ州の農村で農民が雑種種子のトウモロコシの使用を受け入れるのに影響した要因を調べた（ボックス10-1）。雑種種子は、開発から実験農場で完成するまでに何十年もかかっていた。交配が成立してもその後、この新しい種子が農民の間に普及するまでには何年、ときには何十年もかかる。彼らの研究では、この革新技術が有利なことは明白であるのに、最初の採択者から最後の採択者までの間に14年というスパンがあったのである。

---

**ボックス 10-1　ライアンとグロス（Ryan & Gross）と普及研究の歴史**

　ブライス・ライアン（Bryce Ryan）はハーバード大学で社会学と経済学を学び、アイオワ州立大学で最初の教員資格を取得した。彼はニール・グロス（Neil Gross）という博士課程の学生を担当した。ライアンは研究テーマをあれこれ考えていたとき、アイオワ州にはトウモロコシが豊富である

214　第III部　応　用

ることに着目した。20世紀の前半、科学者たちはさまざまな雑種トウモ
ロコシの種子を作り、放任受粉の品種を置き換えていった。雑種種子は農
業にとっては全くの新機軸であった。というのは、それまでは農家は毎年
の作付けのために自分の収穫した実を種子として使っていたのに対して、
今度は種子を毎年買って蒔くことになるからである。

　雑種は放任受粉の品種よりも収量が多く、干ばつにも強いので、みるか
らに有利な新技術である。しかしながら、雑種種子が米国の農民に、また
国際的にも受け入れられるまでには何十年もかかったのである。普及を促
進するために米国農業振興局が設立され、雑種種子の生産性に関する情報
を公刊したり、個人の種苗会社がしばしば無料のサンプルを農家に配布し
たりもした。

　ライアンは、トウモロコシの雑種種子受け入れに関連する要因を明らか
にするための研究を、アイオワ州の2地区で始めた（Ryan & Gross, 1943）。
彼らは経済的な変数（例：農場規模）と社会的要因（例：農業雑誌の購読）を
対比させた。ライアンとグロスの研究は、行動変容および新しい考えや行
動が地域社会の中で、および地域社会の間にどのように普及するかについ
ての研究のモデルとして、古典となった（Crane, 1972）。257人の農民への
雑種種子の普及に関する彼らの研究論文は、普及の進行に関する教科書と
なった。

　注意すべきことは、普及は時間がかかるのが当然ということである。トウモ
ロコシの雑種種子は、市場に投入されるまでの開発に何十年もかかり、農家が
お金を払って購入するようになるまで、種苗会社は何年間も無償でサンプルを
配布せざるをえなかった（Crabb, 1947）。電話は、米国で広く普及するまでに
は何十年もかかった。また、ビデオテープレコーダーは急速に普及した革新技
術と思われているが、大半の家庭に普及するまでには何十年もかかっている。
正確にいえば、新技術によっては急速に普及したものもあるが、それはまれで
あり、例外的な条件下のみでの話である。普及のペースが遅いのは、しばしば
普及を抑制するネットワーク構造の結果であることが多い。電算機通信の到来
は、情報の伝播と多くの場合技術や他の製品の受け入れを加速させたようにみ

第 10 章　新技術の普及　　**215**

える。例えばフェイスブックは、数年間のうちに何億人というユーザー間に広まっている（http://www.facebook.com/press.php）。

　普及理論の第 2 の要素は、誰かが新しい製品について最初に見聞きしたら直ちに受け入れが行われるというものではないということである。むしろ人々は、まずそれがあることを知り、もっと情報を学習し、採択を決断し、それを試し、そして最後にそれを使用することを確認する、という採択過程の段階を踏んでいくものである。これらの段階は、市場細分化や行動変容にむけた進歩の測定にも利用される。大半の行動変容モデルは、採択過程の段階について記述する（Valente, 2002; Valente *et al.*, 1998）。新技術の普及については多くのさまざまな分野で調べられているが、ここで行う検討は、第一義的に社会ネットワークが病気や関連のリスク行動（いずれか、あるいは両方）の採択や普及にどのように影響するかについて行う。まずは、均質混合モデルと呼ばれるものから始める。

## 均質混合（Homogeneous Mixing）

　均質混合は、表 10-1 に例示した単純なスプレッドシートの例題で示すことができる。いま 100 人の仮想集団が時点 1（例えば年 1）に存在し、そのうち 5 人が新しい考えや行動を受け入れると仮定する。これらの 5 人の初期採択者は、マスコミに説得されたか、あるいは彼らは新しいものを試すのが好きで熱心だから、受け入れたと思われる。これらの 5 人の初期採択者がまだ受け入れていない 95 人とランダムな相互反応を持ち、彼らに受け入れを 1% の割合で説得する。積（5×95×0.01）から 4.75 人の新たな採択者が時点 1 の最後に得られる。時点 2 の初めには、9.75 人（5+4.75）の採択者がおり、ランダムに 90.25 人の残された未採択者と相互作用を起こし、1% の割合で採択するように説得するので、8.8 人の新採択者が得られ、採択者は全体で 18.55 となる。

　図 10-1 は、この仮想的シナリオに対する発生件数、現有件数のグラフを示す。採択者の増加は、最初は徐々に、普及過程の中盤に入ると加速度的に増え、その後、残った未採択者数が少なくなるにつれて、徐々に少なくなっていく。モデルは採択停止（使用を取りやめる）を仮定せず、一定の転換率（全過程にわたり 1%）を仮定している。転換率を変えれば、異なる曲線を発生させること

表 10-1　均質混合のエクセル表示例

| 採択者 | 割合 | 未採択者 | 新規採択者 |
|---|---|---|---|
| 5.00 | 1% | 95.00 | 4.75 |
| 9.75 | 1% | 90.25 | 8.80 |
| 18.55 | 1% | 81.45 | 15.11 |
| 33.66 | 1% | 66.34 | 22.33 |
| 55.99 | 1% | 44.01 | 24.64 |
| 80.63 | 1% | 19.37 | 15.62 |
| 96.25 | 1% | 3.75 | 3.61 |
| 99.86 | 1% | 0.14 | 0.14 |
| 100.00 | 1% | 0.00 | 0.00 |

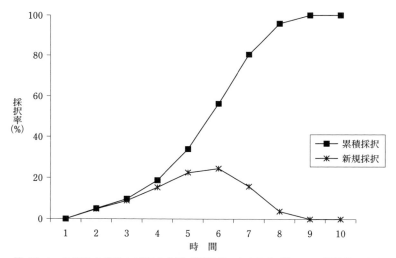

図 10-1　典型的な普及と採択の曲線（仮想データから生成）。この仮想的シナリオでは 5 人の当初採択者が残りの 95 人の人々と反応しあい、1% の割合で説得する。その後、引き続きの採択と相互作用によって、10 個の期間までにすべてが転換（採択）し、ロジスティック関数に似た累積成長曲線が作られる。

ができる。モデルはまた、どのようにして社会に病気の流行が拡大するかのシュミレーションを提示することもできる。

　幸か不幸か、状況によって普及は均質混合モデルがほのめかすほど単純ではない。まず、人間は無作為に反応しあうものでないことはホモフィリー、相互性、推移性等々の箇所でみた通りである。次に、転換率はすべての人に一様で

第 10 章　新技術の普及　　**217**

はないであろう。人によっては、他の人よりも抵抗性が強い。第 3 に、メディアや他の外的要因が、適切な行動に関する認識に影響し、人々の採択の決断をさまざまにねじ曲げる。とくにメディアがいかなる影響を及ぼすか、社会ネットワークがいかに相互に作用しあって、行動変容や社会的変容を総体的にもたらすかに関する研究も行われている（ボックス 10-2　2 段階の流れ仮説）。普及ネットワークの専門家は、社会ネットワークがどのようにして新技術の普及に影響するのかに関する一連の方法論と理論を構築してきた。ネットワーク普及のためのモデルには、4 つのクラスがある。①統合およびオピニオン・リーダーシップ、②構造モデル、③臨界値モデル、④動的モデル。

---

### ボックス 10-2　2 段階の流れ仮説

　1940 年代から 50 年代にかけて、ポール・ラザースフェルド（Paul Lazarsfeld）は（しばしば同僚のロバート・マートン（Robert Merton）とともに）、選挙投票のパターンや消費者の行動などを含む多くの行動に対するマスメディアの影響の研究する学問的伝統を確立した。彼らはコロンビア大学をベースにして、1950 年代半ばにはエリフ・カッツ（Elihu Katz）とともに働いた。このチームは、ラジオやテレビが視聴者大衆にいかなる影響を及ぼすかに一次的な焦点をあてた、多くの革新的研究のパイオニアとなった。

　マスメディアは人々に直接影響するというのが支配的な見解であったが、ラザースフェルド（Lazarsfeld）はメディアの効果はヒト—ヒト間の影響力によって媒介されると考えた。メディアのメッセージにさらされた人々は自動的にそれらを信じるのではなく、与えられた情報は直ちに受け入れるのではない。代わりに、人々はメディア情報を彼らの社会的ネットワークの文脈の範囲内でよく消化する。彼らの 1 つの特異的な仮説が、2 段階の流れ仮説である。2 段階フロー仮説によれば、まずメディアがオピニオン・リーダーに影響を与え、続いてオピニオン・リーダーが他の人々に影響を与える。オピニオン・リーダーはメディアに対して他の人よりも大きな割合で注目を払い、追従者（フォロアー）よりも多くの話題に関して、より情報通だと思われている。オピニオン・リーダーはメディアや他のニ

ユース源を利用し、それによりさらに物知りになり、それゆえ他に影響を
与えることになる。

オピニオン・リーダーは非リーダーよりも、メディアをより多く利用し、
最近の事件をよく知っていると考えられている。他の人を説得して彼の意
見に従うようにするために、オピニオン・リーダーは彼らの議論を強化す
るためにメディア情報をよく利用する。グラドウェル（Gladwell, 2000）は、
「この玄人たちはメディアを存分に活用し、自分たちの得意分野の通とし
て他の人に信頼される情報源となる」と書いている。おそらくメディアは
オピニオン・リーダーに影響し、彼らが今度は他の人に影響し、さらに今
度は他の人を、という3段階、さらに多段階のフローとなるのであろう。
さらに、おそらく何人かのオピニオン・リーダーが他の1人ないし数人に
影響し、一方でその人がさらに大きな乗数効果を持っていて5人とか10
人、何百人という人に影響を及ぼすこともあるのではないか。このような
オピニオン・リーダーモデルは、しかしながら、メディア影響過程に関す
る他の多くの要因の考慮を無視している。

第1に、オピニオン・リーダーは自分が他人に影響すると同じ程度に他
人から影響されていることが多く、さらにメディアは、視聴者がみたり聞
いたりしたいと思っていると彼らが考えているところにあわせてメッセー
ジを作っている可能性がある。要するに、メディアからの情報は人物B
に影響を与えうる人物Aを介して人物Bに影響しうるというのは、単純
化しすぎではないか。第2に、個人は複雑な社会ネットワーク構造の中に
埋め込まれている。ある人々は小さなネットワークを持ち、他の人はきわ
めて大きなネットワークを持っている。いくつかの社会ネットワークが重
なりあっていることもあり（彼らの友人はお互いよく知っている）、他のもの
は放射状である（彼らの友人はお互いには知らない）。そのようなことから、
社会ネットワーク構造がメディアプロセスに影響を与えることができる方
法は3通りあることになる。第1に、ポッタラートら（Potterat *et al.*,
1999）はネットワーク構造、とくに個人のネットワークの直接結合性が個
人の性感染症/HIVのリスクに関連していると提唱する。ポッタラートら
は、ネットワーク成員の直接結合が少ないことは、リスクの高い集団内に

第 10 章　新技術の普及　**219**

いても性感染症 /HIV 伝播のリスクが低いことと関連していると報告している。第 2 に、社会ネットワーク内に保たれている規範が、メディアの影響過程を修飾する。例えば、もし若者で構成される社会ネットワークが安全なセックスに対して負の規範を持っていたならば、これらの規範の変更を促すメディアキャンペーンは、コンドームの使用を奨励することであろう（Friedman *et al.*, 2001）。第 3 に、先に述べたように、ホモフィリーは思想や行動の流れに影響する。情報の流れや説得は、ホモフィリーのダイアド、つまり似た者同士の人々の間では、ヘテロフィリーのダイアドに比して、より迅速に起こる。その結果、このような社会人口学的な特性によって修飾されている社会ネットワークでは、普及は社会人口学的な流れに沿って起こる傾向がある。最後に、メディアの影響過程はその集団がリスクをどの程度まで冒すか、それとも避けるかの傾向や、人々のネットワーク閾値によって変わる。

　これら 4 つの要因（他にもあるかもしれないが）は、マスメディアと人的情報伝達の関係が複雑であることを示唆している。単純なオピニオン・リーダーモデルとは違って、人々はメディアからの情報に注意を払い、それに対してときに思いもかけない解釈や議論がなされる。例えば、反たばこキャンペーンが意図的にパロディ化され、反たばこ効果でなく逆効果（ブーメラン効果）をもたらすことがある。このブーメラン効果はまた、HIV キャンペーンにおいても起こったことがある。ゲイコミュニティの何人かのメンバーが、抗レトロウィルス剤の普及によって HIV のリスクがなくなると信じて、安全なセックス行動への参加を拒絶しはじめたのである（Bertrand, 2004）。いいかえると、個人に対するメディアからの情報の効果は、人々の社会ネットワークの文脈の中で、メッセージがどのように解釈されるか、またそのメッセージが誰とどのように議論されるかによって、変わるということである。

## 統合とオピニオン・リーダーシップ

　普及に関する初期のネットワーク研究で、地域社会に統合されている人々は十分に統合されていない人々よりも、一般により早く行動を受け入れていることが見出された。

　例えば、コールマンら（Coleman *et al.* 1966）の、医師による新薬の採択に関するネットワークの影響に関する研究で、助言や議論のためのパートナーとして3回以上指名された医師は、全く指名を受けなかった医師に比してより迅速な受容を示すことをみている。図10-2は、統合された医師とされていない医師について普及曲線を比較したものである。彼らは、新薬は医師の間にスノーボール過程で広まると結論している（Coleman *et al.*, 1957 も参照）。

　その他の研究でも、地域社会に十分統合されている人々は、周辺にいる者よりも早期の採択者になることが確認されている（Rogers & Kincaid, 1981）。一般にオピニオン・リーダー、同僚から議論の相手として多く選ばれる人々は、より早く（ただし最も早くではない）新しい思想や行動を受け入れることが知られている。ロジャースとキンケイド（Rogers & Kincaid, 1981）は、さらに多くの研究対象の村をみると、各村内で広まっている避妊方法は村ごとに決まっていることを見出した。例えば、ある村々ではIUD（Intrauterine device，子宮内避妊用具）が最も普及した方法であったが、別の村々ではピルや膣外射精が主力であった。ある地域で最もよく使われている方法は、議論・助言パートナーとして最も多く指名される女性自身が使用している方法であることから、オピニオン・リーダーがこの過程に役割を演じていると思われる。これらのオピニオン・リーダーが、単に彼女たちの地域社会の規範的な行為を反映しているだけなのか、あるいはその地域の人が彼女たちの行動を模倣しているのか、を明らかにするための研究はもちろん必要である。オピニオン・リーダーの役割はまた、新技術の特性によっても変わりやすい。

　ベッカー（Becker, 1970）は、オピニオン・リーダーは常に新技術の早期採択者であるか、を問題にした。彼は、オピニオン・リーダーは地域社会の規範に適合する新技術に対しては早期採択者であるが、適合しないとみなされる新技術に対しては受け入れが遅いのではないかと仮定した。彼は2つの行動に関す

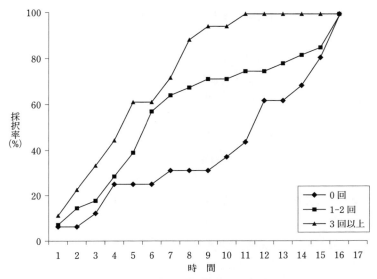

図 10-2　社会ネットワークへの統合程度別にみた医師間のテトラサイクリンの普及状況。Coleman *et al.* (1966) による医療新技術のネットワーク普及に関する古典的研究から引用［統合程度とは、ここでは医師仲間との協調関係を意味し、具体的には本文にあるように仲間から指名された回数で程度分けしている］。

る公衆衛生技官の受け入れについて調べた。つまり、公衆衛生技官としての使命に適合する麻疹予防接種、およびそうではない糖尿病のふるい分けである［当時、後者は専門家からその有用性が問題にされていた］。また、ベッカー (Becker, 1970) は、中心性出次数で測定したオピニオン・リーダーが、糖尿病ふるい分けはその当時の公衆衛生の規範と適合しないと認識したため、受け入れが遅いことを示した。

　オピニオン・リーダーは、この上なく重要である。同時に重要なことは、オピニオン・リーダーが常に新技術の最速の受け入れ者となるわけではないということである。オピニオンリーダーは地域社会の規範を斟酌する必要があり、地域社会で受け入れられていることからひどく外れることはできない。さもなければ、彼らはネットワーク内の優勢な地位を失うことになる。ゆえに、彼らはグループの先頭を行くが、はるかに抜きん出ることはない。最も早い採択者は革新的な人であり、地域社会では周辺にいることが多い、というのが典型的

222 第III部 応 用

な図式であり、そのような人は変わっているから革新的なのである。オピニオン・リーダーは、この新技術を地域社会の他の人たちのために読み替えをする。この読み替えは、優れたオピニオン・リーダーになることにつながる一種の技巧である。オピニオン・リーダーは大勢の人と結合しているので、多くの人から賞賛され、周囲の状況を見渡す技に長けている。

オピニオン・リーダーがひとたび新しい考えを容認すれば、普及は加速するようになる。リーダーは他の多くの人と結合しており、そのため彼らがその考えを容認したならば、採択者、非採択者をとりまく関係の件数は劇的に増加する。最も早期の採択者は、新しい考えを最初に受け入れても、彼らは他の多くの人に対しての役割モデルではないので、その行動はシステム内の他の人々に影響することは少ないということもあり、すべての採択者が同等というわけではない。しかしリーダーともなれば、ネットワークの周辺での受け入れとは違って、中心部での受け入れ者として、行動変容の過程を加速させるのである。

## 構造モデル

地域社会で重要な役割を担っている者が新思想を採択すれば、情報と説得のバランスは新思想のほうへ傾くことから、オピニオン・リーダーと統合は、普及に対して明らかな意義と効果を持っている。グラノヴェッター（Granovetter, 1973）は、地域内の他の人がマクロレベルで普及に影響するネットワーク内の決定的な地位を占めることがあることを示して、普及問題の別の側面を取り上げた。彼のこの弱い紐帯の強さの議論については、分析のミクロおよびマクロの両方のレベルでの分析があり、両方に対する意味づけがある。

さらに彼はホモフィリーの傾向についても注目し、2人が友人関係にあれば第3の人とも友人同士であることが多いといっている（トライアドの情報については第8章参照）。トライアドが閉ざされている傾向があるということは、ネットワーク進化に関する研究に用いられる重要な性質である（第8章および Kossinets & Watts, 2006 参照）。このように友人はお互いに紹介しあう傾向があるため、ネットワークは濃密なくぼみとなって閉ざされやすい。グラノヴェッターは、このトライアドの閉鎖傾向ゆえに、まわりが閉鎖しておらず開いたネットワー

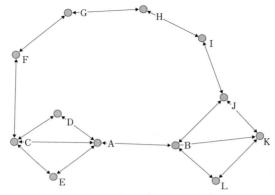

図 10-3　グラノヴェッター（Granovetter, 1973）の弱い紐帯の説明。AとBのリンクがネットワーク内の他の人を結合しているパス長を短くしている。

クを持ち、ネットワーク内のさまざまなグループと結合しているのはほんの何人かだけとなると、主張する。彼は図 10-3 の例を示し、ノードAとBは、ネットワーク内で 2 つの異なるグループと結合していることから、弱い紐帯を作っていると述べている。

　グラノヴェッターの基本的な考えは、私の友人の友人は、私が知っている人と同じ人々を知っていることが多く、同じ情報を入手することが多い、というものである。その結果、私の閉ざされた個人ネットワークから得られる情報は冗長になりやすい。新しい情報は弱い紐帯、つまり時々しか会わない人、知り合いを通じてかすかにつながっているような人から来るものである。グラノヴェッターがこの学位論文のために集めたデータは、最近就職した人との面接から得られたものであるが、その多くの人が新たな職業に関する情報源として弱い紐帯を挙げたのである（Granovetter, 1974）。弱い紐帯が情報に関して強いのは、弱い紐帯が通常ならば結合しない人と人を結合させるからである。

　弱い紐帯の議論の応用範囲は広い。弱い紐帯は明らかに、普及に関して意味がある。というのは、弱い紐帯があるためにネットワーク内のさまざまな部分が結合され、そのためグループの境界を越える普及を可能にするからである。弱い紐帯はまた、新しい情報を学ぶためにも有用である。なぜなら、文字通り

224　第III部　応　用

弱い紐帯は自分のいつもの話相手などとは違う人々との結合なので、新奇な情報へのアクセスになりやすいからである。最後に、組織（および個人も）は生き残りと成功のために決定的な資源や情報を手に入れるためには、種々の接触関係を維持する必要があるので、弱い紐帯の発見は地域社会の動員やパフォーマンスのために意義がある（Burt, 1992; Valente & Foreman, 1998; Valente *et al.*, 2007a）。

　グラノヴェッター（Granovetter, 1973）の「弱い紐帯の強さ」の論文は、社会科学研究の中で最も広く引用されたものであるが、それが何をいっているのかをはっきりさせておくことが重要である。第1に、議論の核心として弱い紐帯はミクロレベルではなく、マクロレベルでの普及に意味を持っているということである。つまり弱い紐帯はブリッジを超えた普及を可能にし、普通ならば結合されていなかった、あるいは遠くで結合されていたグループとの結合を可能にする。これは、弱い紐帯は個人に対して、つまりミクロレベルで、採択を説得するための影響力が強いということではない。第2に、弱い紐帯の強さに関する議論の核心は情報の普及に関するもので、必ずしも行動の受け入れについてではない。弱い紐帯は情報の交換に非常に効果的なことがあるが、説得についてはそれほど効果的ではないかもしれない。正確には、弱い紐帯は弱いがゆえに、また強い紐帯よりも信頼や補強といったものがあまり含まれないため、行動変容のための導管にはなりにくいのである。

　最後に、弱い紐帯は2通りの方法、すなわち構造的および関係的な方法で測定されることが多い。弱い紐帯の構造的尺度はソシオメトリー・データに由来し、異なるトライアドに結合した個人の間のリンクとして測定される。弱い紐帯の構造的な尺度は、普通ならば結合されていない、あるいは遠く隔たって結合していたサブグループをつなぐブリッジに対するものである。第11章では、弱い紐帯の概念に基づく明確な尺度について述べる。弱い紐帯の関係的な尺度は、相互関係の頻度や感情的・情緒的親密度に関する個人の申告に由来する。弱い紐帯は、人があまり親密でない相手であり、相互の交渉の頻度が低い場合にみられる。

　ロン・バート（Ron Burt）は、弱い紐帯の議論を彼の構造的空隙や拘束性という尺度によって拡張した（Burt, 1992, 2005）。バートは、弱い紐帯はネットワ

ークの中の構造的空隙をつなぐ紐帯であることに着目した。これは、ネットワークを図表にしたときの白紙部分に研究者の目を向けさせ、このようなネットワークの空隙をつなぐリンクを持ったノードなり人なりがいることを指摘した。構造的空隙を占めている人々は、ネットワーク内で他に抜きん出る大事な位置を占めている。バートは拘束性という尺度を考案したが、これはその人の紐帯がどの程度ネットワークの中で手を伸ばし、新たな情報源へのアクセスを提供するかというものである。バート（Burt, 2005）はこの拘束の得点が高い者ほど構造的空隙へつながり、また組織の中でより高額の給与を受け、よく昇進していることを示した。

普及の構造的基礎と弱い紐帯の役割は、第1章で紹介したワッツ（Watts, 1999）のスモールワールドに関する分析の中で開発された。ワッツとストロガッツ（Watts & Strogatz, 1998）は、次のように定義されるクラスター係数（CC, clustering coefficient）を導入した。

$$CC = \frac{2T_i}{k_i(k_i-1)} \tag{10-1}$$

ただし $T_i$ は各ノード間の直接紐帯による結合の個数、$k_i(k_i-1)$ は各ノードの直接紐帯間の可能な結合の最大値である[訳注1]。クラスター係数が高い（1に近い）ことは、その人の友人がお互いに知りあっていることを示し、係数が低いときには友人はお互いを知らないことが多い。すべてのノードに対するクラスター係数の平均をとると、ネットワークの全体的クラスタリングが計算できる。

第8章で示したように、クラスタリングは、サイズ（ノードの個数）、密度（リンクの個数）および中心性の集中度などから、ある意味で独立したネットワーク構造の尺度となる。クラスタリングは、ネットワークの「たて込み具合」の尺度を与える。無作為のネットワークはどこからみても同じようにみえるが、クラスターを形成したものでは、いくつかのノードが多くのクラスターを持ち、その他はあまり持っていないという、相互結合のたまり場ができる。クラスタ

---

　[訳注1]　ノード $i$ と結合可能なノードが $k$ 個（$i$ 自身を含め）あるときに、それらのノードの中で可能な無向性紐帯の個数は $k_i(k_i-1)/2$、これに対する実際の紐帯の個数 $T$ の比率が $CC$。

ー形成と中心化は、出会った2人が共通の友人を持つ可能性を大きくすることで、小さな世界を作り出す。

### 臨界水準

ノーベル経済学賞受賞者のトーマス・シェリング（Thomas Schelling）は、その著書『ミクロ動機とマクロ行動』（*Micromotives & Macrobehavior*, 1978）の中で「転換点（tipping point）」なる新語を使っている。シェリングは、個人による一見合理的で自明な行動が、思いもかけない結果をシステムに対してもたらすことがあることを示した。例えば、地域社会の大多数の個人は、雑多な民族の混ざった地域に住むことについては寛容であると思われるが、各人の個人的行動がひどく極端な住み分け社会を作り出すことがある。彼は、一度行動がある水準に到達するとそのまま進行する勢いを得て、元に戻りにくくなる、そういう行動の分布の中に転換点を見出した。

転換点（Gladwell, 2000）はその後、多くのさまざまな現象にもあてはまることが見出され、ほとんど普遍的とすら思われる。グラドウェル（Gladwell）は、オピニオン・リーダーがどのようにして他人の行動に強い影響を与えうるのか、売れる製品と売れない製品の区別がどのようにしてできるのか、を示した。普及ネットワークモデルに対するグラドウェルの貢献は、この概念がどのようにして集団の水準にまで拡大しうるのかを示したことにある。多くの専門家が閉ざされた小さな地域社会の中での行動に焦点をあてていたときに、彼はこれらの原則を大きな、全国的、国際的な規模で、幅広い範囲の行動にまで一般化したのである。

多くの研究者が、臨界水準すなわち転換点の重要性を強調した普及モデルを開発してきた。これら転換点は、ミクロ（個人）およびマクロ（システムまたは地域社会）のレベルのいずれにも存在する（Valente, 1995）。専門家たちは長い間、普及曲線（広い成長曲線）には**変曲点**が存在し、その時点から曲線が劇的に加速したり減速したりすると考えてきた（Hamblin *et al.*, 1973; Mahajan & Peterson, 1985）。マーウェルら（Marwell *et al.*, 1988）は、集団的な行動を達成するための臨界量の重要性について強い説得力を持って記述している。ひとたび臨界量に到達すると、集団行動達成への勢いが社会運動を前向きに推進する。マ

ーカス（Markus, 1987）は、相互依存的な新技術（電話、ファクシミリ、電子メール、フェイスブック等々）がひとたび、ある程度以上の人々に採択されると、その人々は別の媒体に転向することは難しく、その分後発の採択者にとってはそれを採択することが本来的に有利になることから、とりわけ臨界量効果が著しいと論じた。

　個人レベルおよびシステムレベルで臨界値を明らかにすることは、普及の起こり方の理解を助ける。個人の転換点、あるいは**閾値**は、研究者が種々のタイプの採択者、閾値の高い人・低い人、採択に異なる動機づけを持っていると思われる人々を見分けることを可能にする（Valente & Saba, 1998）。同様に、受け入れ行動に対する個人の影響や動機づけは、システムがその転換点に達する前と後とでは、得てして全く異なる。転換点以前の受け入れは、以後の場合よりもリスクが大きい。

## 動的モデル

　本章に掲げるモデルは、すべて動的である。そこに時間が明示されているということ、また普及は時間とともに起こること、そして構造的特性（弱い紐帯、空隙など）はその結末として、普及がどのようにして時間とともに起こるのか、を決めるという点においてである。普及の各時点において何が起こるのかをミクロ（個人）レベルでモデル化したという意味で、より明示的に時間を扱った一連のモデルが作られている。これらのモデルや多くの普及研究の基本的な構成要素は、ネットワーク接触（Burt, 1987; Marsden & Friedkin, 1993; Marsden & Podolny, 1990）である。ネットワーク接触は、次式で測られる個人の社会ネットワークの影響力である［第7章157ページ「ネットワークの重み」参照］。

$$E_i = \frac{\sum W_{ij} y_j}{\sum W_i} \tag{10-2}$$

　ただし、$W$ は社会ネットワークの重み行列、$y$ は採択行動のベクトルである。ある人がネットワークの中に5人の友人を持っていると、そのネットワーク接触（$E_i$）は、ある行動を採択したこれらの友人の割合である。図10-4に式10-2の動作を図示した。ネットワークは重みの行列と考えることができるの

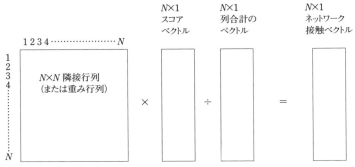

図10-4 ネットワーク接触の計算の図解。$N×N$の隣接行列に行動のバイナリーベクトルを乗じ、続いて各人が指名した人の数で割り、その行動に対する個人ネットワーク接触の割合を出す。

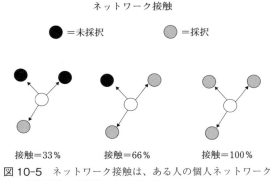

図10-5 ネットワーク接触は、ある人の個人ネットワーク内の当該行動の採択者の割合である。

で、"$W$"と標記する。いま、ネットワーク$W$は直接の接触、ここではある人の5人の親友を表しているとする。$W$がどのようにしてネットワークのさまざまな特性、つまり2つのノード間の類似性の程度（第4章で触れておいた）のような重み（$W$）を表すことができるのかについては、この後でみる。ネットワーク接触量を計算するためには、ネットワーク（$W$）に行動スコアのベクトル（列）$y_j$を乗ずる。

　もし、$y_j$がかりに喫煙を表すとしたら、式の分子は喫煙する友人の数の計算となる。指名される友人の数にそろえるために、分子を友人の数で割って割合

第 10 章　新技術の普及　　**229**

をとる。このように、ネットワーク接触量は喫煙する友人の割合となるが、た
だし友人とは、回答者が友人であると名指した人のことである。

　図 10-5 は 3 時点において、3 人の友人を持つ人のネットワーク接触を示し
ている。この人は最初の時点で採択者（喫煙者）を 1 人持っており、接触は
33% である。第 2 の時点では採択者は 2 人、ゆえに接触は 66%、そして最終
的には 3 人が採択したので、接触は 100% となる。普及が起こると、みんなも
のネットワークが採択者でいっぱいになる。地域社会の人々のそれぞれについ
て、このような自己申告に基づき、新製品について見聞きしたとか、行動を受
け入れたという知り合いの割合を追跡することができる。もし、30 人につい
て普及が 10 個の期間、例えば 10 カ月にわたって起こったとすれば、各月ごと
に、各人の採択者ネットワークの採択者の割合が計算される。

　各時期における個人の受け入れ状態の計算は、**イベントヒストリー分析**と呼
ばれる（Allison, 1984）。イベントヒストリー分析は、各人の各時点に対するデ
ータを構成する過程である。ゆえに普及研究においては、我々は各人に対して
その人が新技術を受け入れたか、その人のネットワーク内の友人の何人が受け
入れたかを分析できる。データは研究のすべての時点で測定されるというより
は、むしろ手元のデータを変形して時間とともに起こったことを再構成する。
例えば、学校内の人々について、ある噂を聞いたか、また何月にそれを聞いた
か、を年度末に調べたデータがあるとする。さらに、このネットワーク・デー
タは学校内で収集されたものとする。噂がネットワーク内をどのように普及し
たかは、データの変形とネットワーク接触モデルの構築によって再構成できる
（ネットワーク構造が、年とともにどう変わったかを明らかにするためには、ネットワ
ークの複数回の計測が必要である）。

　噂の広まりをモデル化するため、何月に各人が噂を聞いたかについての情報
は、月ごとに「聞かなかった＝0」「聞いた＝1」として 1 組のベクトル（列）
に変換できる。ネットワークにこれらのベクトルをかけあわせ、そして各人が
申告した友人の数で除する。ネットワークに対する更新や修正も、時間ととも
にネットワークに取り込む。これによって各月ごとに誰が噂を聞いたか、の各
人の個人ネットワークの割合が得られる。かくして、もし 100 人の学生を 12
カ月間にわたり調べると、新たなデータベースは 1200 ケース、月あたり学生

230　第III部　応用

100人となり、毎月、学生の友人の何人が噂を聞いたかが分かる。第12章では噂の学校内での広がりについて、このネットワーク接触モデルでどのようにシミュレーションされるかをみる。

## 普及ネットワーク・データによる経験的推定

　イベントヒストリー分析の枠組の中で、ネットワーク接触モデルは普及における社会的影響の経験的推定のために用いられてきた。ここに社会ネットワークのデータ、および採択時期に関して収集されたデータセットが3組ある（表10-2、Valente, 1995）。これら3組のデータセットは、データがどこで収集されたかや、研究される行動の内容などに関して、きわめて違いが大きいが、ネットワークと採択の時期をみるという点ですべてに共通する面を持っている。イベントヒストリーの枠組は、データセットの組み替えと各人の個人ネットワークの各時点での採択者の割合の計算に用いられる。そうして採択行動を各人の個人ネットワークの中の採択率に回帰させる。これらの推定値はさらに、ネットワークを介して新技術に接触することで採択に影響が出るか否かを、各人、各時点での社会ネットワークを考慮に入れながらダイナミックに解明する。

　表10-2は、回帰分析の結果を示す。ネットワーク接触と採択の関連は、3つのデータセットの間でばらついている。新医療技術のデータでみると、直接結合（直接的な紐帯）を介したネットワーク接触と構造同値（SE）は、需要と関連しない。この結果は、他の分析の報告とも一致する（Van den Bulte & Lillien, 2001）。ブラジル農民のデータセットでは、採択は構造同値を介する接触と関連を持っている。これは、似通った社会ネットワークの位置を占めている農民は、異なる位置を占めている農民よりも雑種種子トウモロコシをそろって受け入れやすいことを示している。韓国の家族計画のデータセットでは、採択は直接結合（直接的な結合）を介した接触、構造同値を介した接触の双方と関連しており、家族計画の受け入れは両方のタイプのネットワーク影響と関連していることが示された。

　これらの成績は、確定的というより示唆的なものとして解釈すべきである。モデル構築にはいろいろな選択肢があり、それぞれがさまざまな異なる経験的

表 10-2　3 個の普及ネットワーク・データベースの採択関連要因に関するイベントヒストリー分析

|  | 新医療技術 | ブラジル農民 | 韓国の家族計画 |
|---|---|---|---|
| 人　　　数 | 947 | 10,092 | 7,103 |
| 回　　　数 | 132.7** | 5.14 | 4.34 |
| 累積採択件数 | 0.03 | 2.27 | 0.32 |
| 総出次数 | 1.04 | 0.99 | 1.02 |
| 総入次数 | 1.05 | 1.01 | 1.05** |
| 直接結合接触 | 1.05 | 1.93** | 2.08** |
| 構造同値接触 | 1.04 | 5.01** | 1.34 |
| 科学的啓発 | 0.65** | | |
| 雑誌購読 | 1.67 | | |
| コスモポリタン性 | | 1.00 | |
| 収　　　入 | | 1.14** | |
| 子どもの数 | | | 1.23** |
| マスコミ報道回数 | | | 1.03* |

注：係数は採択の尤度に対して調整したオッズ比、推定値は地域社会内のクラスター形成率に対して調整済。*$p<0.05$、**$p<0.01$。

な結果を与えることがある。第 1 に、これら 3 つの研究はデータが静的なものと想定して、いずれも 1 回のみの観察で得られたネットワークである。しかし一方で、人々のネットワークは変わることを示す証拠もあるのである。第 2 に、採択の時期は 1 カ月とか 1 年おきに起こると仮定され、同年の別の月に受け入れた 2 人の採択時期は同じとされている（新医療技術の場合には、月単位に合算されている）。このような幅広い期間設定は、接触を強制的に同時発生するものとして扱い、時間差の効果を無視することになる。大半のモデルでは採択を直前の月、つまり最後の月の接触に対して回帰させている。第 3 に、欠落データがみられ、面接できなかった者の行動についての対応がなされていない。最後に、採択（韓国家族計画およびブラジル農民のデータセットは、採択の時期に対して回想記憶を用いている）や、ネットワークの特定化に関する人々の記憶に誤りがあるのかもしれない。

　採択とネットワーク接触の関連がそれほど強くないということは、意外ともいえる。普及モデルは長い間、ある人の社会ネットワークに人が多くいるほど採択の確率は高いと指摘してきたし、そのロジックはずっと支配的であった。普及とたいていの行動変容のモデルは、接触が多いほど採択の確率は高い

232 第III部 応 用

（Gross *et al.*, 2002; Valente *et al.*, 1997）と考えられてきた。例えば、多くの研究で示されたように、喫煙する学生は喫煙する友人を持ちやすい（Alexander *et al.*, 2001; Urberg *et al.*, 1997）。大きな社会ネットワークの時間経過をみた最近の研究では、ある人の肥満や禁煙は、その人の社会ネットワーク全体が肥満傾向となり、また禁煙するようになると進行するという（Christakis & Fowler, 2007, 2008）。採択の時期と社会ネットワークの関係を観察した上記の3個のデータセットにおいても、同じことが起こることを予期できたかもしれない。

　興味深いことに、接触によって新医療技術における採択の予測がうまくできなかったことは、すでに1957年にデータが初めて分析されたときに分かりそうなものであった。コンピュータープログラムがネットワーク・データをうまく分析できなかったために、普及の研究者たちは接触と採択の間の関連の欠如を発見することができなかったのである。このことがおそらく普及研究の分野に危機感を作り出し、新たな命がそれに吹き込まれたのである。もし場合によって、ないし多くの場合に、接触が採択につながらないことがあるとしたら、社会ネットワークの役割は何なのだろうか。

### 接触への拡張

　ネットワーク接触モデルが非常に柔軟なものであることは、第4章で述べた通りである。エゴセントリック・データの場合、ネットワーク接触モデルはエゴの認知に基づいた社会的影響の尺度を与える。ネットワーク接触モデルは相互反応の頻度、エゴと他者との間の類似性など、多くの要因によって重みづけすることができる。その一方、ソシオメトリーのデータでは、多くの型の社会的影響の重みを用いたり、推定したりできる。事実上、社会的影響のどんな理論的な機序であってもモデル化できる。

　ネットワーク接触モデルは、出／入いずれの紐帯についても計算できる。出紐帯を用いれば、問題になる個人が友人として指名した人の影響をモデル化できる。たいていの分析において、出紐帯を用いることはおそらく、ネットワーク接触を計算するために最も適切な方法であろう。なぜなら、人はおそらく自分を友人として指名した人（入紐帯）からよりも、自分が友人と知覚する人から強く影響を受けるからである。ネットワーク接触モデルは、指名された友人

第 10 章　新技術の普及　　**233**

の自己申告について計算する。

　ネットワーク接触モデルでは、入紐帯について計算し、焦点となる人を指名した人の影響をモデル化する。ホールとヴァレンテ（Hall & Valente, 2007）は入紐帯を**影響**、出紐帯を**選択**と呼んでいるが、これは入紐帯が焦点たる人物に影響を与えうるものだからである。行動に関する入力方向の接触は、ときには焦点の人物を従属させようとする圧力であったり、また情報や行動を採択させようという採択者からの圧力のこともある。入・出方向の接触の比較については、さらなる研究が必要である。

　位置と影響に関するネットワーク概念に基づく社会的影響を計算するために用いられるネットワーク尺度は、他にもある。例えば、「中心的なメンバーは周辺的なメンバーよりも影響力が強い」と仮定してみる。接触はネットワーク内の友人の中心性スコアによって、場合によっては中心性スコアの差によって重みづけすることができる。中心性スコアによって接触を重みづけするために隣接行列（直接結合の行列）に中心性スコアを乗じ、その後行動の指標を乗じる（そして場合によっては、正規化するため行の和で割る）。

　第 4 章で述べたように、接触はまた構造同値およびその他の役割同値の尺度に基づいて計算することもできる（第 7 章参照）。構造同値は 2 人がネットワーク内で同じ位置を占めている、その程度を測るものであることを想起していただきたい。構造同値モデルに基づき計算した接触量は、ネットワーク内で似通った位置にある人々が、焦点人物に及ぼす影響をモデル化する。同じ位置にありながら直接的にはお互いに結合していない人々がしばしば競争相手になることから、構造同値の接触量は採択を巡る影響の競り合いのよい尺度になりうる。これは例えば、会社や組織のネットワークについてとくにあてはまる。

　接触はまた、ネットワーク内の人の、どんな属性、態度、行動であろうと、それに基づいて計算することができる。例えば、民族について観察している研究者は、民族の類似性に基づくネットワークを構築し、これに交友関係ネットワークを乗じ（要素×要素の乗算）、同じ民族の人による行動への接触を示すネットワーク接触を計算することができる。ある行動に対してポジティブな態度の尺度を用いて、ポジティブな態度の友人による接触を構成することもできる。

　ネットワーク接触の計算の最も有望な方法の 1 つが 2 モード・データを構成

234 第III部 応用

するための帰属（Affiliation）を使うことである。フジモトら（Fujimoto *et al,* 2012）は、サークルとスポーツクラブの両方への所属状況を用いて、学生の帰属接触分析を行った。この分析は帰属接触の有用性を示し、喫煙する学生は、喫煙する学生の多い課外活動グループに加わっていることと関連していることを示した。ウィプフリら（Wipfli *et al,* 2010）は、オンライン上のコミュニティへの加入の時間経過を用いて、時間とともに変動する重み行列を構築した。

## 感染と感受性

　普及の動力学のモデルに行動とネットワーク構造の両方を同時に持たせることは、バラエティ豊かな理論的過程をモデル化できるという点で魅力的である。これまでいわれてきたように、接触項を構築するために多くの理論的な影響を取り込むことができる。この点に関する1つの有意義な進歩は、個人が行動の影響に関してどの程度感染力があるか、どのくらい感受性があるかをモデル化できるようになったことである（Myers, 2000; Strang & Tuma, 1993）（さらにストラングとチューマ（Strang & Tuma, 1993）は注釈の中で、これらの推定値の中に時間間隔を包含させれば、研究者が短期および長期の感染力や感受性を推定できるようになる、と提唱している）。感染力や感受性は、その同類が公衆衛生分野でも使われるそれぞれ特異な機序である。

　感染力や感受性は、焦点となる人物がある行動を採択してから、そして採択するまでに、それぞれどの程度の人が採択するか、採択していたか、によって計測される。研究者は、感染力や感受性に関連する特性として、なにかを指定することがある。例えば、人気のある生徒は高校において感染力になると仮定しよう。人気はしばしば受け取る指名の件数、つまり入次数として測定される。そして入次数の高い生徒が採択したあとは全体の採択件数が上昇するかを調べればよい。どんな特性についても感染力や感受性との関連を調べられる。しかしネットワークの視点からは、用いる属性としては入次数と出次数が理にかなっている。

　ヴァレンテ（Valente, 1995）は、ネットワークで加重した採択スコアを臨界量指標（critical mass index）として導入した。あらゆる採択が同等というわけ

第 10 章　新技術の普及　　235

ではなく、この臨界量指標は入次数の高い採択者が普及の過程に不釣り合いなまでに貢献することがあるという見方を表現する。臨界量指数はネットワークの採択者と非採択者のダイアドの比である。臨界量指数は、普及度を採択した個人の人数や割合で測るのでなく、ダイアドないし相互作用に着目し、さらなる採択を起こしうる相互作用（採択者と非採択者の間の）の百分率を測定する。

## 閾　値

　接触が、いかなる人をも等しく採択に導くと考えるのは、少し単純すぎるだろう。もし自分たちが受け入れるためには、ネットワークの大多数が受け入れることを求めるというのであれば、普及は決して始まることがないだろう。自分の仲間が受け入れたいと思うようになる前に、危険を冒して新たな行動を採択することを希望する人が何人かいる必要がある。これら、仲間と比較したときの早期採択者は低閾値採択者と呼ばれる。グラノヴェッター（Granovetter, 1978）は、地域社会における閾値の分布が普及の起こりやすさに影響すると唱えた。もし、仲間よりも先に受け入れることを望む者が誰もいなかったら、普及は起こりえない。

　彼は暴動の例を用いた。暴動を起こしたい人の分布を、ある人が暴れたくなるためにみることが必要な暴徒の数の分布とした場合、もしそれが 0、1、2、3、4……$N$ であれば暴動になるであろう。なぜなら、閾値 0 の人がまず暴れ出し、続いて閾値 1 の人がこれをみて暴れ、そして次に、等々となるからである。しかし、もし閾値の分布が 0、1、2、4、4……$N$ のように不連続な分布だったなら、最初の 3 人は閾値に達するので暴れ出すが、その他の人は閾値に達していないので暴れない。閾値は各人に対してその人が採択するために必要な個人ネットワーク内の採択者の数や割合を明らかにすることによって、社会ネットワークに対しても相対的に計算することができる。

　ネットワーク閾値の計算には厄介な問題がつきまとう。つまり、普及がネットワークに全く無関係に起こったとしても、人々がある行動を受け入れたならば、その人々が採択になんらかの影響を及ぼしたかどうかと無関係に、何人がその人のネットワークにいたかで閾値が計算できてしまうことである。とはい

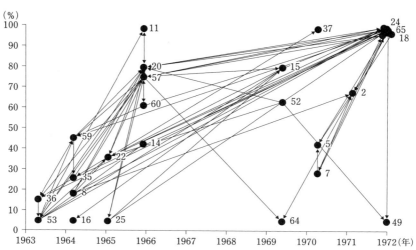

図 10-6　韓国家族計画研究における、ある村落の閾値のグラフ。X 軸は採択の年、Y 軸は閾値、つまり、ネットワーク内の接触のあった者のうち、当該人よりも先に採択した人の割合。女性 36 番は早期の採択者で、仲間よりも早く採択しているが、11 番は早期採択者ではあるものの自分の仲間に比べると採択は遅い。

っても、この閾値の概念はもっともそうに聞こえるところから魅力的である。なにかの効能をみなに知らせたいとか、誰よりも早くそれを使いたいとかで、仲間の中でより早く物事を採択したがる人がいることは周知の事実である。さらに、仲間の皆が受け入れたのを見計らってからやっと自分がそうしたくなる、という人もいる。このようにネットワーク閾値の概念は、魅力がある。ネットワーク閾値の誤りを証明するのは難しいが、それを計算し、その結果の変数をその後の分析に利用ことはできる（さらにリカート型の尺度を使いながらネットワーク閾値を計算し、1 つの属性のように扱うこともできる）。

　ネットワーク閾値を、上記 3 組の経験的普及ネットワーク・データについて計算した。図 10-6 は、韓国の家族計画研究で調査した村（村落 24）について、閾値をプロットしたものである。Y 軸が閾値、つまり焦点となる人物と同じ時点、ないしはそれ以前に採択した人のネットワーク内の割合を示す。X 軸は、各人が受け入れた年である。時点を追って累積採択率をみると、例えば 1968 年には約 50% の地域社会が家族計画を受け入れ、この時点の接触量は平均

50% となる。しかし同時に、多くの人がこの平均値の上下にいることもみる通りであり、彼らは自分のネットワークの100%（人物11）、あるいは20%（人物7）が採択したあと、自らも採択することを示している。

先の3つのデータセットの平均閾値は、新医療技術で55%、ブラジル農民で62%、韓国の家族計画で3%であった。非採択者を最終の時期に記録しているので、これらの値は大きめになっている。例えば、新医療技術のデータの場合、すべての非採択者は時期18（データ収集の最終時期）に入れてある。非採択者を除外した平均閾値は新医療技術で49%、ブラジル農民で51%、韓国の家族計画で46%である。当然ながら、閾値は採択の時期と強い関連を示し、早期の採択者は末期の採択者に比して非常に低い閾値を持つことが多い。

もし閾値が存在するとして、低い閾値を持つ人はこれらの新しい思想について学ぶために、メディアや他の外部情報源を求めると予想されよう。これは、一部には低閾値の採択者は、採択を決断する前に、その新たな思想について助言を求める仲間がほとんどいないということによる。普及研究の専門家は、個人がいつも接している影響範囲の外部と接触し、これらの異なる世界から新しい考えや行動について学ぶときに変化が起こるという。そのとき、彼らはその思想を自分の元々の社会に持ち帰り、ブリッジの役割を果たす。メディアの理論によれば、マスメディアや他のコミュニケーション体系は、新たな思想や行動に関する情報を伝播することで、変革の媒介者にもなりうるという。その次の変革の媒介者は、メディアの中の新思想を進んで採択する人、採択することができる人であり、彼らは自分の共同体の仲間にそれらを伝える。

この仮説は、ボリビアの全国生殖保健メディアキャンペーンで、ボリビア都市部の住民の2つの標本に面接を行って検証された。1つの標本は7つの都市の住民を独立に（横断的に）3回調べたもの、もう1つの標本は、ある都市住民のパネル調査（同じ人々を継続して調査）によるものである（Valente & Saba, 1998）。閾値の高い採択者と低い採択者について計算してみると、ボリビア人女性の低閾値採択者は、研究期間中に採択した人々および、すでに避妊法を受け入れていた人々の中の少数の人々であり、一方、高閾値の採択者の友人の大半は、以前に採択していた人々であった。都市の横断標本でもパネル標本でも、低閾値採択者は高閾値採択者に比して、メディアキャンペーンの接触をより多

表 10-3　閾値の高い人、低い人に対するキャンペーン接触と採択の関連（ボリビアのメディアキャンペーン研究）

| | 断面データ (N=611) | | パネル・データ (N=141) | |
|---|---|---|---|---|
| | 低閾値採択者 | 高閾値採択者 | 低閾値採択者 | 高閾値採択者 |
| キャンペーン接触 | 2.36** | 1.92 | 1.71* | 1.26 |

*$p<0.05$、**$p<0.01$。
注：教育歴、年齢、収入、子どもの数について制御して、回帰分析を行った。

く経験していることが知られた（表10-3）。

　閾値を計算することで、メディア影響の2段階の流れ仮説について計測することができる。カッツ（Katz, 1957）は、メディアはすべての人に影響を与えるのではなく、オピニオン・リーダーだけに影響し、彼らがその後そのメディアの情報を用いて他の人々を説得するのだと主張した。かくしてメディアの影響、ならびに新思想や態度の普及は2段階過程で進行する。まずメディアがリーダーに影響し、次にはこれらのリーダーが他の人々に影響を与える。メディアに影響されるリーダーは閾値の低い人たちで、ひとたび採択すると、これら低閾値のリーダーは他の大勢の人々に影響を与えることができる。閾値は、普及がいかにして新たな思想を考えた人から、初期追随者であるオピニオン・リーダーによる採択へと飛躍するかを説明する。もしオピニオン・リーダーの閾値が、特定の問題に関して高かったとすると、普及は遅くなる。

## 普及理論の限界

　新技術の普及理論はかなり説明力があり、既存のデータに対する予測力も強いとされてきた。しかしこの理論には、3つの制約がある。第1の制約は、いま述べたように、普及に関する選定条件や仮説を完璧に検定するためには、かなり高度なデータが必要である。社会ネットワーク内の対人接触状況の他に、行動採択の決断に関する多時点のデータが必要になる。これは、たいていの新技術の普及に関してはかなり長期間がかかるために、さらに複雑になる。さらに、包括的な研究では多数の地域社会を同時に調べ、その結果が1つの簡単なケーススタディを超えたものにすることが求められる。このように、行動や社

会ネットワークに関する長期間のデータを得ることは難しい。

第2の制約は、普及理論は普及のシステムのレベルにより焦点をあててきており，個人の意思決定を理解するよう設計した研究を犠牲にしてしまうということがある。例えば、密なあるいは中心化したネットワークでは、疎で非中心化したネットワークよりも普及は仮定しやすい。しかし、このような過程がどのように個人の意思決定に影響するのかは、あまり研究されていない。例えば、個人は密なネットワークでは社会的影響に対して抵抗を強めるのではないだろうか？　第3の制約は、これまで新技術の普及の結果としてネットワークがいかに変化するか、といった仮説は検討していない。例えば、採択はネットワーク内におけるその人の地位に変化を起こすのではないか？　たいていの普及研究では、ネットワークがいかに普及に影響するかを研究し、普及がネットワークにいかに影響するかは調べてこなかった。行為者中心モデルに関する新しい研究は、ネットワークと行動の動的な相互反応に光をあてることになるであろう。


## 要　約

本章は、社会ネットワーク分析を主たる因果機序として用いる、新技術の普及理論のレビューを行った。新技術普及理論は最も突出したネットワーク理論として、新しい思想や行動がいかにして社会ネットワークの中に浸透していくかを説明するものである。ここでは、普及の要素を5個提示した。①新技術の認知された特性がその採択速度に影響する、②普及はしばしば累積採択率がS字型になり、個人は早期採択者と末期採択者に分かれるような時間経過をとる、③採択の過程において個人は、典型的には、知識、説得、決断、実施、確認、と分類される段階を経過する、④人はときに新技術を改変し、またその使用を放棄することがある、⑤数学モデルを構築して普及曲線の速度や特性を測定することができる。

続いて、普及モデルの4つの大きなクラスについて総括した。①統合とオピニオン・リーダーシップ、②構造モデル、③臨界水準、④動的モデル。これら4モデルはすべて、ネットワーク普及の動力学を明示的に説明するものである

が、数学的な厳密性や複雑さはさまざまである。また、ネットワーク接触モデルを用いた動的モデルについて解説した。そしてネットワーク接触の影響を変えることで、社会影響の機序をモデル化することができる。さらに、感染力と感受性の計算も紹介した。これは、行動の採択とそれぞれ入／出次数についてダイナミックに説明するものである。感染は、観察対象の人物が採択したあとに他の人が新技術を採択するその程度によって計測され、感受性は他の人が採択したあとにその人が採択する、その程度を指す。最後に、ネットワーク閾値とその限界について紹介して章を閉じた。

# 第11章————

# ネットワーク介入

　これまでの章では、ネットワークとそれが人間の行動にいかに影響するかを理解するための尺度やモデルについて述べてきた。しかし、ネットワーク・データを最も有用に応用するのは、行動変容を加速すること、および組織のパフォーマンスの向上のためにネットワーク・データを利用することであろう。ネットワーク介入は行動を変容させるプログラムであり、そこでは社会ネットワークを用いて人やグループを特定し、行動変容プログラムを適用したり行動を採択したりする。ネットワーク介入は多様な形を取りうるうえに、また実践に関する考察がさまざまになされている。

　少なくとも6つのネットワーク介入の方法が開発され、試行され、検討されてきた。

　①オピニオン・リーダーあるいはキー・プレイヤーの特定
　②グループの確認
　③グループ内のリーダーの特定またはリーダー・学習者ペアの生成
　④スノーボール標本抽出または動員
　⑤ネットワークの再編成（改変）
　⑥ネットワークと属性

　ここで、それぞれの技法について討論する前に、プログラムの開発を先導してきた行動変容理論が、ネットワーク介入の型を決定するうえで重大な役割を演じていることを強調しておかなければならない。文化的な規範や意見を変えるために設計されたプログラムにとっては、オピニオン・リーダーをみつけ、

242　第III部　応　用

その彼または彼女を強力にすることがたぶん非常に重要だと思われるが、その一方で通信や病気のフローを遮断することを目指すプログラムにとっては、ブリッジをみつけることが必要な場合が多い。地域社会なり組織なりの現在の構造や歴史に関する質的および民族誌的な情報は、ネットワークにうまく介入をするための重要な要素となるだろう。

　同様に強調すべきは、ネットワーク介入は、地域社会の成員の重要性を強調することによって、強力な地域や組織を創造する潜在力を持っているということである。ネットワーク介入が強調するのは、外部の改変勢力に依存するのでなく、変革の能力は地域社会の内部にあるという点、そして学習する組織ならば変革を進める人や構造を自分自身でみつけるものだという点である。

## オピニオン・リーダー

　最も典型的なネットワーク介入といえば、オピニオン・リーダーを新しい行動の擁護者ないしチャンピオンとすることである。オピニオン・リーダーというものは、どの組織、地域社会、さらにどの状況にもいる。オピニオン・リーダーは、他の人々の意見、態度、信条、動機、行動などに影響を与える人である（Rogers & Cartano, 1962）。リーダーの役割と活動、リーダーシップは多くの政治的、社会的、経済的、医学的、さらに公衆衛生的な問題にわたる。オピニオン・リーダーは、公衆衛生の中でも重要な地域保健プログラム実施の支援のために活用されてきた。

　オピニオン・リーダーには、行動変容の努力を成功に導くために、いくつかの任務と責任がある。まず、彼らは行動変容のプログラムを紹介し、その必要性を説く。次に、プログラム実施主体に対して、彼らの地域社会からの意思を伝える。第3に、地域社会の中での役割モデルを演じる。第4に、彼らは健康に関するメッセージの伝達者ともなりうる。そして最後に、彼らは実施主体がその地域や組織から撤退したあとも「資源」として残り、プログラムの目的を定着させる。オピニオン・リーダーは、プログラムの実施とその成功を左右する。表11-1に示すように、少なくとも10種の異なったオピニオン・リーダー特定の技法が公衆衛生プログラムでは用いられてきた（Valente & Pumpuang,

**表 11-1** オピニオン・リーダー特定の方法（方法 8、9、10 は社会ネットワーク法として一括される）

| 方　　法 | 技　　法 |
|---|---|
| 1. 知名度 | マスコミ上の、あるいは「地元」の著名人（学校の運動選手など）を活用して行動を推進する |
| 2. 自己選択 | 口コミなどでボランティアを募り、その中から選抜し、その後訓練する |
| 3. 自己認定 | リーダーシップに関連する質問を含めた調査を標的集団に行い、リーダーシップに関する評価点の高い人を選抜 |
| 4. スタッフが選定 | 対策実施者が、自分で集めた地域の情報からリーダーを選ぶ |
| 5. 地位による方法 | 聖職者、議員、マスコミ関係者、ビジネス幹部などから選ぶ |
| 6. 判定員が評価 | 博識の地域住民がリーダーを特定 |
| 7. 専門家が選定 | 訓練された民族誌学者が研究してリーダーを選定 |
| 8. スノーボール法 | 発端者がまずリーダーを指名、続いて被指名者に面接、これをさらに新しいリーダーが指名されなくなるまで続ける |
| 9. 標本ソシオメトリー法 | 無作為に選ばれた回答者がリーダーを指名、最も多く指名された者が選ばれる |
| 10. ソシオメトリー法 | すべて（またはほとんどすべて）の回答者にインタビュー、最も多く指名された者が選ばれる |

注：詳細な討論についてはヴァレンテとパンプアン（Valente & Pumpuang, 2007）を参照。

2007）。

　ネットワーク・データは、ネットワークの中心にいる個人をみつけることによって、オピニオン・リーダーを特定するために用いることができる。我々はオピニオン・リーダーの介入の潜在的な有効性を調べるために、コンピューター・シミュレーションを行った。ネットワークを無作為に発生させ、これらのネットワークで成員の 10% を当初の採択者として選択し、シミュレーションを行った。ネットワーク接触も生成され、閾値は採択が 15% になるように設定した。当初の採択者について、3 通りの状況をシミュレーションした。すなわち、当初の採択はオピニオン・リーダーの場合、無作為なノードの場合、周辺ノード（指名を 1 回しか受けない人）の場合、である。それぞれのモデルを 100 回ずつシミュレーションし、平均をとった。図 11-1 は、3 個の条件に対する普及の予測を描いたものである。この研究によれば、普及がオピニオン・リーダーから始まる場合には、無作為に選ばれたネットワーク成員や周辺にいる成員から始まる場合よりも、普及が迅速に進行することが示された。

　オピニオン・リーダーの特定は最も典型的なネットワーク介入であるが、そ

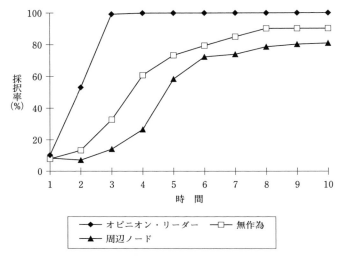

図 11-1　当初の採択者が①リーダー、②無作為に選ばれた人、③周辺の人に限定、の3つの場合について無作為に発生させたネットワークにおける架空の普及。

れは1つには実行が容易でまた、変容を生み出す機序として直感的で分かりやすいからである。さらにオピニオン・リーダーは、定義からしてプログラムの成功に強い影響力を持つという論理は強い。もし地域のリーダーが新しいプログラムを支持しないとなれば、一般の成員が支持することはありそうにない。社会ネットワーク・データを用いて行動変容のオピニオン・リーダーを確認しようという研究が、少なくとも20個行われている（Valente & Pumpuang, 2007）。これらの研究の大半が、行動変容のためにオピニオン・リーダーを使うのは有効な戦術であることを示している。

　オピニオン・リーダーは、ネットワーク・データを用いてネットワーク内の指名を最も多く受け取る人を選ぶことによって特定できる。例えば、ある組織内の回答者について、問題X（Xは、新しい管理上の手順とか、新技術とか行動とか、関心の対象となる要件）についての助言を誰に求めるかを調べるとする。組織や地域の中で最も多い指名を受け取る（入次数中心性の高い）人をオピニオン・リーダーと特定し、変容の仲介者になってもらう。上位10〜15%の指名件数でオピニオン・リーダーとするのが典型的であるが、プログラムやデータ

第11章　ネットワーク介入　　**245**

に応じてこの限界を変更することもできる。もし、受けた指名件数が等しい場合にはもう1つの中心性尺度、例えば近接性や媒介性などで決定する。場合によっては、オピニオン・リーダーが1人ということもある。

ロマスら（Lomas *et al*, 1991）は、病院の2つを介入群、他の2つを対照群として、4つの病院にオピニオン・リーダーの有効性を検証する古典的な研究を行った。この研究は、帝王切開のあとの経腟分娩（VBAC, Vaginal birth after cesarean section）を推進するためにオピニオン・リーダーをみつけ、働いてもらうことができるかどうかをみるためのものであった。初産が帝王切開であった女性には、その後の妊娠では経腟分娩を試みるべきであるとする医学的なガイドラインは、すでに1980年代後半に勧告されていた。このガイドラインの前には、多くの医師は初産が帝王切開だったら2回目も帝王切開を勧めていた。社会ネットワークの技法を用いて、介入群の病院の医師には産婦人科の問題について相談する医師を指名してもらった。その後、これらのリーダーに依頼して、病院の日常の活動の中で同僚にVBACの推進をしてもらった。その後のデータによれば、初産で帝王切開をした女性の、次の分娩での帝王切開は減ったことが示された（医師によってはこのガイドラインに疑問を呈し、最初の分娩が帝王切開であれば次の分娩にも帝王切開を勧めるなど、VBACにはいまだに多少問題が残っている）。

同様の研究で、スーメレイら（Soumerai *et al.*, 1998）はネットワーク分析を用いて20病院（うち17は対照）でオピニオン・リーダー医師を特定した。これらのリーダーは、急性心筋梗塞（Acute Myocardial Infarction, AMI）で救急部を受診した患者に対して、$\beta$ブロッカー［主として内臓神経を調整する医薬］としてアスピリンを使用することを推進した。該当の患者の病歴を点検したところ、オピニオン・リーダーの病院の医師は対照病院の医師よりも治療のアスピリンを使うことが多いことが示された。

その他の医療者、例えば薬物乱用治療のカウンセラーなどについても研究が行われている。ある研究では、6カ所の診療所の薬物乱用治療のカウンセラーに、障害併発例（精神障害と薬物使用）の治療に関して助言を求める人を同僚の中から指名してもらった。6診療所の各診療所につき1名を特定し、この人を各診療所での障害併発例の治療マニュアル適用の指導者になってもらった（Pe-

**246** 第III部 応 用

ters *et al.*, 2005)。ムーアら（Moore *et al.*, 2004）は、これらのオピニオン・リーダーは、年齢、教育、経験などは他のカウンセラーとあまり変わらないが、併発症の治療について、よりよく知っていることを明らかにした。別の都市の診療所についての別の比較研究では、同じ介入をするものの、介入は診療所で働いていない指導専門家によって行われるようにした。3カ月の追跡の結果は、オピニオン・リーダーのいる診療所のカウンセラーは併発症の患者をより多く診断し、患者と併発症についての話し合いにより多くの時間を費やしていることを示した。

　オピニオン・リーダーモデルはまた、地域レベルでも試みられている。ラトキン（Latkin, 1998）は、路上のオピニオン・リーダーを使って安全な注射行為を伝え、またこれらのオピニオン・リーダーたちは自ら安全な注射に関するメッセージを受け入れ、それを効果的に他の人たちに伝えたことを示した。シッケマら（Sikkema *et al.*, 2000）は、ネットワーク指名法を用いて、低所得者住宅に住む女性にHIV感染のリスク低減の方法を広めるためのオピニオン・リーダーをみつけた。これらの研究では、オピニオン・リーダーはさまざまな人口集団における多くの状況で実施可能な行動変容のための、非常に一般的な方法になることが示された。

　これらのオピニオン・リーダー研究は、地域社会でオピニオン・リーダーをみつけ、彼らに行動変容のための変革推進者として活動してもらうことが可能であることを実証している。これらの地域社会とは組織であり、地理的な場所であり、学校その他であってもよい。人口集団は医師、その他の医療職員、薬物使用者、一般の地域住民、その他もろもろである。オピニオン・リーダーは、他の人々に対する役割モデルとしての天賦の才を持っている。彼らは、オピニオン・リーダーの役を果たしていることを自覚し、より効果的な指導を可能にする手段や技法を与えてくれる機会を歓迎し、そうなれば水を得た魚のようにリーダーや行動変容推進の役目に励む。

　オピニオン・リーダー介入を実施する際に持ち上がる、実践上の問題も少なくない。まず、オピニオン・リーダーにはどの程度の研修が必要か。若者向けの学校ベースの研究では、オピニオン・リーダーには最低1時間の訓練セッションが行われた。これらのセッションでは学生たちに集団のまとめ方、トラブ

ルへの対応、リーダーとしての振る舞いなどについて教える。定石ではあるが、リーダーシップ研修には、行動変容プログラムの総時間の 10〜15% くらいの時間を費やすべきである。例えば、医師の変容プログラム全体で 6 カ月かかり、変革推進の時間が 30 時間とすると、リーダーシップ研修は半日のセッション、つまり 3〜4 時間ということになる。

第 2 に、リーダーは他の人々にどのように接すればいいのか？ 組織やある種の学校での研究の場合、リーダーは毎日の活動の一部として他の人と会話を交わすことが期待される（Bloor *et al.*, 1999; Lomas *et al.*, 1991）。リーダーは地域社会の中では特別目立つ存在として、多くの人と接触を持つことが期待されることもあろう。多くの場合、リーダーは行動変容問題に関する会話のきっかけとなるようなバトンや帽子、その他の小物を身につけるといいかもしれない。場合によっては、プログラムとして、リーダーに他の人の説得の場を与えるためのイベントや計画を特別に用意することもある。ただし、推進のための機会を作るために特別のイベントを行うことは望ましいこともあるが、そのイベントが行動変容に対してより役に立つかもしれない自発的、自然発生的な相互反応を妨げることもある。

オピニオン・リーダー介入の 1 つの制約は、その効果が仲間を説得するリーダーの能力に依存することがあるということである。もう 1 つ、1 人ないし少数のリーダーが新技術に抵抗し、または新たな行動に心底から同意してない、ということもある。もう少し微妙なことをいえば、リーダーの変革プログラムに対する熱意がいまひとつということがある。最後の制約としては、オピニオン・リーダー戦略では、リーダーの特定と新たな研修を繰り返し行うことが必要ということがある。直感的な魅力と道具立ての単純さとは別に、オピニオン・リーダー戦術は、それによって学習の組織が生まれるという点でも利益がある。土着ないし地元のリーダーの研修は、地域社会が自ら変貌し成長することを目指す、という規範を生み出す。


## キー・プレイヤー

一般的に、オピニオン・リーダーは「あなたは誰に相談しますか？」といっ

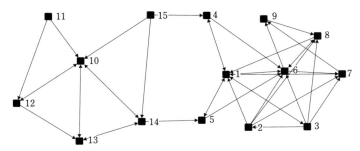

図11-2 最も多数の指名を受けている2つのノードは1番と6番で、ともに6回指名されている。もし入次数だけで2人のリーダーを選ぶなら、1と6が選ばれることになるが、彼らのリンクはほとんどが共通の人たちとである。ノード10は多くの指名を受けているが、それらは独自の人たちからであり、したがって1と10、または6と10を選ぶならば、よりネットワークを効果的にカバーすることになる。

たネットワーク質問に対して最も多く指名される個人として特定される。リーダーは最も多く指名を受ける人、つまり入次数スコアの最も高い人として特定されることが多い。入次数中心性を用いることの1つの限界は受けた指名が冗長なことがあるということである。例えば図11-2のネットワークでは、5回以上指名を受けている人はともに、他の同じ人と結合している。結果として特定されるリーダーは同じ人々に対するリーダーとなり、ネットワーク全体を効率的にカバーしない。

ボルガッティ（Borgatti, 2006）は、ネットワーク内で他の人に最適に到達できる人をネットワークのキー・プレイヤーとして特定する方法を開発し、この欠点を指摘した。ボルガッティは、中心性の伝統的な尺度（第5章参照）に関して、普及のために情報を伝播するうえで最適に位置づけられたノードをみつけることや、伝播を阻害するためにネットワークから除去すべきノードをみつけるためには、不十分であることを示した。さらに、普及や封じ込めのための最適ノードをみつけるコンピュータープログラム、「Key Player」を開発した（UCINETで作動）。Key Playerは特定すべきキー・プレイヤーを希望する人数に変えることもでき、またキー・プレイヤーからネットワーク内の何人に、1ステップ、2ステップあるいはそれ以上のステップで到達できるかの尺度も与える（Borgatti, 2006）。

第11章　ネットワーク介入　**249**

Key Player はネットワーク内の普及を加速し、逆に伝播を阻害するのに最もよいノードを特定する。ボルガッティが示したように、これら2つのプロセスは、普及行動に理想的なノードを除去すると普及を遅くするのに最適とはならないこともあるというように、必ずしも対称的なものではない。

## グループ

多くの場合、ネットワーク内にいくつかのグループをみつけて、そのグループが実施する行動変容プログラムを作るのが有利ということがある。例えば、ある組織内に新たなソフトウェアを導入するとしよう。この場合、社会ネットワークのグループをみつけ、みなで一緒に新しいソフトの訓練をすることが望ましい。一緒に学習することにより、グループは新たな行動を強固なものにし、実施上の問題についてお互いに支えあうようになる。このようにして、個人は他の人の援助や助言に頼りながら新たな行動を学んでいく。さらに、グループで新しい行動を採択すると、成員各自に対するリスクも低減することになる。

そのうえ、多くの新技術や行動は、個人的な行動というより、むしろグループレベルでの採択に適している。例えば、ファクシミリや電子メールといった相互依存的な新技術は、少なくとも他のもう1人の人がそれらを使用して初めて役に立ち、より多くの人が使えば有用性はさらに大きくなる。フェイスブックにしてもグループ全体が情報や経験を共有するためにこの技術を利用するときに、採択の利得が最も大きくなる。

ネットワーク内でグループを特定する多くの方法は、第6章に示されている。さまざまな介入方法の存在が、グループを特定することにもさまざまな方法のあることを示唆している。おそらく、より有用なネットワーク定義のアルゴリズムの1つがギルヴァンとニューマン（Girvan & Newman, 2002）のアルゴリズムであろう。なぜなら、それはお互いに他と重ならない人々のグループを生成するからである。各自を1つだけのグループに割りあてることは、実際的に好都合のことが多い。他方、複数のグループに割りあてると、その人の日程に好都合なグループの会合に出席しやすくなることもある。

グループの特定とは別に、ネットワーク内の特定の階層構造を明らかにした

いと思うこともあろう。例えば、ある大規模な組織内における変革のプログラムで、しばしば助言を求められる職員にはある行動を、またしばしば助言を求める者には別の行動を、それぞれ推奨したとする。この場合、変革推進者はグループではなく、むしろ位置を特定することを望むだろう（第7章参照）。グループレベルと位置レベルの介入に関しては、2つの決定的な実施上の問題がある。すなわち、グループは強制的にみなサイズが同じでなければならないか、そしてグループにはリーダーが必要か、という問題である。プログラムによってはさまざまなサイズのグループがあってもよいこともあれば、別の場合には同じサイズのグループを必要とすることもある。例えば、学校ベースのグループ成員の人数を指定したワークブックのカリキュラムでは、同じサイズのグループがあることを希望するだろう。他の介入では、グループの幅を例えば5人から10人位としていいこともある。また、これまでグループベースの介入は、グループにはリーダーが必要であるとしており、リーダーとグループを同時に特定する技法も少なくとも2つ開発されている。

## リーダーとグループの特定

　グループを特定し、それらのグループからリーダーを選んだ研究がいくつかある。例えばウィイストとスナイダー（Wiist & Snider, 1991）は、あるパイロットテストで社会ネットワーク・データを用いてグループを作り、これらのグループからリーダーを選んだ。彼らはこれらの方法が、たばこを吸い始めることを予防することに効果的であることを示した。ブラーら（Buller *et al.*, 2000）は、職場内のネットワーク・データを用いて、各自の所属が重ならないグループを作り、グループ内で指名が最も多い人をリーダーとした。彼らは、この介入が果物と野菜の消費の向上に有効であることを示した。アミルカニアンら（Amirkhanian *et al.*, 2005）も、ネットワークの指名によりグループを特定し、その中で指名の多かった者をリーダーとして選んだ。これらのリーダーは、変革推進者として伝統的に HIV のリスクの高いロマ・ジプシーのグループ内での安全なセックスのために活動した。

　ヴァレンテとデーヴィス（Valente & Davis, 1999）は、リーダーをまず特定し、

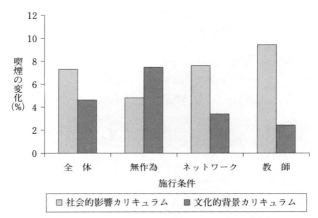

図11-3 カリキュラムと施行方法別にみた、中学校生徒における1年間の喫煙者率の増加幅（ポイント）。

そのあとネットワーク指名に基づきグループを形成するというモデルを提唱した。リーダーは入次数中心性（あるいはその他の尺度）で特定され、その後、その他の者が自分の指名したリーダーのグループに割り振られる。もし、選ばれたリーダーの中に自分の指名した人がない人については、ソシオメトリー的に最も近いリーダーのグループに割り振られる。ネットワーク内のリンクに重みをつけることもできる（例えば、第1選択は第2選択よりも高く、第2選択は第3選択よりも高いことなど）。これらの重みは、次いでグループ形成のためのリーダー・随伴者のペア形成に活かされる。

ヴァレンテら（Valente *et al*, 2003, 2006）はこの技法を、南カリフォルニアの16の学校の第6学年生［第1章4ページ訳注参照］を対象とする学校ベースの喫煙予防プログラムで試行した。研究では、リーダー指名の方法を無作為、教師指名、ネットワーク指名という3つの方法のいずれかとし、これを2つのカリキュラム（社会的影響に関するもの、および文化的背景［生徒の人種などを考慮に入れて］にあわせたもの）の評価の中に入れ子状態にして、学級を無作為割りつけした。結果が示すところでは、ネットワーク条件の生徒は、指導の直後により高い反たばこ態度、反たばこ規範のための友人のより強い支持を報告した。分析からも、ネットワーク条件の生徒では喫煙に対する感受性――これは喫煙

252 第III部 応用

の前駆状態として知られている――が56％も低下した。

1年間の追跡で、2つのカリキュラム、3つのネットワーク施行法について、喫煙の変化を比較した（図11-3）。データは、文化的背景にあわせたカリキュラム（FLAVOR）は社会的影響カリキュラム（CHIPS）よりも有効であることを示している（Unger *et al.*, 2004）。効果がより大きくなるか否かは、誰が、誰と一緒にそのカリキュラムで指導を受けるかにかかっていた。グループが、ヴァレンテとデーヴィス（Valente & Davis, 1999）が推奨するネットワーク法を用いて形成されていると、文化的背景にあわせたカリキュラム、つまりFLAVORはより効果的であった（喫煙の増加幅を抑える）。教師がリーダーやグループを決めた場合には、FLAVORは最も効果的であった。すべての調査事項についてデータが完全にそろっている生徒のみに分析を絞ると、FLAVORのネットワーク条件が最も効果的であった（Valente *et al.*, 2006）。

ネットワーク法が最も効果的なものにならなかったことには、理由がいくつかある。第1に、リーダーと随伴者の間のネットワーク距離を最小限にするのに用いるアルゴリズムが最適のものでなく、あとから改善されたということがある。第2に、アルゴリズムにはリンクの重みが含まれておらず、そのため近い紐帯は、そうでない紐帯に比して、選好度が高くなりかねない。第3に、教師は一緒によく働いてくれる学生を非常にうまく特定することができたことがある。これは、教師がこの授業に関するワークシートを持っていたことや、すでに8カ月も教室にいた（データは3月に回収）ことなどが挙げられる。ここで、介入のタイプはそれがどのように、また誰によって施行されたのかということに無関係ではないことを考慮することは重要である。

## スノーボール抽出とネットワーク動員

何十年もの間、疫学者と公衆衛生技官は、感染症と闘うために接触者の追跡を行ってきた。例えば、個人が性感染症で医療機関を受診すると、公衆衛生技官はその人の性的接触者の名前を尋ね、その人たちに会い、その人たちが性感染症に接触した可能性があることを告げる。このような手順は公衆衛生の予防策として重大なことであるが、このデータが通常のネットワーク・データやそ

の技法を用いて分析されることはなかった。

スノーボール抽出法を用いて健康増進活動に人々を参加させるプログラムに有用な、回答者駆動抽出法（Respondent-driven sampling, RDS）による方法論を開発した研究者たちがいる（Broadhead *et al.*, 1998; Heckathorn, 1997, 2002; Latkin *et al.*, 2009）。ヘッカソーン（Heckathorn, 1997）はこのシステムを RDS と名づけたが、その実施のためのソフトとツールはウェブサイトから入手できる。RDS では、現にいる参加者に招待券を持たせて、外から新たな参加者を呼び込むようにさせた。新たな参加者は、今度はさらに別の新たな人々を呼び込むようにする。研究によれば、回答者駆動抽出というこの方法は、伝統的な手法よりも「呼びかけの困難な」人々に働きかけたり、多彩でより費用対効果が高い方法となることが示されている（Salganik & Heckathorn, 2004）。RDS では、招待券を使って、誰が誰を紹介したかを追跡し、また人々の紹介やデータ収集、介入のために彼らに現場に行ってもらうようにすることに対する謝金を与える。RDS のウェブサイトから、その実施方法の見本や教材を得ることができる。

スノーボール抽出の 1 つの応用として、予防接種への参加の呼びかけがある。例えば、HIV ワクチン開発が 10 年以上にわたって行われているが、このようなワクチンは、もし実用化されることになっても、誰もが HIV のリスクにさらされているわけではないので、一般住民にはなかなか受け入れられにくい。そこで、HIV 陽性の患者から社会ネットワークのデータを得て、HIV 感染のリスクにさらされかねない HIV 陰性のハイリスク青年を動員することができるかをみる研究が行われた（Valente *et al.*, 2009）。この研究では、ハイリスク人口に働きかけるためにスノーボール抽出・動員法が用いられた。

この研究で集められたネットワークを示す図 4-4 を思い出していただきたい。発端者（HIV 陽性患者）は■で示し、その第 1 次の他者で治験に組み込まれた人は▲で、また組み込まれなかった他者は●で示してある。リンクは、他者をワクチン予防計画に参加を呼びかける熱意に応じて、段階付けで表示されている。実線の矢印は強く希望する、点線の矢印は強くは希望しない、1 点破線の矢印は無回答、2 点破線は組み込まれたが第 1 次の被指名者としては指名されなかった人である。データは、このスノーボール動員に関する 3 つの際立った点を示している。第 1 に、回答者が指名した人の人数には、かなりのばらつき

がある。第2に、研究に参加してもらいたいと思う人との関係に関して、ばらつきがある。ある回答者は自分のネットワーク成員の人を招きたいと思い、その他の人は希望しない。第3に、回答者がある社会ネットワーク成員を招きたくないと思うものの、場合によってやむをえずそうすることがあるということである。

この研究の結果は、発端者がより年長で、自分のHIV感染状況が人に知られていると考える場合には、自分の社会ネットワークの成員をワクチン予防研究に参加するよう呼びかけたいと思うことを示している。HIV感染状況に対する自覚はネットワーク成員によってまちまちであり、ゆえにこの要因は（ネットワーク成員ごとに変動する）関係変数である。発端者はまた、自分が一緒に薬物を使用したネットワーク成員も招待したがらないが、これは標本全体からみれば小さい部分である。青少年はネットワーク成員をあまり招待したがらないが、成人よりも青少年をかなり多く指名し、その結果、青少年のワクチン参加者がより多く集まることになる。

スノーボール技法の使用に対しては、いくつか実際的な問題点がある。まず、誰が誰を動員したかを調べるときの問題である。招待券には発端者の個人番号が書かれているが、それを他人に譲ることもありうる。第2の問題は、ある発端者から指名された人が、別の発端者から指名された人と同一になることもありうる。このため、人口集団に関する知識は非常に重要であり、スノーボール抽出による研究をするときには、研究チームが対象の参加者をよく知っている必要がある。最後に研究者は、ある回答者を指名した個人が、同じ研究の回答者になることもありうるので、データ処理においても注意が必要である。固有の個人識別番号をしっかり追跡し、対象の中でそれらが一貫していることを確認するためには、隅々にわたるかなりの注意力を要する。


## ネットワークの組み替え

ネットワーク介入への最も強力なものの1つで、まだ十分に検証されていないのがネットワークの変更、つまりリンクを加除、あるいはノードを加除することであろう。明らかにこの型の変更は、組織において新たなチームを編成し

たり、成員が新しい人々を仲間に紹介するようなときに起こってくる。組織は、しばしば意図的に事務所を改編して、ネットワークの変化を促すこともある。しかし、そのような活動は体系的に行われなかったり、評価されなかったりすることも多い。リンクの組み替え（rewiring）、ないし変更は、ランダムに行われるよりはむしろ、あるネットワーク特性を最大化するためのリンクの加除として行われる。

　ネットワークの組み替えでは、まずどの特性を最大化したいのかを決めることが重要である。例えば、直接結合性を以下のように定義して、ネットワークをより直接結合性の高いものにしたいと考えるとする（Borgatti, 2006）。

$$C = \frac{\sum \dfrac{1}{d_{ij}}}{n(n-1)}(i \neq j) \tag{11-1}$$

　ただし $d_{ij}$ はダイアド間の最短パス長、$i \neq j$ は人物 $i$ と人物 $j$ が同一でないときのみに距離が測られることを意味する。この場合、目的はリンクをどれほど加除したら直接結合性を変えることができるかを決定することである。直接結合性を計算し、次に個々のリンクを除去し、新たなリンクを追加し、それぞれのリンク加除に対する直接結合性の変化を計算することは退屈だが、簡単である。これによって変更行列が作られ、その個々のセルはリンク加除による直接結合性の変化量を示している。もちろん、行列は第 8 章で討論したように中心性、クラスタリング、推移性の変化のようなネットワーク特性についても計算することはできる。ただし、直接結合性（断片化）がおそらく最も妥当な尺度であろう。変更行列を用いれば、研究者はネットワークにとって最も決定的なリンクの変化を容易に表すことができる。

## ブリッジおよび潜在ブリッジ

　表 11-2 は、除去されたときに最も直接結合性を減らす 10 個のリンク、および追加されたときに直接結合性を最も大きくする 10 個のリンクを、それぞれ示している。「ブリッジ」はそれを除去したときに直接結合性を下げるリンク、

**表 11-2** 図 1-1 のネットワークの上位 10 のブリッジと潜在ブリッジ

| ブリッジになるリンク | | | 潜在ブリッジになるリンク | | |
|---|---|---|---|---|---|
| 起点 | 終点 | 変化量 | 起点 | 終点 | 変化量 |
| 27 | 29 | −0.04 | 31 | 35 | 0.8 |
| 29 | 26 | −0.01 | 10 | 35 | 0.8 |
| 2 | 37 | 0 | 14 | 35 | 0.7 |
| 7 | 8 | 0 | 29 | 35 | 0.7 |
| 29 | 31 | 0 | 28 | 35 | 0.7 |
| 3 | 2 | 0 | 5 | 35 | 0.7 |
| 37 | 22 | 0 | 16 | 35 | 0.7 |
| 20 | 3 | 0 | 12 | 35 | 0.7 |
| 19 | 27 | 0 | 15 | 35 | 0.7 |
| 21 | 27 | 0 | 22 | 35 | 0.7 |

注：ブリッジを除去することによって平均パス長を最も増加させるようなリンク、また潜在ブリッジは追加することによって平均パス長を最も減らすようなリンクである。

また「潜在ブリッジ」というのは、追加したときに直接結合性を高めるリンクである。通信を遮断したいとき、あるいは組織的なパフォーマンスを阻害したいときに、研究者はもっぱらブリッジを除去し，直接結合性を低下させるリンクに障害を与えるべきである。ブリッジの除去はネットワークのパフォーマンスを妨げ、お互いに到達するのにより遠い経路を強要する。本物の橋（ブリッジ）のように、ネットワークブリッジはある部位と別の部位をつなぐ経路を与え、本物の橋と同様、その重要性は決定的である。

　直接結合性を低下させるものとしてブリッジを見出したのは、直接的にはグラノヴェッター（Granovetter, 1973）の、そしてその他大勢のネットワーク研究者の洞察に由来する。彼らは、それにおいては結合されていないグループを結合するリンクは、ネットワーク内で重要な構造的ブリッジになると考えたのである。「与えられた任意の紐帯を、仮想的にネットワークから除去してみる。これによって失われるパスの個数、任意の点のペアの間に生じる平均パス長（考慮されたパス長にいくらかの制約はあるが）が続いて計算される」（Granovetter, 1973, p. 1366）。本来離れていた部分集団を結合する完全ブリッジは、ブリッジ形成現象の特別のケースにすぎない。すべてのリンク除去について変化を計算することにより，どの紐帯に対してもブリッジ得点を割りあてることができる。

　これらのブリッジは、あるグループから別のグループへの情報や行動の普及

に対して重要なものである。ブリッジは地域社会における情報の流れに対する潜在的なボトルネックを意味し、また、場合によっては地域社会がばらばらにならないように強化することが必要になる。ブリッジによるリンクはまた、HIVや性感染症の広がりを抑える試みのように、伝播の沈静を望む場合にネットワークの断片化を作り出すために、除去することが有用なリンクを意味することもある。

　潜在ブリッジは、ネットワークに追加されると直接結合性を最も高くするリンクである。仮想のリンクをネットワークに追加し、その結果起こる直接結合性の増加を計算する。状況によっては、これらはネットワークに追加すると最も有利なリンクということになることがある。例えば、ある組織で2つの部門を合併させるとすると、その分析結果は、組織の直接結合性を最大限増加させるのに、どのリンクが最善かを示すであろう。

　ブリッジや潜在ブリッジを計算するために、他の尺度が用いられることもある。第5章で、リンクについて計算されるノードに対する中心性尺度を紹介したことを思い出していただきたい。とくに媒介中心性は、リンクに基づく重要な中心性尺度であるとされる（すべてのリンクの次数スコアは3未満である）。潜在ブリッジはネットワークの補数（0は1に、1は0になる）をとり、補数ネットワークの上でブリッジないしリンク中心性を計算することによって求められる。同様に、第8章で述べたシミュレーションに関して、リンクの加除による直接結合性の変化はネットワーク密度が15〜25%の範囲で最高になるということをみたが、これはネットワークがこの範囲にあるときに、この技法が最も適切なものになることを示唆している。

## リンク対ノード

　前節では、リンクに関する現象としてのブリッジ形成について議論したが、ここでの議論はノードに戻る。介入の大半は、リーダーやネットワークの中心に位置する人物の特定に焦点をあてる。ブリッジをみつけることはそれより難しいことが多いが、より重要な可能性がある。上に記述した方法論は、ブリッジや潜在ブリッジをいかに特定するかを示すものであるが、これらブリッジ形

**258**　第 III 部　応　用

成の位置にいるノード（人々）をみつけることが、ときに有用になる。

　技術的にはブリッジはリンクであり、リンクへの「かなめ」がブリッジ・ノードである。異なる 2 つのグループを結びつけている人を、ブリッジと呼ぶことが多い。もちろん我々は、個々のノードのブリッジ形成の度合いを示すブリッジ尺度が欲しい。しばしば欲しいのは個人レベルでのブリッジ形成の尺度で、それによってブリッジ形成の関連要因を決定できるようなものである。例えば、ブリッジとなるノードの人物には新しい思想に対してオープンであるというような、なんらかの性格的特徴があるとか、ブリッジには薬物使用のリスクがより高いことを示すとか、そんなことを考えることもあろう。個人のブリッジ形成は、すべてのリンクに対する変化量に基づき、各人の平均変化量として計算される。かくして我々は、個人のブリッジ（形成度）を以下のように定義する。

$$B_i = \frac{\sum_{j=1}^{k}[C - C'_{ij}]}{k} + \frac{\sum_{j=1}^{l}[C - C'_{ji}]}{l}, (i \neq j) \tag{11-2}$$

　ただし、$C$ は観察されたネットワークに対する直接結合、$C'_{ij}$ は $i$ から $j$ へのリンクが除去されたときの直接結合、$k$ と $l$ はそれぞれ送られた、ないし受け取られた紐帯数である。$B_i$ は、各ノードにかかるリンクが除去されたときの直接結合の変化の平均である。この尺度は 2 つの成分に分解することができる。つまり、行きのブリッジと帰りのブリッジであり、各ノードに出入りするリンクが除去されたときの直接結合の変化の平均値として計算される。また、この尺度は潜在ブリッジの尺度として用いることもできる。このときは、各ノードに出入りするリンクを新規に追加したときの、直接結合の変化の平均値として計算する。この尺度の 1 つの難点は、ネットワークのサイズについて制御されていないことで、そのため異なるネットワーク間での計算結果の比較ができない。ボックス 11-1 は、このブリッジ形成の尺度をグラノヴェッター（Granovetter, 1973）が弱い紐帯の力について解説するために、仮想のネットワークについて適用したものである。

　ブリッジは、ネットワーク内でその直接結合性を維持するために、強化・支持すべき重要なノードをみつけるために用いられる。媒介中心性が、しばしばブリッジの位置にある中心的なノードを特定するために用いられる。ヴァレン

テとフジモト（Valente & Fujimoto, 2010）は、ブリッジ形成と媒介性の間には中程度の相関しかないことを示した。だがこの相関は、ネットワーク構造に依存し、絶対的なブリッジがほとんどないときには、相関は高くなる。ネットワーク構造がまとまりのないものになると相関は低くなり、ブリッジ形成や媒介性はさまざまなノードを示すようになる。ブリッジの尺度は、ネットワーク内で周辺的でも中心的でもない、中間的な位置を占めている重要なノードの特定を可能にする。これらのノードは、普及の過程において重要な仲立ちの接点として機能すると考えられる。

---

## ボックス 11-1　グラノヴェッターの弱い紐帯の強さ再訪

　グラノヴェッター（Granovetter, 1973）は、「弱い紐帯の強さ」（Strength of Weak Ties, SWT）という後世に影響を残す論文を著し、情報や新技術の普及にとってネットワークのブリッジの重要性を強調した。彼の議論の根底には、人々の友人は同時に友人同士であることが多い、ということがある。したがって、人が他の人々と結合されている場合、その結合されている人同士がお互いに見知らないということはあまりない、ということになる。このようにそれぞれの友人たちがお互いに知らないような2人の結合は、結合されていないそれぞれの友人グループのブリッジによりなりやすい。図11-4は、ブリッジとなるノードAとBの間のリンクを表した、グラノヴェッターの原著の図である。グラノヴェッター（Granovetter, 1973）によれば、ネットワーク内の距離を人々の間のステップの回数でとらえた場合、ブリッジはネットワーク内の個人の間の距離を全体的に短縮する。距離が短縮されることで情報はネットワーク中により迅速に普及する。グラノヴェッターはミクロレベルでの推移性への傾向をリンクすることで、ブリッジとしての弱い紐帯のマクロレベルの性質に読み替えた。

　伝統的に、社会ネットワーク研究者は中心性として媒介中心性（第5章参照）を用いて、ネットワークのブリッジ形成を測定してきた。ブリッジ形成の尺度（260ページ）を、媒介中心性による中心性とともに、当該ネットワークについて計算した。分析の結果、ブリッジをノードあるいは人物

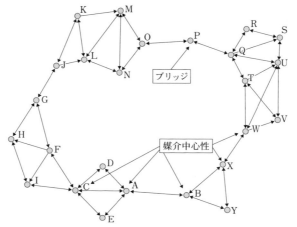

図11-4 グラノヴェッター（Granovetter, 1973）が示した弱い紐帯のモデル。

で捉えるとすれば、それはAやBでなく、ネットワーク頂上にあるPとなることが示される。ノードA、B、C、X、Wなどの媒介中心性スコアはすべて高く、ほとんど同じ値である。しかし、Pはわずか2つのリンクしか持たない点でユニークであり、Pのリンクが除去されたときの距離の平均変化幅は、他のノードの場合よりも大きい。

　ブリッジとその想定される尺度は、とくに病気の伝播の予防に応用することができる。地域の中の病気の広がりを防ぐには、研究者は中心的なノードに予防接種をすれば、病気のさらなる広がりを防ぐ最大の効果があるはずだと主張する。だが、地域と地域の間の病気の広がりを予防するためには、ブリッジに予防接種をしなければならない。局所的な観点からは中心的ノードを重視することに意味があるが、グローバルないしマクロの観点からはブリッジが重大である。

　要約すると、ネットワーク組み替えの方法論は、いくつかの洞察を与えてくれる。第1に、ネットワークの直接結合についてみた場合、それを除去することで普及が遅くなったり、追加することで普及が加速されたりする、そのよう

な特異なノードがあるということである。第2に、その他のネットワーク特性（第8章参照）を最大化することで、ネットワークの中心性、推移性、クラスター形成等々に最大限（あるいは最小限）の影響を与えるようなリンクの変更を提唱することができる。第3に、リンク変化量の平均値はノード単位に合算（平均をとり）して、ブリッジの位置を占める重大なノードを特定することができる。これらのノードは、ネットワークのパフォーマンスにときとして決定的な役割を果たす。

　ネットワークを意図的に変えることは、人間関係が当事者にとって十分な理由があって成り立っているということから、多くの場合かなり難しいことは認識しておくべきである。人々は多くの理由でお互いに引きつけ合っており、管理やアドボカシー担当のチームが推奨するような新しい関係を作ることは望まないこともあるだろう。例えば、組織の部局を統合しなければならないことがしばしば起こる。新機構のまとまりをよくするために、どのような人々の意思疎通をよくすべきかを決めるのは比較的簡単である。ただし、2つの小グループのメンバーはそれらグループ間の意思疎通を阻む機能、活動、信条、あるいは規範を持っていることがある。とはいえ、一連のネットワーク組み替えのツールを用意しておくことは、非常に有用であろう。


## ネットワークと属性

　これまで紹介してきたネットワーク介入の技法は、もっぱらネットワーク・データだけを用いるもので、関連する人々の特性には配慮しないものであった。ネットワーク・データと同時に、ネットワークの中の人々の特性（年齢、性、態度、行動など）を考慮することは、さらに意味のあることである。例えば、事務所で新たな技術の採用を促進するための介入で、ネットワーク・データだけに基づいて新たなグループを創設するまえに、そのグループの個々の成員の技能水準を考慮することが必要なことがある。あるいは、グループのすべての成員の性別をチェックし、男女が一定の比率以下にならないようにグループを形成する必要があることもあろう。

　ネットワーク／属性の介入には、論理的にみて2つの型がある。まず、ネッ

トワーク・データを用いて介入を設計したあとに、性、人種、年齢、教育などの人の属性を考慮する型である。このような場合、研究者はただネットワークのグループ化ないし割りあてを点検し、それらの中の属性の分布が適切かどうかを確認するだけである。例えば、同じ性だけのグループを作りたい、あるいはすべてのグループに男女がそれぞれ最低2人はいるようにしたい、と思うことがある。学校内の人種の緊張を和らげたいと意図された介入では、人種的に混成のグループを作ろうとする場合、これらのグループを点検して、グループ内の人種の分布が合理的かつ適切なものになっていることを確認する。

　介入はまた、グループ内の知識や技倆の分布が十分で適切になるように設計されることがある。例えば、学校ベースのカリキュラムにおいて、ネットワーク・データを用いてリーダーやグループを選定し、同時に各グループにいろいろの特技を持つ人がいるようにしたい、と考えることもある。これはあたかも、友情のタイプを基礎としながら、同時に各グループに初級・中級・上級の選手が同数ずついるようにする、というような数学パズルを解くのに似ている。

　ネットワーク／属性の介入の第2の型は、最初に属性を考慮し、その属性をもとにして集団を分割する。例えば、薬物使用予防の分野で、非使用者は、使用させようとする友人の影響に抵抗を続ける方法を検討するために、まとめてグループに入れられ、一方、使用者は使用を中止するとか非使用を支持するとかの方法を一緒に検討するためにグループにまとめられる。これからは、社会的影響がよい方向に働くように、革新的な介入方法の追求もなされるようになるだろう。キリヤ‒ジョーンズ（Killeya-Jones）らは、「番長」に訓練を行い、反ドラッグのメッセージを作ったり、それを年下の仲間たちに広めさせることを試みた（Killeya-Jones *et al.*, 2007）。

　実施方法はさておいて、ネットワークと属性を同時に考えることは、多くの介入が行動変容を狙っていることからすれば、介入への手順としては合理的と思われる。行動に対するネットワークの影響は、集団の態度と行動の流れの中でみるべきであり、さらに行動がネットワーク構造とどのように相互反応するかを一緒に考えるべきである。ネットワーク分析家が背景を考慮せずに行われた研究を批判するように、行動主義者は人々を規定する態度や行動を無視して構造だけを重視するネットワーク研究を批判するかもしれない。さらに、注意

第 11 章　ネットワーク介入　　**263**

すべきことがある。ネットワークはしばしばホモフィリーが強いので、介入群を定義するためにネットワーク・データを用いることは、ホモフィリー過剰の構造をしばしば作り出し、変容への障壁を厚くする。結果として、介入は意図的に現状の態度や行動に基づいて人々を切り離すように設計されたり、また、現在の交友関係を断つように仕組まれたりすることがある。

　例えば、交友関係のリンクに関するネットワーク・データを用いて、成員の中にお互いの知り合いがいないようなグループを、意図的に作ることがある。これは、現存の意思疎通や影響の経路を遮断するとか、（ほとんど）赤の他人からなるグループがどんな動きをするかに関する実験のために行われることもあろう。さらに、学級や組織がネガティブな行動や出来事を経験しているため、なにか「喝を入れる」ために行われたりもする。

## 医原性効果

　介入の設計のためにネットワーク・データを用いることに関して、医原性効果があるのではないか、ということが問題とされてきた。注意深く考えられた健康増進計画ですら、結果がネガティブだったり、予想外のことがあるが、これはブーメラン効果とか医原性効果と呼ばれる。ネガティブな効果は介入の設計が、是正しようとした問題行動をかえって悪化させるようなときに起こる。ディシオンら（Dishion *et al.* 1999）は、ハイリスクの若者たちについて、彼らの問題行動に対する介入を評価する一連の研究を行った。結果をみると、仲間集団を他のハイリスクの若者と一緒にさせることで、問題行動がさらに増えていた。彼らは、これを「逸脱訓練」と呼び、「不良化が中程度の若者、および逸脱した友人を持っている若者が、より深刻な反社会的行動をとるまでにエスカレートしてしまった」としている（Dishion *et al.*, 1999, p. 761）。薬物使用に染まった友人のグループにいながら、予防カリキュラムを受けた学生は、その後薬物使用に染まりやすく、そのカリキュラムによる指導の方法は負の効果を持つということになる。実際、若者は授業を受けた結果として、授業の内容を薬物使用の方向でパロディ化して使用に走るということになる。

　逸脱訓練は、問題児たちが他の問題児と仲間になっているとき、および問題

264　第III部　応　用

児たちがかつては「善良だった」若者と仲間になっているとき、これらのいずれの場合にも起こる。ドッジら（Dodge *et al*, 2007）は、学生を混ぜ合わせることで、行動の芳しくない、つまり「逸脱した」学生と一緒にいるまじめな学生の数が増えたという、いくつかの大規模な自然実験をレビューした。例えば、学校区によっては、第6学年を小学校に置くのではなくて、第6学年の生徒を第7、8学年の生徒と一緒にして中学校に入れる方針をとることがある。第6学年を第7、8学年と一緒にした学校では、問題行動（喫煙や薬物使用、学校での懲罰のための居残りなど）の広がりが、第6学年を小学校のままにしていた場合に比して劇的に増加した（Dodge *et al.*, 2007）。

　医原性効果は、ネットワーク上で実施される薬物乱用予防プログラムでも起こると予想される。ヴァレンテら（Valente *et al*, 2007b）は、リーダーマッチング技法を用いて TND（Toward no Drug Abuse, 薬物乱用追放）ネットワーク、つまり現行の薬物乱用予防プログラムのネットワーク用のバージョンを作った。この研究は、南カリフォルニアの特別高校［44ページ訳注参照］のハイリスク生徒における、薬物使用を低減し予防するために計画されたものである。たばこ使用の予防のためにネットワークを用いた以前の研究では、教師が指名したリーダーやグループを用いる場合と比して、ネットワークは同等あるいはそれ以上の成績を挙げることが示された（Valente *et al.*, 2006）。以前に行われたこの研究から浮かび上がった研究上および実際的な問題点は、なんらかのネットワーク手直しをした場合、その効果はそれが組み込まれたプログラムにどの程度依存するか、ということである。結果的に、「TND ネットワーク」というものが、証拠に基づいた現行のカリキュラム「薬物乱用追放計画」（Sussman *et al.*, 1993）の手直しネットワークバージョンとして創生されたのである。このネットワークバージョンではネットワーク・データを用いてグループを構成し、構成要素がさらに相互に作用しあうようにし、プログラムの内容を一定に保つようにした。ここで興味深いことは、TND ネットワークは TND そのものより果たして効果的か、また TND ネットワークが薬物使用という結果に有害な効果をもたらす仲間形成を招くか否か、つまり逸脱訓練になるか、つまり医原性効果があるか、ということである。

　結果は、TND ネットワークはマリファナ、コカインの月別現在使用率の低

下、1年間の追跡でみた薬物使用総合スコアの低下のいずれとも関連していた（Valente *et al.*, 2007b）。現在使用率に対する影響は、友人が使用者（ネットワーク接触）×TND ネットワーク条件のもとにいる、という2つの要因の交互作用項を含めた回帰モデルにおいて強かった。このことは、生徒の交友関係ネットワークが薬物使用者によって占められていると、ネットワーク条件下にいることが薬物使用が多くなることを示している。

　薬物使用の減少は、仲間に薬物使用者のいるネットワークを現在持っている何人かの生徒における使用の増加と引き換えに、もたらされたものである。主として、低いレベルでの薬物使用を申告する生徒を友人として指名した生徒において、薬物使用は減少した。もし、生徒がネットワークカリキュラムを受講した場合、その学級内に薬物使用を申告する友人がいるならば、その生徒は年単位でみて薬物使用行動を強める可能性が大きいであろう。このように、ネットワークカリキュラムは仲間の影響の強化という点ではその目的を達成するようにみえるが、特別高校の場合は、仲間の影響が、逆方向に作用する可能性がある。

　特別高校の若者のような、ハイリスクの標本における薬物使用の低減には、課題が少なくない。TND ネットワークのカリキュラムは、比較的長期のマリファナ／コカイン使用行動への効果、また、すべての薬物の使用を全体的にみた総合指標に対する効果を、それぞれ達成することができた。ただしこの成功は、薬物を使用する友人を持っているために、何人かの生徒のリスクが大きくなるという犠牲を伴っている。

　今後は、フェイスブックや MySpace、LinkedIn などのソーシャルネットワークサービス（SNS）を使って、ネットワークがどのように進展し、それが行動の選択にどのように影響するかを追求する研究が行われるようになるであろう。すでに多くの人がこれらのサービスを利用し、これらの特性に親しんでいる。個人や組織がいかにそれぞれの社会ネットワークを作り、運営し、変更するか、またそのダイナミックスが態度や行動にいかに影響を与えるかを理解するために、この種類のシステムが今後開発されていくであろう。これらのサイトは、今後用いられる介入の場として、相当有力なものとなろう。

266 第III部 応 用

## 製薬市場の実例

　これまでレビューしてきた多くの研究は、個々の小さな地域社会や実験室的な状況で行われたものであった。ネットワーク技法は、例えば地域で診療する医師たちを相手にした市場化の加速といった、現実の世界に応用することもできる。サンフランシスコ・ベイエリアで、ある種のウィルス感染症の患者の治療を実際にしている、ないし、その可能性のある医師 188 人から調査データが提供された。この調査は 2 回にわたりメールで行われ、未回答者に対しては、もう一度はがきによる督促を行ったうえでの最終的な回答率は 43% であった。医師たちには、この病気の管理や治療について誰と相談し、誰に紹介するかについて尋ねた。驚いたことに、回答者が記入したのは、調査対象として医師へのメールの宛先リストに、もともと入っていた名前だった。それは、回答者が指定された形式にのっとって自由に回答したというよりは、あたかも相談相手や紹介先を選び出すために、このリストを利用したかのようであった。もっとも、リストにない名前も多少は追加されていたが。

　図 11-5 は、サンフランシスコ・ベイエリアの医師たちの、相談相手のネットワークの相関図である。ネットワークには 2 つの部分集団があることが示され、その 1 つは 212 番、18 番、58 番、160 番といった医師と結びついた 1 つのグループである。このグループは、主としてヨーロッパ系の姓を持っている。これに対して、第 2 のグループはより小さいが、密に結合しており、175 番が最も多く指名を受けている。この 2 番目のグループは、基本的にアジア系の姓を持っている。明らかに、これら 2 つの異なる医師群が、この地域の医療コミュニティを構成している。製品の市場化を成功させるために、製薬業界にとっては、この事実と関連の構造を理解することが賢明であろう。この研究から読みとく注目すべき所見は、175 番を含まない市場戦略は、このベイエリア内のアジア人ないしアジア系米国人のコミュニティでは苦戦するだろうということである。さらに 212 番、18 番、58 番、160 番に向けられた市場化努力には、無駄になる可能性も考えられる。これら 4 人の医師は有名人で、重要なオピニオン・リーダーであるが、彼らは同じグループ内での影響力の強い者（キー・プレイヤーの項参照）なのである。すべてが同じグループの中のオピニオン・リ

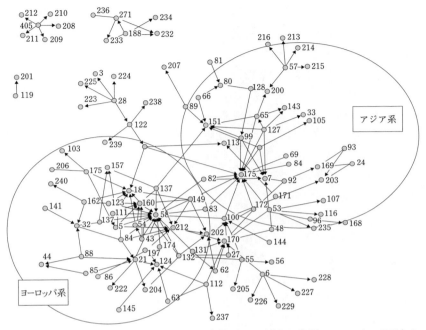

図11-5 ある大都市の医師の相談相手／紹介先のリンク状況。左側のクラスターはほとんどがヨーロッパ系の姓の医師から成っており、右側はほとんどがアジア系の姓の医師から成っている。

ーダーを探すよりも、異なるグループにいるオピニオン・リーダーをみつけるほうが、より効率的である。我々は、オピニオン・リーダー尺度を用いて、このグループの中の自己申告によるオピニオン・リーダーを評価してみた (King et al., 1999)。自認リーダーであることと相談相手としての指名との間には、ほどほどの相関 ($r=0.43$, $p<0.01$) があることを見出した (Iyengar et al., 2009)。

この研究のもう1つの成果は、もとのリストにある188人の医師の部分標本だけを用いてソシオメトリー研究が行われたならば、リーダーの特定がどのくらいうまくできるかを検証できたことである。この実験ではメーリングリストの20%の標本をとって、その標本内の回答医師を分析した。この研究の基本的な課題は「もし全体の188人の医師中の20%だけを調査したとしたら、どうなっただろうか？」である。結果は、驚くにはあたらないことであるが、か

268 第III部 応用

なりの孤立者を含む、非常に異なったネットワーク構造が示された。標本調査では、全データセットで明らかにされたネットワーク構造を把握することはできなかったのである。

これらの手順は、多少なりとも拡充することができる。乾癬の患者を治療する皮膚科医師に関する全国調査において、回答者に患者の治療について「相談」相手となり、または「助言」をもらう、それぞれ他の皮膚科医師の名前を挙げてもらった。データは著しい地域的クラスター形成を示し、「相談」相手では90％以上が回答者と同じ地理的圏域内にみられた。その地理的圏域は広く、全米を北、南、中西および西に4分するものである。「助言」者では地理的制約がやや弱かったが、80％が同じ圏域内の接触者であった。

本章で提唱された技法は、多くの領域の多くの状況における介入に対してかなり有用性があるだろう。しかしながら、単にデータを収集し、それを対象の地域社会に返すだけでも、かなり効果的な介入となるのである。個人では全部の人からデータを回収してみることができないことを考えれば、自分たち自身のネットワーク・データを眺めることは、変革を後押しする強力な動機づけになりうるのである。このように、ネットワーク介入効果の評価は、ネットワークに関する質問をするだけでも行動に対して影響を与え、ネットワーク所見をフィードバックするだけで変容への刺激を与えることができるということを考慮すべきである。

## 要　約

本章では、行動変容プログラムを実施するためにネットワーク・データを用いて行う、ネットワーク介入の概念を紹介して、6つの種類の方法を概観した。すなわち、オピニオン・リーダー、グループ、グループにマッチさせたリーダー、スノーボール法、ネットワーク組み替え、そしてネットワーク・データへの属性の重ねあわせである。地域社会についての、研究者チームの十分な知識に裏打ちされた理論と、民族誌学的知識の大切さに関しても多くの注意を述べた。同時に、医原性効果の可能性、および介入が現存のネットワークを意図的に分断しうることについても警告した。

本章のしめくくりとして、ネットワーク・データ収集でなにができるかを、広い地域で診療する医師の実例でみた。全くとまではいわないまでも、大半の行動変容プログラムで社会ネットワークが無視されており、そのためプログラムの成否が、「誰がメッセージを伝えるか」に多少なりともかかっていることが認識されていない。メッセンジャーは介入の内容を伝達するという意味で仲介者であり、また、それを受け止める社会的背景はメッセージと同じくらいに（それ以上にとはいわないまでも）重要である。行動変容を促すうえでネットワーク介入の潜在力は偉大であるが、これらの方法の適用はとっつきにくいことが多く、研究者も地域社会もネットワークおよびネットワーク形成を、いかにしたら効果的に用いることができるかを学ばなければならない。

# 第12章

# 要　約

　本書は、社会ネットワーク分析の保健関連の話題について、多くの理論、手順、技法、方法論、尺度および応用について紹介した。第Ⅰ部第1章では社会ネットワークを理解するのに必要な、主要なモデルと概念について概観した。主要なモデルや研究領域としては、ホモフィリー、スケールフリーないし中心化の構造、ソーシャルキャピタル、アルゴリズム、動態、新技術の普及、および介入の意義の理解が含まれる。これらのモデルには多くの研究者の関心が寄せられ、豊富な研究がそこから生み出された。

　第2章は、ネットワーク分析の各分野の歴史を述べ、いくつかの主要な応用分野についてレビューした。初期のネットワーク研究は、ほとんどが小さなグループについて収集されたデータに由来しており、しばしば綿密な観察と検討を伴っていた。この分野の進展は緩やかだったが、その原因の1つには、社会科学の研究者は母集団の無作為標本を収集し、標本の特性に基づいた推論をするように訓練されていたということがある。この古い手法が、社会ネットワーク分析のために適切な統計学的および計算上のツールの発展の足を引っ張った。

　インターネット、コンピューター・ネットワークの普及、社会的背景に対する認識の向上などが、1990年代までのネットワーク分析の発展を加速させた。医療、公衆衛生分野でも、感染症から慢性疾患にいたるまでのリスク行動に関して、ネットワーク分析の応用的手法を拡大した。公衆衛生での応用には、政策や社会変革への地域連携、組織間関係、システムズアプローチなどが含まれる。接触関係の大規模なネットワーク構造のモデル化と分析は、潜在的な疾病流行の脅威に関する洞察を与える。今日では、ネットワーク分析は、研究の押しも押されもせぬ規範であり、ますます無視できない観点となっている。

272 第III部 応 用

　ネットワークが健康や保健サービスの供給に関連する行動に対して、どのように影響するかを理解するために、多くの理論的なアプローチが援用されてきた。たいていの行動変容理論は、社会的影響、規範および仲間の影響の役割を扱っている。ネットワークアプローチは、そのような影響のモデル化や検証のための特異的な方法論や理論を与える。伝統的なアプローチは新技術の普及に関する研究であり、新たな思想や実践が地域社会内部および社会間にいかに広まるかに関する展望であった。

　新技術の普及や行動変容に関する研究が一貫して示してきたのは、仲間や親密な人的ネットワークの行動が人々の採択行動に強い影響を持っているということである。もし、ある人の最も近い友人がなにかをしたならば、当人は2倍くらいの確率で同じことをするであろう。強い紐帯は、人々の行動に強い影響力を持つ。友人に左右されにくく、代わりに、行動を変容させるための個人ネットワークの閾値が低い人々がいる。これらの人々は彼らの仲間からすれば革新的であり、友人たちよりも先に新しいことをする。閾値の低い人々の行動に対する影響は、マスコミから、そして直接の仲間グループの外側にいる友人から来る。

　行動に対する緊密で強力な紐帯の重要性ゆえに、社会ネットワークを測る数多くの方法が開発されてきた。第3章では、エゴセントリック（局所的）、スノーボール（部分的）、センサス（完全）および、それぞれに対する一般的・特異的な方法を含む、多くのさまざまなネットワークアプローチを紹介した。ネットワーク・データがどのように収集されたかを理解することは、ネットワーク・データの扱い、分析、解釈のうえで重要である。これらの方法は、いずれも独立した無作為標本よりもまとまった情報を与えてくれるが、その適用の仕方、時期、場面によって実際の方法は違ってくる。

　エゴセントリック・データは無作為標本としても収集でき、人々の親密な接触者に関する測定を伴うのが普通である。例えば、調査では人々に重要なことがらについて話しあう相手を指名してもらい、そのうえで回答者が指名した人の性、教育、宗教、研究対象の健康行動などについての情報を提供してもらうことが多い。エゴセントリック技法は、ホモフィリーを示すために用いられてきた。ホモフィリーとは、人々が、自分たちによく似ている（民族、社会経済的

第 12 章　要　約　　**273**

状態、宗教的信条などが同じ）人を、親密な友人や接触者として持とうとする傾向である。エゴセントリック・データはまた、人々は行動に関して、自分の社会ネットワークに影響されるということを示すためにも使われてきた。

　センサスアプローチはいくつかの点で、エゴセントリック技法よりもさらに強力である。というのも、この方法はネットワークの全容を捉え、研究者に対してネットワークの境界を明らかにすることを求めているからである。回答者には、その境界の中にいる人を指名する（あるいは名簿の中の名前をチェックする）ことが求められ、これをもとにネットワークが描かれ、分析される。コンピューターの機能が向上したおかげで、研究者はネットワークを電話や電子メールのアドレス帳や履歴のような通信システムや、アーカイブに保存されたデータなどから作成することができるようになった。センサス（完全）ネットワーク・データは、ネットワーク内の人の位置、例えば中心的であるか否かなど、を示す尺度を導くために利用できる。センサス技法はグループ特性、位置、ネットワーク・レベルの尺度の測定を可能にした。

　本書の第Ⅱ部は、第5章から第8章までから成っており、センサス・ネットワーク・データで計算した尺度と方法についてレビューした。第5章は、ある人（ないしノード）がネットワークの中心にいる程度を示す、中心性尺度についてまとめた。中心性尺度は数多く提唱されているが、そのうち最も広く用いられているのが、次数、近接性、および媒介中心性である。これらの尺度の計算方法、および保健関連の行動への応用について詳述した。多くの研究で、ネットワークの中心の位置を占めるリーダーは新技術を早期に採択することが多いが、必ずしも一番早いというわけではないことも示されている。リーダーおよびネットワークの中の重要な位置を占める人々は、ネットワークの中で起こると仮定される多くの出来事に対して、幅広い影響力を行使しうる。

　第6章から第8章は、それぞれグループ、位置およびネットワーク・レベルの特性の評価のための尺度について述べた。各章ではこれらのテーマに関して、歴史的に用いられてきた方法や、これらの技法を用いて保健関連行動をどのように研究してきたかについて論じた。グループやネットワーク内の位置を測るのに用いるアルゴリズムは、グループ内にいることの意味をどのように定義するかによってさまざまである。ギルヴァン - ニューマン（Girvan & Newman,

274　第 III 部　応 用

2002）のアルゴリズムは、ノードをお互いに重なりあわないグループに仕分けるために使われる技法として、同時にそのグループ分けがデータにどの程度適合しているかの指標を得るためにも、広く使われている注目すべき技術である。グループと同様、いくつかの位置に関するアルゴリズムも示した。また、CONCOR および構造同値については、ノードの間で紐帯にどの程度似通っているかに基づき、ノードを同値の位置に仕分けるということに注意を払った。

　第 8 章では最も一般的なネットワーク・レベルの指標であるサイズ、密度、直径、平均パス長、推移性、クラスター形成、および中心性についてのアルゴリズムと解釈について述べた。

　本書第 III 部は、ネットワークの中に思想、態度、行動がどのように組み込まれているのかをもっぱら考えながら、関心のある分野にネットワーク分析をどのように応用するかを論じた。

　第 9 章は、ネットワーク特性に関する統計学的検定を行うための手段となる指数関数無作為グラフ、あるいは P* モデル、ネットワーク進化、ネットワークと行動の相互作用などについて述べた。指数型ランダムグラフモデル（ERGM）の枠組は、それがネットワーク動態と統計学的モデルをつなぎ、推測統計学の黎明期をほうふつとさせ、ネットワーク研究者の間にかなりの興奮を呼んだ。さらに第 9 章は、ネットワーク依存性を制御しながらネットワークの影響を調べるために用いる、行為者中心の共進化モデルを検証するための主要な要素について説明した。

　第 10 章では、新技術の普及に関する理論と文献についてレビューした。以下のような、主に 4 つの分野ないし普及モデルについてまとめた。①オピニオン・リーダーと統合、②弱い紐帯のような構造の影響、③臨界水準ないし転換点、④動力学およびイベントヒストリーモデルである。古典的な普及ネットワーク・データの分析も示した。この章では、新しい思想や実践が地域社会の中やその間に広まることに対して、ネットワークがどのような影響を及ぼすか、に関する多くの研究の方法について論じた。もし、ネットワークが普及に影響を与えるとしたら、ネットワークは行動変容を積極的推進するために利用できるのではないか。クリスタキスとファウラー（Christakis & Fowler, 2007）が記したように、「社会ネットワークの中の肥満の広がりは、肥満蔓延のの 1 つの

関連要因と思われる。しかし、同時にこの社会的影響が妥当なものだとするならば、この同じ力を肥満の広がりを抑えるために利用することも可能なのではないか」(Christakis & Fowler, 2007, p. 378)。

第11章ではネットワーク介入、つまりネットワーク・データを利用して行動変容を推進したり、地域社会や組織のパフォーマンスを高めたりする技法についてまとめた。オピニオン・リーダー、グループ、リーダーとグループ、動員のためのスノーボール設計、組み替えないしネットワークの再構築など、ネットワーク介入のアプローチをいくつか紹介した。いくつかの研究でネットワーク介入が検証され、ネットワーク介入は一般的には効果的であるが、同時に意図しない結果を招くことがあることも示された。ネットワーク介入の活用に関しては、ネットワーク・データとともに個々人の属性をも考慮することなど、警告もされている。

本章が示すように、ネットワーク分析の領域は広範で、多くの方向に拡大している。多くの研究が狙っているように、研究課題に応えるべき適切な方法論を選ぶことが決定的な関門となる。不適切な方法論は研究者を焦らし、四角い溝に丸い杭を打ち込ませるようなことになる。この問題に対してネットワーク分析は、直感に訴える魅力を持ち、表面的には多くの状況に適合し、かつ実行が極めて容易という研究方法を提示することで、折り合いをつけてくれる。研究者はただ1つの質問をすればよい。「あなたの最も親しい友達（例えば、この学校で、など）の名前を挙げてください」。そして研究者は、その学校なら学校に含まれる、個人、グループ、階層構造、配置、システム、責任、資産といったものを総合的に理解するための標準的尺度を、選り取り見取りで使いまわすことができるのである。

ひとたび、性とか人種とか、ある属性が追加されると、研究者はこれらの属性がネットワークの形成の手段を左右するか否かを明らかにできる。少年は思春期になると、友人として男の子を指名することが多くなるか、少なくなるか？　同じ属性［この場合は性］を持っている人々の間の紐帯が双方向になる傾向のことをホモフィリーと呼び、ホモフィリーの傾向がネットワークの構造を創出する。

少数の属性（年齢、性、民族、婚姻状態、宗教）はネットワークに複雑な効果

**表 12-1** ネットワーク・データから作られる分析用の変量。その数は無限といえる程である

個人レベル：次数中心性、近接性、媒介中心性、グループ参加、孤立、ペア構成、双方向の紐帯、密度、制約、属性に関する接触、行動への接触

ネットワーク・レベル：密度、互酬性（%）、推移性、トライアド・センサス、コア—周辺、平均パス長、直径、位置、ブロックモデル、イメージ行列

もとのデータの対称化（上記と同じ）
2つ以上のネットワークの比較と統合
指数型ランダムグラフモデル
行為者中心共進化モデル
ネットワーク普及

を及ぼすことがある。表 12-1 には、少数のネットワーク質問から構成しうる変量や分析方法の一覧を示す。

　もちろん、複数のネットワーク質問を行い、結果を比較する研究も多い。例えば、学校で若者に最も親しい友人は誰か、学級内のプロジェクトを誰に先導してもらいたいか、と尋ねるとする。これら2つのネットワークの間には多少のオーバーラップがあるだろうが、これらの質問は異なる名前を引き出す。研究者はこれらのネットワーク比較を行い、それらの相関を調べ、個人およびネットワーク・レベルの双方で、学業や行動に対してこれらのネットワークが果たす役割に関する仮説の検定を行うことができる。

　学校における若者の研究の場合、複数の学校でネットワーク・データを集めることは普通に行われるが、これによって異なる状況でのネットワーク構造を比較することができる。例えば、交友関係ネットワークの密度、推移性、クラスター形成などにおける、学校間でのばらつきを調べることができる。ネットワーク構造の特性が部分的に、学校の生徒の民族分布によって変わると仮定したとする。ある学校では1つの民族が生徒の大半を占めており、推移性が高く、比較的直接結合性があり、ネットワーク構造は安定しているという特徴があった。逆に別の学校では民族はかなり多彩で、推移性は制限的で、彼らの形成する三者関係は生徒たちが同じ民族の場合は閉ざされがちという特徴を持っていた。このような構造のばらつきは、行動の普及、信条の規範、変容への可能性などにも影響があると思われる。

　ネットワーク分析、さらに分析のための手順やアルゴリズムは、それ自体が

第 12 章 要約　　277

専門家の関心事であるが、他方で、このような研究は、研究資金を提供し、成果に関心を持っている研究参加者や政策決定者に対しても、なんらかの利益となることが期待される。そのような場合には、生徒の成績を追跡して、ネットワーク要因がその成績と関連しているかというより、因果関係があるかを明らかにしようとすることが多い。例えば、試験の点数の低かった学生は、やはり成績の悪い学生と友達になりやすいかどうかを調べようという研究もあるだろう。ある個人と友人の成績の間の関連の理由づけは数多くあるが、その妥当性はさまざまである。ただ、この関係をつきとめることで学業成績の問題を多くの親に対して明らかにし、対応策を講じられるようにできる。友人同士でビデオゲームに時間を費やし、勉強の時間が足りないということなら、親は子どもたちに、友達とまず勉強をしてからゲームをするように説得するようになるかもしれない。

　本書で扱っている技法は、単一のネットワークの分析や複数のネットワークの比較、および個々の属性を含めた社会ネットワーク・データをいかに分析するかを理解するために有用である。新技術の採択の時期に関するデータがある場合や、個人が新たな行動を始めるときなどには、行動変容のネットワーク分析にもう 1 つの次元が加わる。いつ個人が行動変容を起こしたかが分かっている場合には、新たな思想や実践が接触者のネットワークの中に広がっていく動的なプロセスをモデル化し、分析することができる。

　この採択の時期は、しばしば事後的に、普及が起こってしまったあとに観察される。この場合には回答者は、いつ新製品を初めて使用したか、いつ自分の行動を変えたかを尋ねられる。研究によっては採択の時期を、最初にウェブサイトにアクセスしたときのように、なんらかの記録システムを用いて測定することもある。採択の時期の記録に関する避けがたい問題として、普及にはとくに長い時間がかかるために、社会ネットワークと採択時期とを実測した研究がほとんどないということである。結果として、普及ネットワークに関する文献の多くがコンピューター・シミュレーションによるものということになる。

　個人間の影響は、行動変容の有力な原因である。個人は、友人や社会ネットワークを、彼らの行動に対する第 1 次の影響の源として挙げる。したがって、行動変容を理解するために社会ネットワーク分析を用いることは、決定的に重

要である。驚くべきことは、条件付きではあるものの、回答者が容易に答えられる単純な一問（例：あなたの友達は誰ですか？）が膨大な量の尺度を生み出すことである。場合によってはデータが易々と入手でき（例：誰が誰にメールしたか）、したがって収集も簡単ということがある。課題は、データの分析方法を理解し、研究者の実質的な関心事に見合った適切なアルゴリズムとモデルを選択することである。ネットワーク科学の複雑性を解説し、検証する1つの方法として「エージェント・ベース・モデル（agent-based model, ABM）化」がある。

## エージェント・ベース・モデル

ABM は、コンピューター・シミュレーションを用いて理論的な問題を研究する技法である。ABM はまた、ネットワーク効果をモデル化するために使われる、専用のシミュレーションでもある。典型的な ABM は、人単位、場合によっては組織、団体、あるいは他の主体を代表すると考えられる行為者から成っている、仮想の地域社会から出発することが多い。研究者の関心の対象となる一連の規則が設定され、これらの規則がモデル内の行為者の行動を支配する機序となる。その後、研究者は規則に変化をつけたり、なんらかのパラメーターの変動幅を設けたりする。そうしてシミュレーションは、モデルのさまざまな条件下で計算を繰り返し、これらの仮想的な条件下でシステムがどのように振る舞うかを探る。

ABM には多くの利点があり、この10年間のコンピューターの能力の進展を考えると、ますます有用な研究手段となっている。第1の利点が、理論的に興味ある変数、規則、モデルなどを明らかにしてくれる点にある。モデルを構築することは、研究課題についての考察を助けてくれる。例えば、第11章に示した仮想的な無作為混合モデルは、採択者と未採択者の間のランダムな相互作用を介して普及がどのように進むのかを示しているが、これは普及過程の1つの作用の様式を明らかにするのに役に立った。第2の利点は、ABM が理論的に重要な問題点についてデータ収集なしでの研究を可能にすることである。データ収集は時間と経費がかかるので、データを収集せずに済むことは大きな利便となりうる。

第12章　要約　**279**

　ABM の不利な点は、その結果はモデルに組み込んだ一連の規則、仮定、手順の範囲内でのみ有効という点である。もしモデルの仮定や規則が、現実世界の状況を反映しないとすれば、モデルは有用な結果をもたらさない。ABM のパラメーターを経験的データに合うように調節することは、有用なモデル構築にとって、現実の世界の状況と過程を反映するための必要条件である。

　図式的にいうならば、ABM は以下の３つのパラメーターを変化させて行動の普及を模擬する。つまり、①初期の採択者の特性、②ネットワーク構造のタイプ、③採択の閾値、である。これらのシミュレーションは、普及に対するネットワーク構造と「初期採択者」（シーズ）の効果を示すものである。シーズとなる初期採択者は４通りに模擬される。①オピニオン・リーダー（最も多くの指名を受ける人）、②無作為に選ばれた人、③媒介中心性が最高の人（第５章参照）、④周辺の人、最少の指名を受ける人。また、サイズと密度の等しいネットワーク構造も４通りモデル化される。①ある高校で抽出された現実のネットワーク、②無作為ネットワーク、③中心化された（スケールフリーの）ネットワーク、④クラスター化したネットワーク（スモールワールド）。

　まず、接触による普及をシミュレーションする。ここでは、普及はただ単に採択者との接触によって起こるとするものである。これはまた、**気づき伝播**とか**噂の伝播**とでもいうもので、ある人が採択者となるための意識的な努力はあまり要求されない。人々（もしくはエージェント）は、結合している誰かが認知していれば、無自覚から自覚ありへと自分の状態を変更する。シミュレーションでは、時点１における初期の採択者の１組と初期のネットワークから出発する。時点２になると、各人に対してネットワーク接触モデル（第４章参照）を用いてネットワーク接触を計算する。閾値は０を少し超える値（0.01）に設定し、時点２では、少しでも接触がある人は採択者になるようにする。この過程は 18 回まで、各回の採択者の数と割合を追いながら繰り返す。パラメーター値の組み合わせごとに 100 回シミュレーションを実行させ、特定の実行で生じた不自然な結果が、多数回の実行の平均値をとることで埋め合わされるようにする。例えば、偶然でひどく一極集中したネットワークが生成され、シミュレーションの結果を攪乱することがある。多くのランについて平均をとることで、100 回もの無作為生成のネットワークが（例えば）集中化している、といった

**表 12-2** さまざまな最初の採択者（シーズ）とネットワーク構造について 16 の異なる仮想のシナリオでみた平均普及率

| シーズ | ネットワーク構造 | | | |
| --- | --- | --- | --- | --- |
| | 現実 | 無作為 | 中心化 | クラスタリング |
| リーダー | 0.16 | 0.42 | 0.41 | 0.27 |
| 無作為 | 0.18 | 0.43 | 0.41 | 0.27 |
| グループ | 0.20 | 0.45 | 0.47 | 0.27 |
| 周　辺 | 0.20 | 0.44 | 0.45 | 0.27 |

**表 12-3** 普及をシミュレーションした 4 つのネットワークに対するネットワーク・レベルの指標

| | サイズ | 密度 (%) | 中心化 | クラスタリング | 相互性 (%) |
| --- | --- | --- | --- | --- | --- |
| 現　実 | 150 | 1.46 | 3.28 | 15.4 | 43.0 |
| 無作為 | 150 | 1.46 | 3.25 | 1.85 | 1.05 |
| 中心化 | 150 | 1.46 | 7.67 | 1.63 | 1.01 |
| クラスタリング | 150 | 1.46 | 2.81 | 15.5 | 10.3 |

ことは起こりそうもないので、この可能性は目立たなくなる。通常、各シナリオについて最低 100 回、500 回、あるいは 1000 回のシミュレーションを行い、偶然の事態を目立たなくするほうがよい。反復の回数は、結果に求められる確実性の程度によって決まる。

　もちろん、ランダムに発生したネットワークなら、集中化しているとかクラスタリングしているというように特性を意図した場合でも、ばらつきのためにシミュレーションの結果を歪めることはありうる。これらの結果がネットワーク内で偶然に起こったものでないと保証するために、この手順を 100 回繰り返す。全体で、ネットワーク構造 4 通り、初期シーズが 4 通り、閾値設定が 3 通りあり、それぞれランを 100 回行うならば合計 4×4×3×100＝4800 の可能な組み合わせとなる。48 の可能な組み合わせが 100 回ずつシミュレーションされ、その 100 回分の平均がモデル所見として格納されることになる。

　表 12-2 は、この AMB で調べたパラメーターを示す。モデル所見は 3 通りの閾値条件に対応する 16 のシナリオ (4×4) についてみた。各シナリオは 18 時点にわたる普及状況を模擬している。普及率は、シナリオ間の比較をするため、各シナリオについて 1 つのパラメーター推定値を与えながら計算した。表

第 12 章 要 約　　**281**

12-3 は 16 通りの条件に対する普及率である。分析のための基本的なツールとなるのは条件間の視覚的な比較を与えるグラフである。

　図 12-1 は、普及曲線をシーズ別にネットワーク構造の比較をしながら示している。図 12-1(a)は、第 1 採択者をリーダーとした条件での 4 つのネットワーク構造について普及のシミュレーション結果を示した。普及は最初の採択者がリーダーの場合、無作為のネットワークで最も速い。初期採択者がリーダーの場合、中心化したネットワークでも普及は速いが、無作為ネットワークには及ばない（率の比較は 0.42 対 0.41）。リーダーは指名が最も多い人であるが、新技術を一度採択すると、彼らは仲間にそれを迅速に広める。無作為ネットワークでは、リーダーがネットワーク中に新技術を無作為にばらまくが、彼らの結合には無駄がないので、普及は最も迅速に起こる。さらに、あるリーダーにつながっている人々は、必ずしも別のリーダーとつながっているとは限らない。そのため、リーダーと非リーダーの連絡に冗長性があまりなくなり、新技術は速く普及する。中心化したネットワークでは、リーダーと非リーダー間にある程度冗長性があり、なんらかの時点においてある非採択者が、2 人のともに採択者であるリーダーと接触があるといったことが、無作為ネットワークの条件よりも起こりやすい。それゆえ、中心化したネットワークでは、初期採択者がリーダーの条件の場合、無作為ネットワークよりも普及はやや遅くなる。

　図 12-1(b)は、最初の採択者を無作為に選んだ条件でのシミュレーションによる普及曲線を示す。ここでも普及は無作為ネットワークで最速であり、中心化ネットワークがわずかの差でこれに次ぎ、クラスター化ネットワークと現実ネットワークがかなり遅れて続く。さらに、シーズを選ぶ 4 つのすべての場合において、クラスター化ネットワークはより遅く、現実ネットワークが最も遅いことが注目される。

　図 12-1(c)は、最初の採択者が最も高い媒介性中心性スコアの人であるとした条件での普及曲線を示す。ここでは無作為ネットワークに比して、普及の立ち上がりは中心化ネットワークで速く、その後もそのまま続く。媒介中心性の高いシーズは普及に対して無作為ネットワークよりも中心化ネットワークにおいてわずかに大きな影響を持っており、平均して彼らの初期の説得コネクションは、より無駄なく人々につながっていく。結果として普及はリーダーに急速

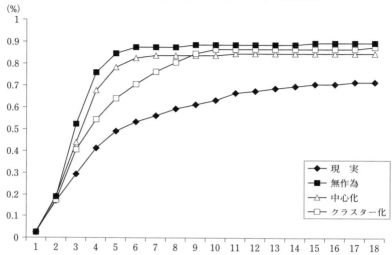

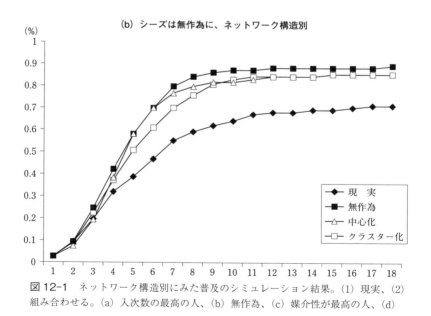

図 12-1　ネットワーク構造別にみた普及のシミュレーション結果。(1) 現実、(2) 組み合わせる。(a) 入次数の最高の人、(b) 無作為、(c) 媒介性が最高の人、(d)

(c) シーズは媒介中心性により、ネットワーク構造別

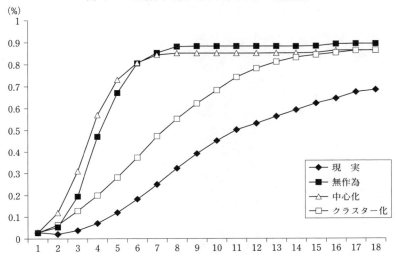

(d) シーズは周辺から、ネットワーク構造別

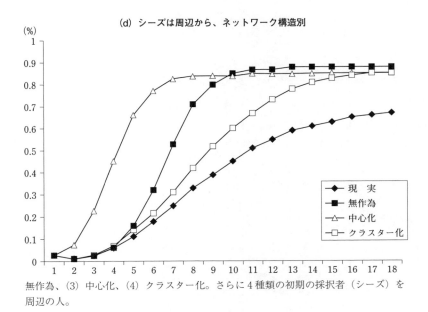

無作為、(3) 中心化、(4) クラスター化。さらに4種類の初期の採択者（シーズ）を周辺の人。

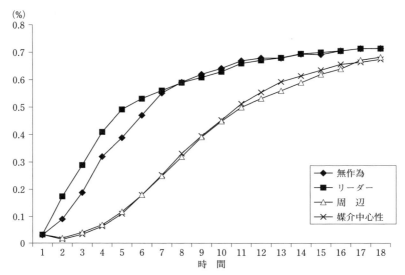

図 12-2　4つのネットワーク構造の平均をとって、仮想的な普及曲線を比較した。普及はオピニオン・リーダーあるいは無作為に選ばれたノードから始まる場合が、高媒介性の人、周辺の人から始まるよりも迅速である（高い媒介性の初期シーズは現実のネットワーク内で模擬される普及が遅いということも、原因の一部である）。

に届き、普及は加速される。中心化したネットワークは、初期のシーズが高い媒介中心性を持っていると普及を加速する。これは無作為ネットワークでも同じだが、その程度はやや低い。

　図12-1(d)は、初期のシーズがネットワークの周辺にいる人に設定した条件での結果で、他の場合よりも際立った結果となっている。その普及は中心化ネットワークで最速、次いで無作為ネットワーク、クラスター化となり、現実ネットワークが最も遅い。初期採択者がネットワークの周辺の人で、1つの指名しか受けないような人だったとすると、中心化ネットワークの場合以外では普及は遅くなるだろう。中心化ネットワークの場合は、周辺の人々でもリーダーから一段階しか隔たっていないようなこともあり、新技術はリーダーに迅速に伝わり、みなに速く広まりうる。対照的に、無作為ないしクラスター化ネットワークでは、周辺の人から出発する新技術がネットワーク中に広まり、すべての人に到達するには少し時間がかかる。

第12章　要　約　　285

　図12-2は、異なるネットワーク構造ごとに、シーズつまり初期の採択者の型別に普及の推移をまとめたものである。普及は、高い媒介中心性の人や周辺の人から始まるよりも、オピニオン・リーダーないし無作為に選ばれたシーズから始まるほうが迅速である。媒介性が高いとか周辺の人の場合には結合があまりないので、彼らの採択行動は他の多くの人々に広まりにくい。場合によっては媒介性の高い人を初期採択者として用いることが賢い戦略となることもあるが、これらのシミュレーションでは、初期採択者が媒介性の高い人の場合にはクラスター化あるいは現実のネットワークのいずれに対しても普及は遅い。意外なことは初期の採択者を無作為に選んだ場合、普及はリーダーの場合とほぼ同じくらい効果的だったことである。

　これらのモデルから、いくつかの全般的な結論を引き出すことができる。第1に、無作為ネットワークは、考えている以上に普及が迅速に起こる。無作為ネットワーク構造はネットワーク内で短い全般的なパスを与え、ボトルネックになるクラスターがあまりない。このため、全体的に無作為ネットワークは、非常にパフォーマンスがよいことになる。第2に、中心化は一般的にいって普及を早める。ひとたび新しい考えが中心化したネットワークの中心部に到達すると、それは迅速に伝播する。中心化ネットワークおよび無作為ネットワークは、すべての条件下における普及の速度では、よい競争相手となるが、初期のシーズが周辺にいる人の場合には、中心化ネットワークが明らかに無作為ネットワークを凌ぐ。第3に、クラスター形成は普及を遅らせる。クラスター化したネットワークは中心化ないし無作為ネットワークよりも普及が遅く、現実のネットワークよりも速いのは、初期のシーズが高い媒介中心性を持つノードのときだけである。クラスター化は相互結合性の高い部分、つまり吹き溜まりの中では普及を加速するが、クラスターの吹き溜まりをつなぐブリッジを超えなければならないような場合には、普及は最も遅い。これは、一部現実のネットワークではクラスター形成が比較的多いことによるのであろう。

　表12-3は、4種類のネットワークについて中心化スコアおよびクラスタリング・スコアの平均値を示している。現実のネットワークは、クラスタリング係数が無作為ないし中心化ネットワークよりもかなり高い。さらに、現実ネットワークは双方向的な紐帯が、他のネットワークよりもはるかに多い。その結

果、ある人が新しい考えを採択して、他の人にも考えを変えさせることになるが、場合によっては逆にその人のほうが、彼の考えを変えさせることになっていたかもしれない。そのため普及は、非対称のネットワークよりも、対称的なネットワークでのほうが遅くなることもある。

　この分析はある意味で、なぜ噂が不正確で破滅的になりうるのかを物語る。情報伝達は情報源には返されず、代わりに、以前に噂を聞いていない別の誰かに伝播する。その別の誰かは噂の発生源に結合していないことが多く、もし結合していれば、その人がもとの噂を聞いたはずである。このように噂は止めどなく広まり、その正確さについてはチェックされない。噂は無作為ネットワークの中で、とくにクラスター化や双方向性の低いときに、最も効率的に広まる。

## 閾値を高めること

　普及に対する閾値の効果を確認するために、採択閾値を 25%、59% へと引き上げてシミュレーションを実行させてみると、どうなるだろうか。閾値を 25% に高めても、それは初期の接触者の閾値と本質的に変わらないくらい低いので、普及にはなんの影響もない。ネットワークには 5 選択以上の出次数はないという制約があり、平均出次数は 2.2 選択なので、閾値が 25% ということは、採択のためには 1 人の採択者とつながることに相当する。しかし、閾値を 50% に引き上げると、全体の結果はあまり変わらないものの、普及はかなり低下する。ここで非常に興味深くもあり、かつややこしいことは、グループや位置の成員であるか否か、あるいは中心性の程度のようなネットワーク特性に応じて閾値を変えた場合である。例えば、中心のメンバーがそうでない人よりも閾値が高いとか低いとかを仮定して、普及のシミュレーションを実行してみる。結果は、新技術が適合しやすいか否かによって違うというようなことになる。つまり、より適合性のある技術に対して中心的メンバーが低い閾値を示すと予想されることがあるからである。閾値はまた時間によっても変わり、採択に伴うリスクはより多くの人が受け入れれば低くなるので、閾値は時間の経過で低下すると予想される。ABM アプローチは、これらのさまざまな理論やシナリオを経験的なデータではなく、シミュレーションによって検証できる。

モデルは論考や説明を助け、しばしばに意外な結果を提供する。

## 統計学的分析

普及率のような、モデルの特性に関連のあるさまざまな要因の相対的な強さを明らかにするために、シミュレーションされたデータを用いた統計学的な検定を行うことができる。例えば、初期接触者に関するモデルにおける普及率を、ネットワーク構造やシーズの型に回帰させてみることができる。結果は、現実のネットワークに比して普及は無作為、中心化およびクラスター化ネットワークで加速していた。$t$ 値と関連の回帰係数は、無作為および中心化ネットワークの間では同程度、クラスター化ネットワークでは低かった（それでもなお有意）。シーズの種類の普及率に対する効果はごく限定的で、媒介中心性によるシーズ選択だけが、ネットワークタイプをそろえた場合に普及率に対して、わずかに正の効果を示したにすぎなかった。

## ネットワークの規模

米国の、ある高校のある学年で収集した経験的なデータに基づく 150 人のネットワークについて、普及のシミュレーションを計算した。この 150 という人数は、同時に人間集団が安定性を保つために最適とされるサイズ（Dunber, 1992）と一致する。同時に、本書で示した多くの事例は平均 30 人くらいの生徒の学級だとか、4 人から 41 人というばらばらのサイズのグループの集まりだとか、またいくつかの組織の集まりが 1 つ、さらに組織あたりの回答者が何人かいるとか、小さいネットワークからのものが多かった。フェイスブックやモバイル通信のようなオンラインの共同体が出現したことで、単一の非常に大きい、何万、何百万というノードのネットワークを研究する可能性が生まれた。

これらのネットワークやデータの規模のばらつきを考えると、データの源のばらつき、データの取り扱いや分析方法にもっと注意することが必要と思われる。ネットワーク・データは、以下のようなところから発生するといえよう。

①ノードが3個以上のグループ1つ、ネットワークは1つ
②ノードが3個以上のグループ1つ、ネットワークは複数（例：助言、討論、交友関係）
③1ネットワークの中の複数のグループ（例：学級内の交友関係）
④複数ネットワークの複数のグループ（例：学級内の交友および助言関係）

このようなばらつきは、ノードや関係の属性に関するデータを持たせる必要ゆえに、さらに複雑になる。例えば、ノードにはさまざまな年齢で特定の行動を実践する人、しない人がいることもあろう。関係がその強さによって評価されることがある。1つないしいくつかの小さなネットワークならば、エクセルの表計算で快適に処理できるが、たいていの研究者たちはもっと大きなデータベースを使うだろう。

その結果、通常データはSAS、SPSS、STATAのような統計プログラムの中のリンクリスト書式で保存しておくことが推奨される。ノード属性は、各ケースが固有のIDを確実に持っていることを確認したうえで、統計パッケージに保存できる。もしデータが指名データの場合、指名は属性データといっしょに容易に保存することも可能である。ただし、名簿データや、電算システムからアーカイブ法で収集される多くのデータは、リンクリスト形式で保存する必要がある。各行は指名者と他者（被指名者）の固有のID番号、さらにグループを示す情報（もしネットワークが複数ある場合）、さらに関係に関する特性に関する情報（相互作用の回数のように）を含む必要がある。

## 将来への研究課題

ネットワーク研究と応用における絶大な進歩にもかかわらず、多くの基本的な疑問や問題がまだ追求されていない。一例を挙げれば、ネットワークを生成するために、回答者に尋ねるべき最も適切なネットワーク質問を明らかにするという、興味深い研究が残されている。異なった質問をすれば、異なった被指名者が得られるであろう。ネットワーク内の他者の指名方法を比較する研究をした研究者もいる（Bernard *et al.*, 1990; Campbell & Lee, 1991）が、この領域につ

いてはさらなる研究が切実に望まれる。

　少し異なる視点からみると、ネットワーク・データの妥当性、信頼性に関する研究もまた必要である（例：Coromina & Coender, 2006）。行動研究は、しばしば妥当で信頼性のある尺度が研究者間に利用できるようになると、急速な進歩をみせる。そのような尺度があれば、研究者は他の研究でもそれを利用し、異なる研究の流れの中でそれらがどのような役割を果たすかをみることができるようになる。ネットワークによるアプローチは別の標本抽出や、ときによってはネットワークの他者に関して、回答者に詳細な質問を要求することもある。結果として、研究者によっては、ネットワーク研究は実施が難しいと考えてしまうことがある。妥当で信頼できる尺度が容易に利用できるようになれば、その分野の研究が加速されるはずだ。

　ひとたびネットワークの計測が済むと、その後は影響に関する情報の交換と、個人による影響力の関係の特性に関する研究が必要になる。第4章、第10章では、緊密な強い紐帯は弱い紐帯よりも行動に影響しやすいが、弱い紐帯が地域間の重要なブリッジとなり、認知的な関係をあまり必要としない新情報の共有や物の伝播に関して効果を発揮することを論じた。この観察からわき出る研究課題としては、紐帯の強さをどのように計測するか、紐帯の強さと行動変容の間の関連は話題によって変わりうるのかなどを明らかにすることがある。例えば、ヴァレンテとブラホフ（Valente & Vlahov, 2001）は、被指名者の順位は紐帯の強さの代わりになるのではないかと議論しているが、これは正しいのだろうか？　ネットワーク質問でより早い順で指名された人は、あとから指名された人より親密なのだろうか？　紐帯の強さの違う尺度は、別の行動に対しては違った相関を示すだろうか？

　もちろん人と人の間の影響力は、その人が指名した人の行動に対するエゴの認識の関数かもしれない。友人の行動に対する回答者の認識と、その友人自身の申告とを比較した研究がいくつかある（Ianotti & Bush, 1992; Rice et al., 2003; Valente et al., 1997）。既知の知見によれば、回答者は友人の態度や行動について正確な考えを持っていないことが示されている。同時に人は、友人の現実の態度や行動によってよりも、それらについての自分の認識によって、より影響されやすいようである。友人の態度や行動に対する認識と、友人自身による態度

や行動の申告との間のずれに関連する要因はなにかを明らかにするのも面白い
だろう。おそらくこのずれは、とくに社会的距離、研究対象となる行動の観察
可能性、紐帯の強さ、あるいは回答者の信条をどう重ね合わせるか、などに関
連するのではないかと考えられる。

　もし社会的影響が直接的な社会ネットワークを通して起こるとすれば、間接
的なネットワークを介しては起こらないのだろうか？　社会的影響はエゴから
2段階以上離れた他者によって伝播されるだろうか？　間接的な影響というも
のが存在するとしたら、それは介在する人の態度や行動に左右されるのだろう
か？　間接的な影響の研究はほとんど行われておらず、研究者たちにとって、
ネットワーク紐帯の重み、間接的影響、ネットワーク閾値をめぐる解釈の問題
は重い課題となっている。

　ネットワーク抽出の研究は、なおも必要である。第5章では、完全ネットワー
クにおける欠測データの問題を議論した。結論としては、いくつかの中心性
尺度は欠測データのある条件下でも、かなりよく持ちこたえる。閉じた人口集
団や名簿で、名簿中のわずか20％とか30％とかしか回答しないような場合で
も、研究者は中心的なノードを特定できる。研究者がアウトリーチや動員のた
めにネットワーク方法論を援用（第11章参照）するとき、ますます重要になる
のが、このプロジェクトが成功するためにネットワークの中で抽出する調査対
象者や次数がどれほど必要かを明らかにすることだ。いいかえれば、地域ネッ
トワークを確実に測定するためには、どのような調査対象と他者の組み合わせ
が必要かということである。

　数学寄りの研究者にとっては、ネットワーク尺度のさまざまなアルゴリズム
の設計や検定のために必要な研究が、まだかなり残されている。ネットワーク
の理解の向上といっそうの探求が進むにつれ、新たに作られた概念のための新
たな尺度が必要とされる。場合によっては、いま使われている尺度に対するよ
り効率的なアルゴリズムを創出し、より大規模なネットワークでも計算できる
ようにすることも望まれている。

　最後に、ネットワーク尺度間の相関を理解するために、ネットワーク指標間
の基本的な関連に関する新しい研究が必要とされている。例えば、多くのネッ
トワーク指標は、その計算においてサイズを制御する。密度はネットワーク内

第 12 章　要　約　　**291**

のリンクの割合だが、リンクの総数を理論的に可能なリンクの総数で割って求める。それでも先行研究によれば、サイズと密度は負の相関をしていることが示され、密度は大きなネットワークでは低くなる（第 8 章参照）。なぜこのようなことが起こるのか、サイズとネットワーク指標の相関はどうなっているのかを明らかにすることは、個人、グループ、ネットワークが互いにどう関連するかに対して光をあてることになろう。

　行動に関して、今後の研究に関して最も意義深い分野は、社会（あるいは他の）ネットワークの中での新技術の普及に関する新しいネットワークの収集である。いつ個人（ないし他のノード）が新技術を採択したのか、そして潜在的採択者の中のネットワーク接触者に関するデータを集めた研究は、ほとんどない。第 10 章でみた 3 個のデータセットは公開されているが、普及に関する仮説を検定するには、十分とはいえない。複数の地域にわたる思想や行動の普及を追跡するデータを、誰が誰に話したか、誰と誰とがつながっているかに関する社会ネットワーク・データで補完した新しいデータが、普及モデルを検証するためにどうしても必要である。新しいプロセス、手順、あるいは思想の組織や組織の支部への普及、教師、役員、管理者の間での政策やプログラムの採択状況などがその見本となるかもしれない。

　普及データを実り豊かなものにする可能性の 1 つは、分析の単位を州とか国に切り替え、政策の採択を研究するようにすることである。国がたばこ規制枠組条約（Framework Convention on Tobacco Control, FCTC）を批准した時期に関するデータが収集され、これは法制化の普及が 5 年にわたって起こったことを示している。193 カ国中の 82.9% が 2003 年 5 月から 2008 年 12 月までの間にこの FCTC を批准した。ネットワーク・データは、FCTC に関する情報共有のため個人向けに創設された電子リストサービスである GlobaLink への登録から得られた。分析によれば、GlobaLink の会員か否かが、FCTC の批准と関連していることが示された（Wipfli *et al.*, 2010）。

　普及に関する現行の研究の多くが、コンピューター・シミュレーションないしコンピューター通信を用いた実験に基づいている。これらの研究は、普及を研究するために理論やモデルを構築するうえで、非常に価値があるものである。一方でこれらは、行動変容の過程を十分に理解し、理論を明示的に検証するた

めに用いられる個人の属性や行動が分からないことが多い。それでもシミュレーションは、それが現実世界の問題を模倣し、仮定を経験的データに照らし合わせることができるほど有用性が高い。このように、経験的データはABMの構築に欠かせない。

おそらく、新しい普及データがネットワーク介入の研究・応用の経過の中で、利用できるようになるだろう。社会ネットワークの力を明示的に取りこんだ、学校や地域社会ベースの行動変容プログラムの作成は、研究および実践のための有望な領域である。さらに、地域アウトリーチを行い、地域の住民を研究や介入に動員するために、多くのグループがネットワーク技法を用いているが、そのような介入は、個人や地域の健康を改善する可能性のある介入を行う過程で、ネットワーク・データを収集する機会を与えてくれる。

さらに、社会ネットワークの性質、動態およびネットワーク内部での行動のプロセスを理解するために、ERGMを用いた研究を行う機会は依然として残っている。ネットワーク影響と選択（他の多くの理論的なプロセスと同様）の推定のために、確率論的なマルコフ連鎖モンテカルロ法（Markov chain Monte Carlo methods, MCMC）を用いる推定理論やソフトウェアが以前よりも利用しやすくなっており、適切なデータを持っている研究者なら、いまではネットワーク仮説を以前には使えなかった方法で検証できるようになった。普及効果の説明として選択と影響を比較する検証を、行動的なホモフィリーの検証のために設計された研究（Boulay & Valente, 2005）と同様、行うことができる。

要約すれば、社会ネットワーク分析の方法論を用いた今後の研究には、さまざまな方向性がある。それらの流れには、ネットワーク・データの最適の収集方法や、その分析のためのアルゴリズム、行動がいかにネットワーク内で普及するかなどに関する方法論的な要望が含まれる。適切なコンピューターおよび統計学的ツールがますます利用しやすくなったいま、研究者を制約するのは自分自身の想像力と忍耐力だけである。

ネットワーク研究の分野が成功の夜明けを迎えるためには70年の歳月を要した。この分野は、多くの行動現象がネットワーク技法で説明できるというビジョンを抱いている。電力網からミミズの動きまでの幅広い現象が似通ったネットワーク構成を持っていることが示されている（Watts & Strogatz, 1998）が、

第12章 要約　　**293**

明らかにこれらは異なる事物である。似た構成を持ちながら、それほどまでに異なっているというのはなにを意味するのだろうか？　肥満（Christakis & Fowler, 2007）や喫煙（Christakis & Fowler, 2008）のような慢性の病態の流行に関する最近の研究の示唆するところでは、社会ネットワークの影響は広範にみられるものではあるが、それを正確に特定するとなると議論がまとまらない。「さらなる研究が必要である」などというのは容易だが、我々はやっとネットワークが行動にどのように影響するのかを理解し始めたところである。

## 分析の始め方

　意欲のある読者によっては「この仕事、どんな風に始めたらよいか？」と思案する人もいるだろう。付録Eにはコピーして UCINET で読める小さな2つのファイルのプリント版が含まれている（これらは著者のウェブサイトでもアクセス可能）。最初のものは図1-1のネットワーク用のノードリストで、読者は UCINET を使って本書で論じた多くのネットワーク指標を計算し、ネットワーク分析のしかたを学べる。2番目のものは、このネットワークに添付できる属性データである。この2番目のファイルは、読者が属性ファイルを自分自身のデータを用いて構成できるように添えたものである。これらの小さなデータセットの見本は、ネットワーク・データの理解と探索に使える。

　次の段階では、研究者が慣れ親しんでいるグループから、なんらかの小さなネットワーク・データを収集することになろう。私のネットワークのクラスの学生たちは、所属するクラブや、彼らが教えたり受講したりする授業のクラスなどからデータを収集することも多い。さらに、データを小さな組織や会社から集めることもよくある。そうして研究者はデータをエクセルに入力し、付録Eのものに似たテキストファイルを作る。このデータを分析し、解釈し、そしてもとの組織に報告を返す。おそらく、研究者はいくつか細工を講じ、その時系列の変化を比較したりする。さらに上級の研修として、研究者は経験豊富なネットワーク分析家による1日ないし1週間のワークショップに参加してもよいだろう（ワークショップや研究会の日取りなどは、しばしば www.insna.org の INSNA（International Network for the Social Network Analysis）のウェブサイトに掲

294 第Ⅲ部 応 用

載される）。

## 制　約

　ネットワーク分析にも制約がある。社会計量学の技法は、本来の境界がはっきりしている集団（組織、学校、小地域集団）での研究になじみやすく、無作為抽出デザインでは、やや頑健性に劣る。同時に、複雑な人と人の間の意思疎通や関係（すべての紐帯が同等でない）を、1つの数値に還元する、つまり数量化してしまう傾向がある。最後に、ネットワーク研究でよく使われる、非独立のデータに対する適切な統計学的検定に関わる問題がある。また、ネットワーク研究者は、ノードをつなぐリンクを介して伝播されるもの、伝達されるもの、交換されるものについての研究には比較的に時間を費やしてこなかった。公刊されたネットワーク研究は、人々の間の結合のバイナリーな指標を用いて行われることが多く、どんなことが語られたとか、リンクをどのように価値づけたらよいかなどは、あまり検討されない。なぜ人はある人を友人として選ぶのか、人の連絡や交流の動機はなにかなどについては、さらなる研究の必要があることは明らかである。

　多くのネットワーク分析者が闘ってきた問題は、社会ネットワーク研究は1つの理論なのか、あるいはさまざまな理論に適用される方法論なのか、ということである（Monge & Contractor, 2003）。この問題の解決はすぐには望めないが、「ネットワーク研究における理論の役割は？」「ネットワークが与えるのは理論が示唆する概念を測定するツールだけなのか、ネットワーク的な見方をすることで、研究中の理論の本性が変わるか？」という問いを立ててみるのも意味があるだろう。これらの制約はさておいて、ネットワーク分析は社会的な結びつきの原因や結果、意味合いを理解するための研究の、有望な新しい領域を提供する。

## 結　語

　社会科学が行動の決定要因として、個人の属性（社会経済的地位、民族、性な

ど）に焦点をあててきたために、ネットワーク分析が世の中に貢献できるようになるのが何十年も遅れた。これらの要因は間違いなく重要ではあるものの、人々の社会的なサークル、そのソーシャルキャピタル（というよりその欠如）もまた、行動の決定要因であることは、ますます強く認識されるようになってきた。社会ネットワーク的なアプローチは、これら仲間の間の影響を研究するための頑健で、しかも多彩なアプローチなのである。

　社会ネットワークの領域は、研究成果の豊富さ、介入計画やプログラムのモニタリングや評価への広範な応用、証拠に基づくプログラムの普及の手段としての利用などで証明されているように、成熟し始めてきている。だが、この成熟は代価を伴う。この分野の外部にいる人にとって、社会ネットワーク分析の特殊な専門用語、同じくソフトウェア、文化といったものがますます分かりにくいものになっている。にもかかわらず、この領域は新たな発見やアプローチに対しては、常に開放されている。社会ネットワークは、学問分野を超越する1つの共通な方法論（属性ではなく関係への注目）で統合されている。この超学際的展望のゴールは、この展望を醸成し、システムや人がいかに結びつき進化するかを、より完璧に解明することである。その意味において私は、本書が社会ネットワーク分析の初心者、経験を積んだ研究者のいずれにとっても有益なものとなり、行動科学が、行動に対する社会ネットワークの影響の役割や機能について、さらに地平を開いていくことを望みたい。

# 付　録

付録 A：用語集
付録 B：ソシオメトリー調査の見本
付録 C：エゴセントリック調査の見本
付録 D：図 1-1 のネットワークの中心性スコア
付録 E：図 1-1 のネットワークに対する入力
　（ネットワークおよび属性）ファイル

## 付録 A：用語集

**エゴセントリック（Egocentric）** 回答者の接触者について、接触者とは面接をせずに収集されたネットワーク・データ（Burt, 1984; Marsden, 1987）

**距離（Distance）** ネットワーク内でノード間の隔たりの度数

**近接中心性（Centrality closeness）** ある人がネットワークの中で他の人々にどのくらい短いステップでつながりうるかの程度（Freeman, 1979）

**クリーク（Clique）** 共同体の中でお互いに頻繁に連絡しあっている 1 組の人々

**構造同値（Structural equivalence）** 個人がネットワークの中で持つネットワークの類似程度を計る尺度（状態類似）（Burt, 1987）。ときに、位置同値と呼ばれることもある

**コネクテッドネス（Connectedness）** 2 人の人が直接または仲介者を介してつながりうる能力（Scott, 1991）

**コンポーネント（Component）** 共同体の中でお互いに連絡を取りあっているが、他の人々とは取りあっていない 1 組の人々

**指数型ランダムグラフモデル（Exponential random graph models, ERGM）** あるネットワークが推移性の傾向を持っているかなど、なんらかの構造的な特性を持っているか否かを検証するために用いられるモデル

**次数中心性（Centrality degree）** ある人が送る（出次数）あるいは受け取る（入次数）紐帯の数（Freeman, 1979）

**推移性（Transitivity）** 同一のノードにつながっている 2 個のノードが、お互いにつながっている傾向

**スノーボール抽出（Snowball sampling）** 最初の標本集団を抽出し、その人々の名簿を作成した後、その人々に面接を行い、そこで得られた紐帯の相手の人々にさらに面接を行う、その後もさらに等々といった、標本抽出技法

**測地線（Geodesic）** 2 人の間の最短の経路（Harary *et al.*, 1965）

**ソシオメトリック（Sociometric）** 共同体全体から得られるネットワーク・データ（Wasserman & Faust, 1994）

**中心性の集中度（Centralization）** ネットワークのリンクが 1 個ないし少数個のノードに集中している程度（Freeman, 1979）。つまり一極または複数極の集中度

**紐帯（Tie）** ノード間の結合

**直径（Diameter）** 最長の測地線パスの長さ。ネットワーク内で最も遠距離で結合している 2 個の点の距離

**トライアド（Triad）** 3 個のノード間の結合のパターン

**トライアド・センサス（Triad census）** あるネットワーク内にあるトライアドについて、16 通りあるトライアドのパターンのそれぞれが何％あるかを計算すること

**ネーム・ジェネレーター（Name generator）** ネットワークを作成するために尋ねられる専用の質問

付　録　299

ネットワーク（Network）　共同体の成員の間にみられる関係のひとまとまり

ネットワーク閾値（Network threshold）　ある人が採択を決めるのに必要なパーソナル・ネットワーク内の採択者の割合（Valente, 1995, 1996）

ネットワーク接触度（Network exposure）　ある個人のパーソナル・ネットワークの中で、ある特性を持っている人の割合（Valente, 1995）。例えば、インターネットを使用している友人の割合

媒介中心性（Centrality betweenness）　ある人がネットワークの中で、他の人々とどれほど他者に接触せず、短いパスでつながりうるかの程度（Freeman, 1979）

パワー中心性（Centrality power）　ある人がネットワークの他の人々に対して及ぼしうる制御の程度（Bonacich, 1987）

ブリッジ（Bridge）　もともと結合されていなかった個人やグループを結合する、個人橋渡し能力（Granovetter, 1973）、または非連結部分をつなぐ唯一の紐帯

フロー（Flow）　ネットワーク内の2人が、情報をお互いに発信しあう能力の尺度（Freeman *et al.*, 1991）

平均パス長（Average path length）　ネットワークにおいてノードを結ぶ距離の平均値（aka characteristic path length）

マトリックス（Matrix）　ネットワーク内の結合状況を記録するための行と列の並び。通常マトリックスは文字で呼ばれ、行と列の個数は小文字で書き添えられる。行列の個々の要素は、その行と列の数字で与えられる（Namboodori, 1983）

密度―ネットワーク（Density-network）　ネットワーク内の紐帯の割合（Scott, 1991）

密度―パーソナル・ネットワーク（Density-personal network）　ある個人から指名された人々の紐帯の割合（Scott, 1991）

リーチ（Reach）　あるノードが仲介者（人数無制限）を介して他のモードに接触できる能力（Wasserman & Faust, 1994）

INSNA（International Network for Social Network Analysis, 社会ネットワーク分析国際ネットワーク学会）　ネットワーク分析の国際的研究学会（www.insna.org 参照）

Multinet　ネットワークや属性の共進化を検証するためのコンピュータープログラム

ORA（Organizational Risk Analyzer）　社会ネットワーク分析に用いられるソフトウェア（http://www.casos.cs.cmu.edu/projects/ora）

Orgnet　社会ネットワーク分析に用いられるソフトウェア（http://www.orgnet.com/）

p*　ネットワーク内に推移性のような構造特性があるかを検証するための方法（Wasserman & Faust, 1994）

Pajek　社会ネットワーク分析のソフトウェア（http://vlado.fmf.uni-Ij.si/pub/net works/pajek/）

R　ネットワーク尺度の計算のほか、統計分析、描画に優れたプログラミング言語。インターネット上で、無料で利用可能

SIENA（Simulation Investigation of Empirical Network Analysis）　行為者主体の共進化モデルの推定に用いるソフトウェア・プラットフォーム（Snijders, 2005）

300 付 録

**STATNET** R言語で書かれた総合的なネットワーク分析ソフトウェア・プラットフォーム

**UCINET** University of California at Irvine（UCI）発のネットワーク分析ソフトウェア。ネットワーク分析の総合的パッケージ。創作者がカリフォルニア大学 Irvine 校（UCI）にいたことからこの名前がある

**Visualizer** 社会ネットワーク分析のためのソフトウェア（http://www.mdlogix.com/）

付　録　301

## 付録 B：ソシオメトリー調査の見本

## 調　査

個人番号＿＿

**このクラスであなたの仲のよい友人を 5 人挙げてください。**

　一番仲のよい人の氏名を下の表の 1 行目に、その他の人をその下の欄に書きます。氏名を記入したら、備え付けの名簿を参考にして出席番号も記入してください。もし、5 人全部を思いつかない場合には、空欄のままにしてください。

　例えば、最も仲のよい友達が鈴木太郎さんだったとしたら、それを姓名欄に記入し、名簿を調べて出席番号（123）を番号欄に記入します。

|      | 姓   | 名   | 出席番号 |
| ---- | ---- | ---- | -------- |
| （例） | 鈴木 | 太郎 | 123      |
| 1    |      |      |          |
| 2    |      |      |          |
| 3    |      |      |          |
| 4    |      |      |          |
| 5    |      |      |          |

**このクラスの優れたリーダーを 5 人挙げてください。**

　クラスで共同作業をするときに、優れたリーダーになると思われる人を 5 人挙げてください。最も優れたリーダーの氏名を最初の行に、ほかの人を以下の行に記入します。氏名を記入したら、備え付けの名簿を参考にして出席番号も記入してください。もし、5 人全部を思いつかない場合には、空欄のままにしてください。あなた自身の氏名を記入してもかまいません。

|      | 姓   | 名   | 出席番号 |
| ---- | ---- | ---- | -------- |
| 1    |      |      |          |
| 2    |      |      |          |
| 3    |      |      |          |
| 4    |      |      |          |
| 5    |      |      |          |

# 付録Ｃ：エゴセントリック調査の見本

大切なことがらについてあなたが相談できる人を５人挙げて、その氏名またはイニシャルを記入してください。

| | 名前１（　　　） | 名前２（　　　） | 名前３（　　　） | 名前４（　　　） | 名前５（　　　） |
|---|---|---|---|---|---|
| a. この人との関係は？ | 1. 家族<br>2. 友だち<br>3. 近所づきあい<br>4. 学校仲間<br>5. その他（　） | 1. 家族<br>2. 友だち<br>3. 近所づきあい<br>4. 学校仲間<br>5. その他（　） | 1. 家族<br>2. 友だち<br>3. 近所づきあい<br>4. 学校仲間<br>5. その他（　） | 1. 家族<br>2. 友だち<br>3. 近所づきあい<br>4. 学校仲間<br>5. その他（　） | 1. 家族<br>2. 友だち<br>3. 近所づきあい<br>4. 学校仲間<br>5. その他（　） |
| b. この人はお宅から10キロ以内に住んでいますか？ | はい　　いいえ | はい　　いいえ | はい　　いいえ | はい　　いいえ | はい　　いいえ |
| c. この人は男性？ 女性？ | 男　　女 | 男　　女 | 男　　女 | 男　　女 | 男　　女 |
| d. 知りあってからの期間は？ | ＿＿年＿＿カ月 | ＿＿年＿＿カ月 | ＿＿年＿＿カ月 | ＿＿年＿＿カ月 | ＿＿年＿＿カ月 |
| e. 言葉を交わす回数は？ | 1. 毎日のように<br>2. 週１回程度<br>3. 月１回程度<br>4. 年１回程度 | 1. 毎日のように<br>2. 週１回程度<br>3. 月１回程度<br>4. 年１回程度 | 1. 毎日のように<br>2. 週１回程度<br>3. 月１回程度<br>4. 年１回程度 | 1. 毎日のように<br>2. 週１回程度<br>3. 月１回程度<br>4. 年１回程度 | 1. 毎日のように<br>2. 週１回程度<br>3. 月１回程度<br>4. 年１回程度 |
| f. この方はたばこを吸いますか？ | はい　　いいえ | はい　　いいえ | はい　　いいえ | はい　　いいえ | はい　　いいえ |
| g. どんなことについてよく話しあわれますか | 1. 家族<br>2. 政治<br>3. 近所づきあい<br>4. 仕事<br>5. その他（　） | 1. 家族<br>2. 政治<br>3. 近所づきあい<br>4. 仕事<br>5. その他（　） | 1. 家族<br>2. 政治<br>3. 近所づきあい<br>4. 仕事<br>5. その他（　） | 1. 家族<br>2. 政治<br>3. 近所づきあい<br>4. 仕事<br>5. その他（　） | 1. 家族<br>2. 政治<br>3. 近所づきあい<br>4. 仕事<br>5. その他（　） |

# 付録 D：図1-1のネットワークの中心性スコア

| ID | 1 | 2 | 3 | 4 | 5 | 6 | 7 | 8 | 9 | 10 | 11 | 12 | 13 | 14 | 15 | 16 |
|---|---|---|---|---|---|---|---|---|---|---|---|---|---|---|---|---|
| 1 | 3 | 4 | 8.33 | 11.11 | 12.00 | 10.68 | 33.33 | 29.66 | 4.11 | 4.14 | 51.39 | 51.74 | 9.23 | 0.73 | 0.10 | 14.68 |
| 2 | 5 | 2 | 13.89 | 5.56 | 2.50 | 15.25 | 6.94 | 42.36 | 0.64 | 5.56 | 7.99 | 69.44 | 31.78 | 2.52 | 0.20 | 28.71 |
| 3 | 5 | 1 | 13.89 | 2.78 | 1.50 | 14.17 | 4.17 | 39.35 | 0.42 | 5.42 | 5.21 | 67.71 | 8.31 | 0.66 | 0.22 | 30.45 |
| 4 | 5 | 4 | 13.89 | 11.11 | 10.58 | 13.85 | 29.40 | 38.47 | 3.81 | 5.08 | 47.57 | 63.54 | 19.92 | 1.58 | 0.24 | 33.90 |
| 5 | 5 | 6 | 13.89 | 16.67 | 15.40 | 8.33 | 42.78 | 23.15 | 5.81 | 2.56 | 72.57 | 31.94 | 42.03 | 3.34 | 0.05 | 6.97 |
| 6 | 5 | 5 | 13.89 | 13.89 | 11.33 | 10.37 | 31.48 | 28.81 | 3.94 | 3.58 | 49.31 | 44.79 | 3.56 | 0.28 | 0.09 | 12.14 |
| 7 | 5 | 11 | 13.89 | 30.56 | 16.00 | 11.68 | 44.44 | 32.44 | 4.39 | 4.19 | 54.86 | 52.43 | 163.91 | 13.01 | 0.23 | 32.09 |
| 8 | 5 | 4 | 13.89 | 11.11 | 12.50 | 12.75 | 34.72 | 35.42 | 4.19 | 4.67 | 52.43 | 58.33 | 141.27 | 11.21 | 0.16 | 22.43 |
| 9 | 5 | 5 | 13.89 | 13.89 | 11.33 | 10.37 | 31.48 | 28.81 | 3.94 | 3.58 | 49.31 | 44.79 | 3.56 | 0.28 | 0.09 | 12.14 |
| 10 | 4 | 8 | 11.11 | 22.22 | 16.73 | 8.00 | 46.48 | 22.22 | 5.92 | 2.56 | 73.96 | 31.94 | 15.16 | 1.20 | 0.06 | 7.71 |
| 11 | 5 | 5 | 13.89 | 13.89 | 11.67 | 10.37 | 32.41 | 28.81 | 4.00 | 3.58 | 50.00 | 44.79 | 9.24 | 0.73 | 0.12 | 17.37 |
| 12 | 5 | 6 | 13.89 | 16.67 | 14.76 | 8.67 | 41.01 | 24.07 | 5.39 | 2.61 | 67.36 | 32.64 | 16.55 | 1.31 | 0.06 | 7.87 |
| 13 | 5 | 6 | 13.89 | 16.67 | 12.83 | 10.37 | 35.65 | 28.81 | 4.14 | 3.58 | 51.74 | 44.79 | 12.80 | 1.02 | 0.12 | 17.37 |
| 14 | 5 | 7 | 13.89 | 19.44 | 15.48 | 8.25 | 43.00 | 22.92 | 5.47 | 2.53 | 68.40 | 31.60 | 35.41 | 2.81 | 0.03 | 4.82 |
| 15 | 3 | 5 | 8.33 | 13.89 | 14.31 | 6.53 | 39.76 | 18.15 | 5.39 | 2.31 | 67.36 | 28.82 | 7.71 | 0.61 | 0.03 | 3.76 |
| 16 | 5 | 6 | 13.89 | 16.67 | 14.81 | 8.25 | 41.15 | 22.92 | 5.42 | 2.53 | 67.71 | 31.60 | 39.44 | 3.13 | 0.03 | 4.21 |
| 17 | 5 | 8 | 13.89 | 22.22 | 13.50 | 13.52 | 37.50 | 37.55 | 4.14 | 5.03 | 51.74 | 62.85 | 93.88 | 7.45 | 0.29 | 40.84 |
| 18 | 5 | 1 | 13.89 | 2.78 | 1.50 | 13.25 | 4.17 | 36.81 | 0.42 | 4.86 | 5.21 | 60.76 | 4.33 | 0.34 | 0.18 | 25.42 |
| 19 | 5 | 3 | 13.89 | 8.33 | 10.25 | 13.52 | 28.47 | 37.55 | 3.81 | 5.03 | 47.57 | 62.85 | 2.08 | 0.17 | 0.22 | 31.74 |
| 20 | 5 | 1 | 13.89 | 2.78 | 1.00 | 13.98 | 2.78 | 38.84 | 0.22 | 5.39 | 2.78 | 67.36 | 1.75 | 0.14 | 0.21 | 29.45 |

（続く）

| ID | 1 | 2 | 3 | 4 | 5 | 6 | 7 | 8 | 9 | 10 | 11 | 12 | 13 | 14 | 15 | 16 |
|---|---|---|---|---|---|---|---|---|---|---|---|---|---|---|---|---|
| 21 | 5 | 11 | 13.89 | 30.56 | 15.17 | 13.52 | 42.13 | 37.55 | 4.25 | 5.03 | 53.13 | 62.85 | 101.13 | 8.03 | 0.36 | 50.42 |
| 22 | 5 | 4 | 13.89 | 11.11 | 13.73 | 8.83 | 38.14 | 24.54 | 5.36 | 2.64 | 67.01 | 32.99 | 33.83 | 2.69 | 0.04 | 5.13 |
| 23 | 4 | 1 | 11.11 | 2.78 | 1.00 | 14.73 | 2.78 | 40.93 | 0.22 | 5.56 | 2.78 | 69.44 | 8.34 | 0.66 | 0.13 | 18.82 |
| 24 | 5 | 6 | 13.89 | 16.67 | 13.39 | 8.25 | 37.21 | 22.92 | 4.78 | 2.53 | 59.72 | 31.60 | 10.95 | 0.87 | 0.03 | 4.72 |
| 25 | 5 | 2 | 13.89 | 5.56 | 10.84 | 8.67 | 30.12 | 24.07 | 4.53 | 2.61 | 56.60 | 32.64 | 12.93 | 1.03 | 0.03 | 3.82 |
| 26 | 5 | 2 | 13.89 | 5.56 | 12.27 | 7.83 | 34.07 | 21.76 | 5.42 | 2.44 | 67.71 | 30.56 | 20.82 | 1.65 | 0.06 | 8.07 |
| 27 | 5 | 7 | 13.89 | 19.44 | 12.42 | 14.92 | 34.49 | 41.44 | 3.94 | 5.39 | 49.31 | 67.36 | 293.42 | 23.29 | 0.31 | 44.46 |
| 28 | 5 | 6 | 13.89 | 16.67 | 15.57 | 8.50 | 43.24 | 23.61 | 5.83 | 2.58 | 72.92 | 32.29 | 14.59 | 1.16 | 0.05 | 7.21 |
| 29 | 5 | 6 | 13.89 | 16.67 | 16.92 | 8.50 | 46.99 | 23.61 | 6.28 | 2.58 | 78.47 | 32.29 | 250.44 | 19.88 | 0.09 | 11.99 |
| 30 | 5 | 8 | 13.89 | 22.22 | 12.92 | 13.52 | 35.88 | 37.55 | 3.97 | 5.03 | 49.65 | 62.85 | 22.32 | 1.77 | 0.30 | 42.97 |
| 31 | 5 | 7 | 13.89 | 19.44 | 16.40 | 8.83 | 45.56 | 24.54 | 5.92 | 2.64 | 73.96 | 32.99 | 141.83 | 11.26 | 0.05 | 7.65 |
| 32 | 5 | 7 | 13.89 | 19.44 | 12.83 | 12.00 | 35.65 | 33.33 | 4.08 | 4.53 | 51.04 | 56.60 | 29.63 | 2.35 | 0.21 | 30.26 |
| 33 | 5 | 6 | 13.89 | 16.67 | 11.92 | 13.52 | 33.10 | 37.55 | 3.92 | 5.03 | 48.96 | 62.85 | 16.63 | 1.32 | 0.26 | 36.13 |
| 34 | 5 | 4 | 13.89 | 11.11 | 9.67 | 10.37 | 26.85 | 28.81 | 3.67 | 3.58 | 45.83 | 44.79 | 0.00 | 0.00 | 0.09 | 12.14 |
| 35 | 5 | 0 | 13.89 | 0.00 | 0.00 | 16.75 | 0.00 | 46.53 | 0.00 | 6.36 | 0.00 | 79.51 | 0.00 | 0.00 | 0.16 | 22.42 |
| 36 | 5 | 0 | 13.89 | 0.00 | 0.00 | 9.17 | 0.00 | 25.46 | 0.00 | 2.81 | 0.00 | 35.07 | 0.00 | 0.00 | 0.03 | 4.32 |
| 37 | 5 | 4 | 13.89 | 11.11 | 13.28 | 8.25 | 36.88 | 22.92 | 4.92 | 2.53 | 61.46 | 31.60 | 38.21 | 3.03 | 0.05 | 6.84 |

注：表頭符号の尺度は 1. 入次数、2. 出次数、3. 出次数（正規化）、4. 入次数（正規化）、5. 入近接性、6. 出近接性、7. 入近接性（正規化）、8. 出近接性（正規化）、9. インテグレーション、10. 放射性、11. インテグレーション（正規化）、12. 放射性（正規化）、13. 媒介中心性、14. 媒介中心性（正規化）、15. 固有値ベクトル、16. 固有値ベクトル（正規化）。

付　録　　305

## 付録 E：図 1-1 のネットワークに対する入力（ネットワークおよび属性）ファイル

```
dl n = 37 format = nodelit
labels:
 1    2    3    4    5    6    7    8    9   10
11   12   13   14   15   16   17   18   19   20
21   22   23   24   25   26   27   28   29   30
31   32   33   34   35   36   37

data:
 1    8   32    7
 2   32   21   30   37    7
 3    2   17   21   30   33
 4   19   17   27   21    7
 5   28   29   12   22   10
 6    9   11   34   13    7
 7   13    9    6    8    1
 8    1    7   32   21   17
 9    6    7   11   13   34
10   28   29    5   31
11   34    9    6    7   13
12   22   28   10   31   29
13    7    6    9   11   34
14   24   16   15   25   31
15   16   24   14
16   15   24   14   37   25
17   33   30   27    8    4
18    7   21    1   17    4
19   32   30   33   21   27
20   17   21   30    4    3
21   30   32   19   33   27
22   12   37   31   14    5
```

306    付 録

```
23  17  18  27  26
24  14  15  16  37  31
25  10  14  28  16  24
26  29   5  28  12  10
27   4  13   7  11  29
28   5  10  12  29  31
29  26   5  10  31  28
30  21  33  32  19  27
31  10  15  12  16  14
32  30  21  33   8   1
33  17  21  30  32  27
34  11   9   6   7  13
35  17   2  23  21  20
36  10   5  24  22  12
37  16  14  15  22  24
```


```
D1    nr=37    nc=1
row   labels   embedded
col   labels:
sex

data:
  1   0
  2   0
  3   1
  4   1
  5   2
  6   1
  7   1
  8   1
  9   1
 10   2
 11   1
```

| 12 | 2 |
| 13 | 1 |
| 14 | 2 |
| 15 | 2 |
| 16 | 2 |
| 17 | 1 |
| 18 | 1 |
| 19 | 1 |
| 20 | 1 |
| 21 | 1 |
| 22 | 0 |
| 23 | 0 |
| 24 | 2 |
| 25 | 2 |
| 26 | 2 |
| 27 | 1 |
| 28 | 2 |
| 29 | 2 |
| 30 | 1 |
| 31 | 2 |
| 32 | 1 |
| 33 | 1 |
| 34 | 1 |
| 35 | 1 |
| 36 | 2 |
| 37 | 2 |

# 参考文献

Albrecht, T. L., & Adelman, M. B. (1987). *Communicating social support*. Newbury Park, CA: Sage.

Alexander, C., Piazza, M., Mekos, D., & Valente, T. W. (2001). Peer networks and adolescent cigarette smoking: An analysis of the national longitudinal study of adolescent health. *Journal of Adolescent Health, 29*, 22–30.

Allison, P. D. (1984). *Event history analysis*. Newberry Park, CA: Sage.

Aloise-Young, P., Graham, J. W., & Hansen, W. B. (1994). Peer influence on smoking initiation during early adolescence: A comparison of group members and group outsiders. *Journal of Applied Psychology, 79*, 281–287.

Amirkhanian, Y. A., Kelly, J. A., Kabakchieva, E., Kirsanova, A. V., Vassileva, S., Takacs, J., DiFranceisco, W. J., McAuliffe, T. L., Khoursine, R. A., & Mocsonaki, L. (2005). A randomized social network HIV prevention trial with young men who have sex with men in Russia and Bulgaria. *AIDS, 19*, 1897–1905.

Anderson, C. J., Wasserman, S., & Crouch, B. (1999). A P* primer: Logit models for social networks. *Social Networks, 21*, 37–66.

Anderson, R. M., & May, R. M. (1991). *Infectious diseases of humans: Dynamics and control*. New York, NY: Oxford University Press.

Aral, S. O., Hughes, J. P., Stoner, B., Whittington, W., Handsfield, H. H., Anderson, R. M., & Holmes, K. K. (1999). Sexual mixing patterns in the spread of gonococcal and chlamydial infections. *American Journal of Public Health, 89*, 825–833.

Asch, S. E. (1956). Studies of independence and conformity: A minority of one against a unanimous majority. *Psychological Monographs, 70*(9), whole no. 416.

Bailey, N. T. J. (1975). *The mathematical theory of infectious diseases and its applications*. London, UK: Charles Griffen.

Bak, P. (1996). *How nature works: Science of self-organised criticality*. New York, NY: Copernicus Press.

Bandura, A. (1986). *Social foundations of thought and action: A social cognitive theory*. Upper Saddle River, NJ: Prentice Hall.

Banks, D. L., & Carley, K. M. (1997). Models of network evolution. In P. Doreian, & F. Stokman (Eds.) *Evolutions of Social Networks*. New York, NY: Routledge.

Barabási, A.-L. (2003). *Linked: The new science of networks*. Cambridge, MA: Perseus.

Barrera, M., Jr. (1986). Distinctions between social support concepts, measures, and models. *American Journal of Community Psychology, 14*, 413–445.

Barrera, M., & Ainlay, S. L. (1983). The structure of social support: A conceptual and

310 参考文献

empirical analysis. *Journal of Community Psychology, 11*, 133-143.

Bass, F. M. (1969). A new product growth model for consumer durables. *Management Science, 15*, 215-227.

Bauman, K. E., & Ennett, S. T. (1994). Peer influence on adolescent drug use. *American Psychologist, 49*, 820-822.

Bauman, K. E., Faris, R., Ennett, S. T., Hussong, A., & Foshee, V. A. (2007). Adding valued data to social network measures: Does it add to associations with adolescent substance use? *Social Networks, 29*, 1-10.

Beal, G. M., & Bohlen, J. M. (1955). *How farm people accept new ideas.* Ames, IA: Cooperative Extension Service Report 15.

Bearman, P. S., & Moody, J. (2004). Suicide and friendships among American adolescents. *American Journal of Public Health, 94*, 89-95.

Bearman, P. S., Moody, J., & Stovel, K. (2004). Chains of affection: The structure of adolescent romantic and sexual networks. *American Journal of Sociology, 110*, 44-91.

Becker, M. H. (1970). Sociometric location and innovativeness: Reformulation and extension of the diffusion model. *American Sociological Review, 35*, 267-282.

Beniger, J. R. (1983). *Trafficking in drug users: Professional exchange networks in the control of deviance.* Cambridge, UK: Cambridge University Press.

Berkman, L. F., & Syme, S. L. (1979). Social networks, host resistance, and mortality: A nine-year follow-up study of Alameda County residents. *American Journal of Epidemiology, 109*, 186-204.

Bernard, H. R., Killworth, P., Kronenfeld, D., & Sailer, L. (1984). The problem of informant accuracy: The validity of retrospective data. *Annual Review of Anthropology, 13*, 495-517.

Bernard, H. R., Killworth, P. D., McCarty, C., & Shelley, G. A. (1990). Comparing four different methods for measuring personal social networks. *Social Networks, 12*, 179-215.

Bernard, H. R., Shelly, G. A., & Killworth, P. (1987). How much of a network does the GSS and RSW dredge up? *Social Networks, 9*, 49-61.

Bertrand, J. T. (2004). Diffusion of innovations and HIV/AIDS. *Journal of Health Communication, 9*, 113-121.

Bettinger, J. A., Adler, N. E., Curriero, F. C., & Ellen, J. E. (2004). Risk perceptions, condom use, and sexually transmitted diseases among adolescent females according to social network position. *Sexually Transmitted Diseases, 31*, 575-579.

Bhatia, S., Mosley, W. H., Faruque, A. S. G., & Chakraborty, J. (1980). The matlab family planning-health services project. *Studies in Family Planning, 11*, 202-212.

Bloor, M., Frankland, J., Langdon, N. P., *et al.* (1999). A controlled evaluation of an intensive, peer-led, schools-based, anti-smoking programme. *Health Education Jour-*

*nal, 58*, 17-25.

Blythe, J., McGrath, C., & Krackhardt, D. (1996). The effect of graph layout on inference from social network data. *Graph Drawing, 1027*, 40-51.

Bogue, D. J. (1967). *Sociological contributions to family planning research*. Chicago, IL: University of Chicago.

Boissevain, J. (1974). *Friends of friends: Networks, manipulators and coalitions*. Oxford, UK: Blackwell.

Bonacich, P. (1972). Technique for analyzing overlapping memberships. *Sociological Methodology, 4*, 176-185.

Bonacich, P. (1987). Power and centrality: A family of measures. *American Journal of Sociology, 92*, 1170-1182.

Bonacich, P. (2004). The invasion of the physicists. *Social Networks, 26*, 285-288.

Boorman, S. A., & White, H. C. (1976). Social structure from multiple networks. II. Role structures. *American Journal of Sociology, 81*, 1384-1446.

Borgatti, S. P. (2002). *NetDraw: Graph visualization software*. Harvard, MA: Analytic Technologies.

Borgatti, S. (2006). Identifying key players in a social network. *Computational and Mathematical Organization Theory, 12*, 21-34.

Borgatti, S. P., Carley, K., & Krackhardt, D. (2006). Robustness of centrality measures under conditions of imperfect data. *Social Networks, 28*, 124-136.

Borgatti, S. P., & Everett, M. G. (1997). Network analysis of 2-mode data. *Social Networks, 19*, 243-269.

Borgatti, S. P., & Everett, M. G. (1999). Models of core/periphery structures. *Social Networks, 21*, 375-395.

Borgatti, S. P., & Everett, M. G. (2006). A graph-theoretic perspective on centrality. *Social Networks, 28*, 466-484.

Borgatti, S. P., Everett, M. G., & Freeman, L. C. (2006). *UCINET VI for Windows: Software for social network analysis*. Lexington, KY: Analytic Technologies.

Borgatti, S. P., Jones, C., & Everett, M. G. (1998). Network measures of social capital. *Connections, 21*(2), 27-36.

Borgatti, S. P., Mehra, A., Brass, D. J., & Labianca, G. (2009). Network analysis in the social sciences. *Science, 323*, 892-895.

Botvin, G. J., Baker, E., Botvin, E. M., Dusenbury, L., Cardwell, J., & Diaz, T. (1993). Factors promoting cigarette smoking among black youth: A causal modeling approach. *Addictive Behaviors, 18*, 397-405.

Boulay, M., & Valente, T. W. (2005). The selection of family planning discussion partners in Nepal. *Journal of Health Communication, 10*, 519-536.

Brandes, U., & Erlebach, T. (2005). *Network analysis: Methodological foundations*. Berlin, Germany: Springer.

Breiger, R. (1974). The duality of persons and groups. *Social Forces, 53*, 181-190.

Broadhead, R. S., Hechathorn, D. D., Weakliem, D. L., Anthony, D. L., Madray, H., Mills, R. J., & Hughes, J. (1998). Harnessing peer networks as an instrument for raids prevention: Results from a peer-driven intervention. *Public Health Reports, 113* (S1), 42-57.

Brown, L. (1981). *Innovation diffusion: A new perspective*. New York, NY: Methuen.

Buller, D., Buller, M. K., Larkey, L., Sennott-Miller, L., Taren, D., Aickin, M., Wentzel, T. M., & Morrill, C. (2000). Implementing a 5-a-day peer health educator program for public sector labor and trades employees. *Health Education & Behavior, 27*, 232-240.

Buller, D. B., Morrill, C., Taren, D., Aickin, M., Sennott-Miller, L., Buller, M. K., Larkey, L., Alatorre, C., & Wentzel, T. M. (1999). Randomized trial testing the effect of a peer education at increasing fruit and vegetable intake. *Journal of the National Cancer Institute, 91*, 1491-1500.

Burk, W. J., Steglich, C. E. G., & Snijders, T. A. B. (2007). Beyond dyadic interdependence: Actor-oriented models for co-evolving social networks and individual behaviors. *International Journal of Behavioral Development, 31*, 397-404.

Burt, R. (1984). Network items and the general social survey. *Social Networks, 6*, 293-339.

Burt, R. (1987). Social contagion and innovation: Cohesion versus structural equivalence. *American Journal of Sociology, 92*, 1287-1335.

Burt, R. S. (1980). Models of network structure. *Annual Review of Sociology, 6*, 79-141.

Burt, R. S. (1992). *Structural holes: The social structure of competition*. Boston, MA: Harvard University Press (安田雪 (訳) (2006)『競争の社会的構造：構造的空隙の理論』新曜社).

Burt, R. S. (2005). *Brokerage and closure: An introduction to social capital*. New York, NY: Oxford University Press.

Burt, R. S., & Minor, M. J. (1983). *Applied network analysis: A methodological approach*. Thousand Oaks, CA: Sage.

Cairns, R. B., Cairns, B. D., Neckerman, H. J., Gest, S. D., & Gariépy, J. L. (1988). Social networks and aggressive behavior: Peer support or peer rejection? *Developmental Psychology, 24*, 815-823.

Campbell, K. E., & Lee, B. A. (1991). Name generators in surveys of personal networks. *Social Networks, 13*, 203-221.

Carrington, P. J., Scott, J., & Wasserman, S. (2005). *Models and methods in social network analysis*. Boston, MA: Cambridge University Press.

Cassel, J. (1976). The contribution of the social environment to host resistance. *American Journal of Epidemiology, 104*, 107-123.

Christakis, N. A., & Fowler, J. H. (2007). The spread of obesity in a large social network over 32 years. *The New England Journal of Medicine, 357*, 370-379.

Christakis, N. A., & Fowler, J. H. (2008). The collective dynamics of smoking in a large social network. *The New England Journal of Medicine, 358*, 2249-2258.

Christakis, N. A. & Fowler, J. H. (2009). *Connected: The surprising power of our social networks and how they shape our lives.* New York: Little Brown and Company (鬼澤忍 (訳) (2010)『つながり：社会的ネットワークの驚くべき力』講談社).

Clark-Lempers, D. S., Lempers, J. D., & Ho, C. (1991). Early, middle, and late adolescents' perceptions of their relationships with significant others. *Journal of Adolescent Research, 6*, 296-315.

Cohen, S., & Syme, S. L. (1985). Issues in the study and application of social support. In S. Cohen & S. L. Symes (Eds.) *Social support and health.* San Francisco, CA: Academic Press.

Coleman, J. S. (1990). *Foundations of social theory.* Boston, MA: Harvard University Press (久慈利武 (監訳) (2004-2006)『社会理論の基礎』(上・下) 青木書店).

Coleman, J. S., Katz, E., & Menzel, H. (1966). *Medical innovation: A diffusion study.* New York, NY: Bobbs Merrill.

Coleman, J. S., Menzel, H., & Katz, E. (1957). The diffusion of an innovation among physicians. *Sociometry, 20*, 253-270.

Cornwell, B. (2005). A complement-derived centrality index for disconnected graphs. *Connections, 26*, 70-81.

Coromina, L., & Coenders, G. (2006). Reliability and validity of egocentered network data collected via Web: A meta-analysis of multilevel multitrait multimethod studies. *Social Networks, 28*, 209-231.

Costenbader, E., & Valente T. W. (2003). The stability of centrality measures when networks are sampled. *Social Networks, 25*, 283-307.

Coyle, S. L., Needle, R. H., & Normand, J. (1998). *Outreach-based HIV prevention for injecting drug users: A review of published outcome data. Public Health Reports, 113* (Suppl 1), 19-30.

Crabb, A. R. (1947). *The hybrid-corn makers: Prophets of plenty.* New Brunswick, NJ: Rutgers University Press.

Crane, D. (1972). *Invisible colleges: Diffusion of knowledge in scientific communities.* Chicago, IL: University of Chicago Press.

Cross, R., & Parker, A. (2004). *The hidden power of social networks: Understanding how work really gets done in organizations.* Cambridge, MA: Harvard Business School Press.

Cutrona, C. E., & Suhr, J. A. (1992). Controllability of stressful events and satisfaction with spouse support behaviors. *Communication Research, 19*, 154-174.

Davis, A., Gardner, B. B., & Gardner, M. R. (1941). *Deep South: A social anthropologi-*

*cal study of caste and class*. Chicago, IL: The University of Chicago Press.

Degenne, A., & Forsé, M. (1999). *Introducing social networks* (translated by A. Borges). Thousand Oaks, CA: Sage.

de Nooy, W., Mrvar, A., & Batagelj, V. (2005). *Exploratory social network analysis with Pajek*. New York, NY: Cambridge University Press（安田雪（監訳）(2009)『Pajek を活用した社会ネットワーク分析』東京電機大学出版局）.

Diani, M., & McAdam, D. (Eds.) (2003). *Social movements and networks: Relational approaches to collective action*. New York, NY: Oxford University Press.

Dishion, T. J., McCord, J., & Poulin, F. (1999). When interventions harm: Peer groups and problem behavior. *American Psychologist, 54*, 755-764.

Dodge, K. A., Lansford, J. E., & Dishion, T. J. (2007). *Deviant peer influences in programs for youth*. New York, NY: Guilford Press.

Donato, F., Monarca, S., Chiesa, R., *et al.* (1994). Smoking among high school students in 10 Italian towns: Patterns and covariates. *International Journal of the Addictions, 29*, 1537-1557.

Donohew, L., Clayton, R. R., Skinner, W. F., & Colon, S. (1999). Peer networks and sensation seeking: Some implications for primary socialization theory. *Substance Use and Misuse, 34*, 1013-1023.

Doreian, P., Batagelj, V., & Ferligoj, A. (2005). *Generalized blockmodeling*. New York, NY: Cambridge University Press.

Doreian, P., & Stokman, F. (Eds.) (1997). *Evolutions of social networks*. New York, NY: Routledge.

Dunbar, R. I. M. (1992). Neocortex size as a constraint on group size in primates. *Journal of Human Evolution, 22*, 469-493.

Dunbar, R. I. M. (1993). Co-evolution of neocortex size, group size, and language in humans. *Behavioral and Brain Sciences, 16*, 681-735.

Dunphy, D. C. (1963). The social structure of urban adolescent peer groups. *Sociometry, 26*, 230-246.

Dutton, W. H., Rogers, E. M., & Jun, S. (1987). Diffusion and social impacts of personal computers. *Communication Research, 14*, 219-250.

Ellen, J., Brown, B., Chung, S., *et al.* (2005). Impact of sexual networks on risk for gonorrhea and Chlamydia among low-income urban African American adolescents. *Journal of Pediatrics, 146*, 518-522.

Engels, R. C. M. E., Knibbe, R. A., Drop, M. J., & de Haan, Y. T. (1997). Homogeneity of cigarette smoking within peer groups: Influence or selection? *Health Education & Behavior, 24*, 801-811.

Ennett, S. T., & Bauman, K. E. (1993). Peer group structure and adolescent cigarette smoking: A social network analysis. *Journal of Health and Social Behavior, 34*, 226-236.

Ennett, S. T., & Bauman, K. E. (1994). The contribution of influence and selection to adolescent peer group homogeneity: The case of adolescent cigarette smoking. *Journal of Personality and Social Psychology, 67*, 653-663.

Ennett, S. T., Bauman, K. E., Hussong, A., *et al.* (2006). The peer context of adolescent substance use: Findings from social network analysis. *Journal of Research on Adolescence, 16*(2), 159-186.

Ennett, S. T., Faris, R., Hipp, J., Foshee, V. A., Bauman, K. E., Hussong, A. & Cai, L. (2008). Peer smoking, other peer attributes, and adolescent cigarette smoking: A social network analysis. *Prevention Science, 9*, 88-98.

Entwisle, B., Rindfuss, R. D., Guilkey, D. K., Chamratrithirong, A., Curran, S. R., & Sawangdee, Y. (1996). Community and contraceptive choice in rural Thailand: A case study of Nang Rong. *Demography, 33*, 1-11.

Epstein, J. M. (2006). *Generative social science.* Princeton, NJ: Princeton University Press.

Faust, K. (2008). Triadic configurations in limited choice sociometric networks: Empirical and theoretical results. *Social Networks, 30*, 273-282.

Feiring, C., & Lewis, M. (1991). The transition from middle-childhood to early adolescence: Sex differences in the social network and perceived self-competence. *Sex Roles, 24*, 489-509.

Fernandez, R. M., & Gould, R. V. (1994). A dilemma of state power: Brokerage and influence in the national health policy domain. *American Journal of Sociology, 99*, 1455-1491.

Festinger, L. (1954). A theory of social comparison processes. *Human Relations, 7*, 117-140.

Fishbein, M., & Ajzen, I. (1981). On construct validity: A critique of Miniard and Cohen's paper. *Journal of Experimental Social Psychology, 17*, 340-350.

Fisher, J. (1988). Possible effects of reference group-based social influence on AIDS-risk behavior and AIDS prevention. *American Psychologist, 43*, 914-920.

Fisher, L. A., & Bauman, K. E. (1988). Influence and selection in the friend-adolescent relationship: Findings from studies of adolescent smoking and drinking. *Journal of Applied Social Psychology, 18*, 289-314.

Flay, B. R., Hu, F. B., Siddiqui, O., *et al.* (1994). Differential influence of parental smoking and friends' smoking on adolescent initiation and escalation of smoking. *Journal of Health & Social Behavior, 35*, 248-265.

Freeman, L. (1979). Centrality in social networks: Conceptual clarification. *Social Networks, 1*, 215-239.

Freeman, L. (2000). Visualizing social networks. *Journal of Social Structure, 1*(1), February 4, 2000. www.cmu.edu/joss.

Freeman, L. (2004). *The development of social network analysis: A study in the sociol-*

*ogy of science.* Vancouver, BC, Canada: Empirical Press.

Freeman, L. C., Borgatti, S. P., & White, D. R. (1991). Centrality in valued graphs: A measure of betweenness based on network flow. *Social Networks, 13,* 141-154.

Friedkin, N. E. (1998). *A structural theory of social influence.* New York, NY: Cambridge University Press.

Friedman, S. R., Flom, P. L., Kottiri, B. J., Neaigus, A., Sandoval, M., Curtis, R., des Jarlais, D. C., & Zenilman, J. M. (2001). Consistent condom use in the heterosexual relationships of young adults who live in a high-HIV risk neighborhood and do not use 'hard drugs'. *AIDS Care, 13,* 285-296.

Friedman, S. R., Jose, B., Deren, S., Des Jarlais, D. C., & Neaigus, A. (1995). Risk factors for HIV seroconversion among out-of-treatment drug injectors in high- and low-seroprevalence cities. *American Journal of Epidemiology, 142,* 864-874.

Friedman, S. R., Neaigus, A., Jose, B., Curtis, R., Goldstein, M., Ildefonso, G., Rothenberg, R. G., & Des Jarlais, D. C. (1997). Sociometric risk networks and risk for HIV infection. *American Journal of Public Health, 87,* 1289-1296.

Fujimoto, K., Unger, J. B., & Valente, T. (2012). A network method of measuring affiliation-based peer influence: Assessing the influences of teammates' smoking on adolescent smoking. *Child Development, 83*(2), 442-451.

Fujimoto, K., Valente, T. W., & Pentz, M. A. (2009). Network structural influences on the adoption of evidenced-based prevention in communities. *Journal of Community Psychology, 37*(7), 830-845.

Galaskiewicz, J. (1985). Interorganizational relations. *Annual Review of Sociology, 11,* 281-304.

Gavin, L. A., & Furman, W. (1989). Age differences in adolescents' perceptions of their peer groups. *Developmental Psychology, 25,* 827-834.

Gilmore, J. B. (1998). *In cold pursuit: Medical intelligence investigates the common cold.* New York, NY: Stoddart Publishing.

Girvan, M., & Newman, M. E. J. (2002). Community structure in social and biological networks. *Proceedings of the National Academy of Science, 99*(12), 7821-7826v.

Gladwell, M. (2000). *The tipping point: How little things can make a big difference.* New York, NY: Little, Brown and Company.

Glanz, K., Rimer, B. K., & Lewis, F. M. (Eds.) (2002). *Health behavior and health education: Theory, research, and practice,* (3rd ed). San Francisco, CA: Jossey-Bass.

Goodman, L. A. (1961). Snowball sampling. *Annals of Mathematical Statistics, 32,* 148-170.

Gottlieb, B. H. (1985). Social support and the study of personal relationships. *Journal of Social and Personal Relationships, 2,* 351-375.

Granovetter, M. (1973). The strength of weak ties. *American Journal of Sociology, 78,* 1360-1380 (野沢慎司（編・監訳）(2006)『リーディングス　ネットワーク論：家

族・コミュニティ・社会関係資本』勁草書房：第4章).

Granovetter, M. (1974). *Getting a job: A study of contacts and careers*. Cambridge, MA: Harvard University Press (渡辺深 (訳) (1998)『転職：ネットワークとキャリアの研究』ミネルヴァ書房).

Granovetter, M. (1978). Threshold models of collective behavior. *American Journal of Sociology, 83*, 1420-1443.

Gross, C. P., Cruz-Correa, M., Canto, M. I., McNeil-Solis, C., Valente, T. W., & Powe, N. R. (2002). The adoption of ablation therapy for Barrett's esophagus: A cohort study of gastroenterologists. *American Journal of Gastroenterology, 97*, 279-286.

Hägerstrand, T. (1967). *Innovation diffusion as a spatial process* (translated by A. Pred). Chicago, IL: University of Chicago Press.

Hall, J., & Valente, T. W. (2007). Adolescent smoking networks: The effects of influence and selection on future smoking. *Addictive Behaviors, 32*, 3054-3059.

Hamblin, R. L., Jacobsen, R. B., & Miller, J. L. L. (1973). *A mathematical theory of social change*. New York, NY: John Wiley & Sons.

Hammer, M. (1983). 'Core' and 'extended' social networks in relation to health and illness. *Social Science and Medicine, 17*, 405-411.

Harary, F., Norman, R., & Cartwright, D. (1965). *Structural models: An introduction to the theory of directed graphs* (2nd printing). New York, NY: Wiley.

Harary, F., Norman, R., & Cartwright, D. (1966). *Structural models: An introduction to the theory of directed graphs*. New York, NY: Wiley.

Harrigan, N. (2009). *Exponential random graph (ERG) models and their application to the study of corporate elites. Center for research methods in the social sciences*. Department of Politics and International Relations, University of Oxford.

Harris, J. K., Luke, D. A., Burke, R. C., & Mueller, N. B. (2008). Seeing the forest and the trees: Using network analysis to develop an organizational blueprint of state tobacco control systems. *Social Science & Medicine, 67*, 1669-1678.

Harris, J. K., Luke, D. A., Zuckerman, R. B., & Shelton, S. C. (2009). Forty years of secondhand smoke research: The gap between discovery and delivery. *American Journal of Preventive Medicine, 36*, 538-548.

Havanon, N., Bennett, A., & Knodel, J. (1993). Sexual networking in provincial Thailand. *Studies in Family Planning, 24*, 1-17.

Heckathorn, D. (1997). Respondent-driven sampling: A new approach to the study of hidden populations. *Social Problems, 44*, 174-199.

Heckathorn, D. (2002). Respondent-driven sampling, II: Deriving valid population estimates from chain-referral samples of hidden populations. *Social Problems, 49*, 11-34.

Heider, F. (1958). *The psychology of interpersonal relations*. New York, NY: John Wiley & Sons.

318 参考文献

Hoffman, B. R., Monge, P., Chou, C. P., & Valente, T. W. (2007). The roles of perceived peer influence and peer selection on adolescent smoking. *Addictive Behaviors, 32,* 1546–1554.

Hoffman, B., Sussman, S., Rohrbach, L., & Valente, T. W. (2006). Peer influence on adolescent smoking: A theoretical review of the literature. *Substance Use & Misuse, 41,* 103–155.

Holland, P. W., & Leinhardt, S. (1979). *Perspectives on social network research.* New York, NY: Academic Press.

House, J. S. (1981). *Work stress and social support.* Reading, MA: Addison-Wesley.

Huisman, M., & van Duijn, M. A. J. (2005). Software for social network analysis. In P. J. Carrington, J. Scott, & S. Wasserman (Eds.) *Models and methods in social network analysis* (pp. 270–316). Cambridge, UK: Cambridge University Press.

Hummon, N. B., & Carley, K. (1993). Social networks as normal science. *Social Networks, 15,* 71–106.

Ianotti, R. J., & Bush, P. J. (1992). Perceived vs. actual friends' use of alcohol, cigarettes, marijuana, and cocaine: Which has the most influence? *Journal of Youth and Adolescence, 21,* 375–389.

INSNA (2003). International Network for Social Network Analysis. http://www.insna. org.

Israel, B. A., Eng, E., Schulz, A. J., & Parker, E. A. (Eds.) (2005). *Methods in community-based participatory research for health.* San Francisco, CA: Jossey-Bass.

Iyengar, R., Valente, T., & Van den Bulte, C. (2009). Opinion leadership and social contagion in new product diffusion. *NA: Advances in consumer research, 36,* 36–37.

Jasuja, G. K., Chou, C., Bernstein, K., Wang, E., McClure, M., & Pentz, M. (2005). Using structural characteristics of community coalitions to predict progress in adopting evidence-based prevention programs. *Evaluation and Program Planning, 28,* 173–184.

Jenkins, J. E. (2001). Rural adolescent perceptions of alcohol and other drug resistance. *Child Study Journal, 31,* 211–224.

Jenkins, J. E., & Zunguze, S. T. (1998). The relationship of family structure to adolescent drug use, peer affiliation and perception of peer acceptance of drug use. *Adolescence, 33,* 811–823.

Kandel, D. (1985). On processes of peer influences in adolescent drug use: A developmental perspective. *Advances in Alcohol and Substance Abuse, 4,* 139–163.

Katz, E. (1957). The two-step flow of communication: An up-to-date report on a hypothesis. *Public Opinion Quarterly, 21,* 61–78.

Katz, E. (1962). The social itinerary of technical change: Two studies on the diffusion of innovation. *Human Organization, 20,* 70–82.

Katz, E., Levine, M. L., & Hamilton, H. (1963). Traditions of research on the diffusion of innovation. *American Sociological Review, 28*, 237-253.

Kelly, J. A., Lawrence, J. S., St., Diaz, Y. E., *et al.* (1991). HIV risk behavior reduction following intervention with key opinion leaders of population: An experimental analysis. *American Journal of Public Health, 81*, 168-171.

Kelner, M., & Wellman, B. (1997). Health care and consumer choice: Medical and alternative. *Social Science & Medicine, 45*, 203-212.

Killeya-Jones, L. A., Nakajima, R., & Costanzo, P. R. (2007). Peer standing and substance use in early-adolescent grade-level networks: A short-term longitudinal study. *Preventive Science, 8*, 11-23.

Killworth, P. D., Johnsen, E. C., Bernard, R. H., *et al.* (1990). Estimating the size of personal networks. *Social Networks, 12*, 289-312.

Killworth, P. D., McCarty, C., Johnsen, E. C., *et al.* (2006). Investigating the variation of personal network size under unknown error conditions. *Sociological Methods & Research, 35*, 84-112.

King, C. W., Summers, J. O., & Childers, T. L. (1999). Opinion leadership. In W. O. Bearden, R. G. Netemeyer, & M. F. Mobley (Eds.) *Handbook of marketing scales: Multi item measures for marketing and consumer behavior research* (2nd ed., pp. 77-80). Newbury Park, CA: Sage.

Kirke, D. (2004). Chain reactions in adolescents' cigarette, alcohol, and drug use: Similarity through peer influence or the patterning of ties in peer networks. *Social Networks, 26*, 3-28.

Kirke, D. M. (2005). *Teenagers and substance use: Social networks and peer influence.* New York, NY: Palgrave.

Klovdahl, A. S. (1985). Social networks and the spread of infectious diseases: The AIDS example. *Social Science and Medicine, 21*, 1203-1216.

Klovdahl, A. S. (1989). Urban social networks: Some methodological problems and possibilities. In M. Kochen (Ed.) *The small world.* Norwood, NJ: Ablex.

Klovdahl, A. S., Gravis, E. A., Yaganehdoost, A., Ross, M. W., Wanger, A., Adams, G. J., & Musser, J. M. (2001). Networks and tuberculosis: An undetected community outbreak involving public places. *Social Science and Medicine, 52*, 681-694.

Klovdahl, A. S., Potterat, J. J., Woodhouse, D., Muth, S. Q., Muth, J., & Darrow, W. W. (1994). Social networks and infectious disease: The Colorado Springs study. *Social Science and Medicine, 38*, 79-88.

Knoke, D., & Kuklinski, J. H. (1982). *Network analysis.* Thousand Oaks, CA: Sage.

Knoke, D., & Yang, S. (2008). Social *Network analysis* (2nd ed.). Thousand Oaks, CA: Sage.

Knowlton, A. R. (2003). Informal HIV caregiving in a vulnerable population: Toward a network resource framework. *Social Science and Medicine, 56*, 1307-1320.

Koehly, L., Goodreau, S., & Morris, M. (2005). Exponential family models for sampled and census network data. *Sociological Methodology, 34,* 241-270.

Kohler, H. P. (1997). Learning in social networks and contraceptive choice. *Demography, 34,* 369-383.

Koschützki, D., Lehmann, K. A., Peeters, L., Richter, S., Tenfelde-Podehl, D., & Zlotowski., O. (2005). Centrality indices. In U. Brandes, & T. Erlebach (Eds.) *Network analysis: Methodological foundations.* Berlin, Germany: Springer-Verlag.

Kossinets, G., & Watts, D. J. (2006). Empirical analysis of an evolving social network. *Science, 311,* 88-90.

Krackhardt, D. (1987). QAP partialling as a test of spuriousness. *Social Networks, 9,* 171-186.

Krackhardt, D. (1988). Predicting with networks: A multiple regression approach to analyzing dyadic data. *Social Networks, 10,* 359-381.

Krackhardt, D. (1992). The strength of strong ties: The importance of philos in organizations. In N. Nohria, & R. Eccles (Eds.) *Networks and organizations: Structure, form, and action* (pp. 216-239). Boston, MA: Harvard Business School Press.

Krackhardt, D., & Stern, R. N. (1988). Informal networks and organizational crises: An experimental simulation. *Social Psychology Quarterly, 51,* 123-140.

Krebs, V. E. (2002). Mapping networks of terrorists cells. *Connections, 24*(3), 31-34.

Kretzschmar, M., & Morris, M. (1996). Measures of concurrency in the networks and the spread of infectious disease. *Mathematical Biosciences, 133,* 165-195.

Kwait, J., Valente, T. W., & Celentano, D. D. (2001). Interorganizational relationships among HIV/AIDS service organizations in Baltimore: A network analysis. *Journal of Urban Health, 78,* 468-487.

Latkin, C. (1998). Outreach in natural setting: The use of peer leaders for HIV prevention among injecting drug users' networks. *Public Health Reports, 113*(S1), 151-159.

Latkin, C. A., Donnell, D., Metzger, D., Sherman, S., Aramrattna, A., Davis-Vogel, A., Quan, V. M., Gandham, S., Vongchak, T., Perdue, T., & Celentano, D. D. (2009). The efficacy of a network intervention to reduce HIV risk behaviors among drug users and risk partners in Chiang Mai, Thailand and Philadelphia, USA. *Social Science and Medicine, 68,* 740-748.

Laumann, E., Marsden, P., & Prensky, D. (1983). The boundary specification problem in network analysis. In R. Burt, & M. Minor (Eds.) *Applied network analysis.* Newberry Park, CA: Sage.

Lewis, K., Kaufman, J., Gonzalez, M., Wimmer, A., & Christakis, N. A. (2008). Tastes, ties, and time: A new (cultural, multiplex, and longitudinal) social network dataset using Facebook.com. *Social Networks, 30,* 330-342.

Liben-Nowell, D., & Kleinberg, J. (2008). Tracing information flow on a global scale using Internet chain-letter data. *Proceedings of the National Academy of Sciences*

*USA, 105,* 4633-4638.

Lin, N. (2001). *Social capital: A theory of social structure and action.* New York, NY: Cambridge University Press (筒井淳也ほか（訳）(2008)『ソーシャル・キャピタル：社会構造と行為の理論』ミネルヴァ書房).

Lomas, J., Enkin, M., Anderson, G. M., Hanna, W. J., Vayda, E., & Singer, J. (1991). Opinion leaders vs. audit feedback to implement practice guidelines: Delivery after previous cesarean section. *Journal of American Medical Association, 265,* 2202-2207.

Lorrain, F., & White, H. C. (1971). Structural equivalence of individuals in social networks. *Journal of Mathematical Sociology, 1,* 49-80.

Luce, R. D., & Perry, A. D. (1949). A method of matrix analysis of group structure. *Psychometrika, 14,* 95-116.

Luke, D. A., & Harris, J. (2007). Network analysis in public health: History, methods, and applications. *Annual Review of Public Health, 28,* 69-93.

Luthar, S. S., & D'Avanzo, K. (1999). Contextual factors in substance use: A study of suburban and inner-city adolescents. *Development and Psychopathology, 11,* 845-867.

MacKinnon, D. P., Johnson, C. A., Pentz, M. A., Dwyer, J. H., Hansen, W. B., Flay, B. R., & Wang, E. Y. (1991). Mediating effects in a school-based drug prevention program: First-year effects of the Midwestern Prevention Project. *Health Psychology, 10,* 164-172.

Mahajan, V., & Peterson, R. A. (1985). *Models for innovation diffusion.* Newbury Park, CA: Sage.

Markus, M. L. (1987). Toward a critical mass theory of interactive media: Universal access, interdependence and diffusion. *Communication Research, 14,* 491-511.

Marsden, P. V. (1987). Core discussion networks of Americans. *American Sociological Review, 52,* 122-131.

Marsden, P. V. (1990). Network data and measurement. *Annual Review of Sociology, 16,* 435-463.

Marsden, P. V. (2005). Recent developments in network measurement. In P. J. Carrington, J. Scott, & S. Wasserman (Eds.) *Models and methods in social network analysis* (pp. 8-30). Cambridge, UK: Cambridge University Press.

Marsden, P. V., & Friedkin, N. E. (1993). Network studies of social influence. *Sociological Methods & Research, 22,* 127-151.

Marsden, P. V., & Lin, N. (1982). *Social structure and network analysis.* Thousand Oaks, CA: Sage.

Marsden, P. V., & Podolny, J. (1990). Dynamic analysis of network diffusion processes. In J. Weesie, & H. Flap (Eds.) *Social networks through time.* Utrecht, Netherlands: ISOR.

Marwell, G., Oliver, P., & Prahl, R. (1988). Social networks and collective action: A theory of the critical mass. III. *American Journal of Sociology, 94*, 503-534.

McCarty, C., Bernard, H. R., Killworth, P. D., Shelley, G. A., & Johnson, E. C. (1997). Eliciting representative samples of personal networks. *Social Networks, 19*, 303-323.

McGrath, C., Krackhardt D., & Blythe, J. (2002). Visualizing complexity in networks: Seeing both the forest and the trees. *Connections, 25*(1), 30-34.

McPherson, M., Smith-Lovin, L., & Brashears. M. (2006). Social isolation in America: Changes in core discussion networks over two decades. *American Sociological Review, 71*, 353-375.

McPherson, M., Smith-Lovin, L., & Cook, J. M. (2001). Birds of a feather: Homophily in social networks. *Annual Review of Sociology, 27*, 415-444.

Meijer, R. R., Muijtjens, A. M. M., & van der Vleuten, C. P. M. (1994). Nonparametric person-fit research: Some theoretical issues and an empirical example. *Applied Measurement in Education, 9*, 77-89.

Michell, L., & Amos, A. (1997). Girls, pecking order and smoking. *Social Science Medicine, 44*, 1861-1869.

Milgram, S. (1967). The small world problem. *Psychology Today, 22*, 561-567.

Mizruchi, M. (1982). *The structure of the American corporate network*: 1904-1974. Thesis (Ph.D.), State University of New York at Stony Brook.

Mizruchi, M. (1992). *The structure of corporate political action: Interfirm relations and their consequences.* Cambridge, MA: Harvard University Press.

Monge, P. R., & Contractor, N. S. (2003). *Theories of communication networks.* New York, NY: Oxford University Press.

Montgomery, M. R., & Chung, W. (1999). Social networks and the diffusion of fertility control in the Republic of Korea. In R. Leete (Ed.) *Dynamics of values in fertility change.* Oxford, UK: Oxford University Press.

Moore, K. A., Peters, R. H., Hills, H. A., LeVasseur, J. B., Rich, A. R., Hunt, W. M., Young, M. S., & Valente, T. W. (2004). Characteristics of opinion leaders in substance abuse treatment agencies. *American Journal of Drug and Alcohol Abuse, 30*, 187-203.

Moore, S., Shiell, A., Hawe, P., & Haines, V. A. (2005). The privileging of communitarian Ideas: citation practices and the translation of social capital into public health research. *American Journal of Public Health, 95*, 1330-1337.

Moreno, J. L. (1934). *Who shall survive? A new approach to the problem of human interrelations.* Washington, DC: Nervous and Mental Disease Publishing Co.

Morris, M. (1993). Epidemiology and social networks: Modeling structured diffusion. *Sociological Methods and Research, 22*, 99-126.

Morris, M. (1995). Data driven network models for the spread of disease. In D. Mollison (Ed.) *Epidemic models: Their structure and relation to data* (pp. 302-322). Cambridge, UK: Cambridge University Press.

Morris, M. (Ed.) (2004). *Network epidemiology: A handbook for survey design and data collection.* New York, NY: Oxford University Press.

Morris, M., & Kretzschmar, M. (1997). Sexual networks and HIV. *AIDS, 11,* S209-S216.

Moscovici, S. (1976). *Social influence and social change* (translated by C. Sherrard, & G. Heinz). New York, NY: Academic Press.

Murray, D. M. (1998). *Design and analysis of group-randomized trial.* New York, NY: Oxford University Press.

Myers, D. J. (2000). The diffusion of collective violence: Infectiousness, susceptibility, and mass media networks. *American Journal of Sociology, 106,* 173-208.

Namboodori, K. (1983). *Matrix algebra.* Beverly Hills, CA: Sage.

Neaigus, A., Friedman, S. R., Curtis, R., Des Jarlais, D. C., Furst, R. T., Jose, B., Mota, P. Stephenson, B., Sufian, M., Ward, T., & Wright, J. W. (1994). The relevance of drug injectors' social and risk networks for understanding and preventing HIV infection. *Social Science & Medicine, 38,* 67-78.

Neaigus, A., Friedman, S. R., Kottiri, B. J., & Des Jarlais, D. C. (2001). HIV risk networks and HIV transmission among injecting drug users. *Evaluation and Program Planning, 24,* 221-226.

Needle, R. H., Coyle, S. L., Genser, S. G., & Trotter, R. (1995). *Social networks, drug abuse, and HIV transmission.* NIDA research monograph #151, Rockville, MD.

Newman, M., Barabási, A. L., & Watts, D. (2006). *The structure and dynamics of networks.* Princeton, NJ: Princeton University Press.

Newman, M. E. J. (2005). A measure of betweenness centrality based on random walks. *Social Networks, 27,* 39-54.

Newman, M. E. J., & Girvan, M. (2004). Finding and evaluating community structure in networks. *Physics Review, E69,* 1-16.

Nohria, N., & Eccles, R. (Eds.) (1992). *Networks and organizations: Structure, form and action.* Cambridge, MA: Harvard University Press.

Obbo, C. (1993). HIV transmission through social and geographic networks in Uganda. *Social Science and Medicine, 36,* 949-955.

Oh, H., Chung, M., & Labianca, G. (2004). Group social capital and group effectiveness: The role of informal socializing ties. *Academy of Management Journal, 47,* 860-875.

Orth-Gomer, K., & Unden, A. L. (1987). The measurement of social support in population surveys. *Social Science and Medicine, 24,* 83-94.

Palmore, J. A. (1967). The Chicago snowball: A study of the flow and diffusion of family planning information. In D. J. Bogue (Ed.) *Sociological contributions to family planning research* (pp. 272-363). Chicago, IL: University of Chicago.

Park, H. J., Chung, K. K., Han, D. S., & Lee, S. B. (1974). *Mothers' clubs and family planning in Korea.* Seoul, Korea: School of Public Health, Seoul National University.

Pearson, M., & West, P. (2003). Drifting smoke rings: Social network analysis and Markov processes in a longitudinal study of friendship groups and risk-taking. *Connections: Bulletin of the International Network for Social Network Analysis, 25* (2), 59-76.

Pennings, J. (1980). *Interlocking directorates.* San Francisco, CA: Jossey-Bass.

Peters, R. H., Moore, K. A., Hills, H. A., Young, M. S., LeVasseur, J. B., Rich, A. R., Hunt, W. M., & Valente, T. W. (2005). Use of opinion leaders and intensive training to implement evidence-based co-occurring disorders treatment in the community. *Journal of Addictive Diseases, 24*(S1), 52-74.

Pierce J. P., Choi, W. S., Gilpin, E. A., Farkas, A. J., & Merritt, R. K. (1996). Validation of susceptibility as a predictor of which adolescents take up smoking in the United States. *Health Psychology, 15,* 355-361.

Pitts, F. R. (1979). The Medieval River trade network of Russia revisited. *Social Networks, 1,* 285-292.

Pool, I. S., & Kochen, M. (1978). Contacts and influence. *Social Networks, 1,* 5-51.

Potterat, J. J., Rothenberg, R. B., & Muth, S. Q. (1999). Network structural dynamics and HIV transmission. *International Journal of STD/AIDS, 10,* 182-185.

Provan, K. G., Nakama, L., Veazie, M. A., Teufel-Shone, N. I., & Huddleston, C. (2003). Building community capacity around chronic disease services through a collaborative interorganizational network. *Health Education and Behavior, 30,* 646-662.

Putnam, R. D. (2000). *Bowling alone: The collapse and revival of American community.* New York, NY: Simon & Schuster (柴内康文 (訳) (2006) 『孤独なボウリング：米国コミュニティの崩壊と再生』柏書房).

Rai, A. A., Stanton, B., Wu, Y., Li, X., Galbraith, J., Cottrell, L., Pack, R., Harris, C., D'Alessandri, D., & Burns, J. (2003). Relative influences of perceived parental monitoring and perceived peer involvement on adolescent risk behaviors: An analysis of six cross-sectional data sets. *Journal of Adolescent Health, 33,* 108-118.

Rice, R. E. (1982). Communication networking in computer-conferencing systems: A longitudinal study of groups, roles, and system structure. In M. Gurgoon (Ed.) *Communication Yearbook, 9,* 315-339.

Rice, R. E., Borgman, C. L., & Reeves, B. (1988). Citation networks of communication journals, 1977-1985: Cliques and positions, citations made and citations received. *Human Communication Research, 15,* 256-283.

Rice, R. E., Donohew, L., & Clayton, R. (2003). Peer network, sensation seeking, and drug use among junior and senior high school students. *Connections, 26*(2), 32-58.

Robertson, T. S. (1971). *Innovative behavior and communication*. New York, NY: Holt, Rinehart and Winston.

Robins, G., & Pattison, P. (2005). Interdependencies and social processes: Dependence graphs and generalized dependence structures. In P. J. Carrington, J. Scott, & S. Wasserman (Eds.) *Models and methods in social network analysis*. Cambridge, UK: Cambridge University Press.

Robins, G., Pattison, P., Kalish, Y., & Lusher, D. (2007). An introduction to exponential random graph (p*) models for social networks. *Social Networks, 29*, 173-191.

Rogers, E. M. (1962). *Diffusion of innovation*. New York, NY: The Free Press (藤竹暁 (訳) (1966)『技術革新の普及過程』培風館).

Rogers, E. M. (2003). *Diffusion of innovations* (5th ed.). New York, NY: The Free Press (三藤利雄 (訳) (2007)『イノベーションの普及』翔泳社).

Rogers, E. M., & Cartano, D. G. (1962). Methods of measuring opinion leadership. *Public Opinion Quarterly, 26*, 435-441.

Rogers, E. M., & Kincaid, D. L. (1981). *Communication networks: Toward a new paradigm for research*. New York, NY: Free Press.

Rosenfield, A. G., Asavasena, W., & Mikhanorn, J (1973). Person-to-person communication in Thailand. *Studies in Family Planning, 4*, 145-150.

Rothenberg, R., Sterk, C., Toomey, K. E., Potterat, J. J., Johnson, D., Schrader, M., & Hatch, S. (1998). Using social network and ethnographic tools to evaluate a syphilis transmission. *Sexually Transmitted Diseases, 25*, 154-160.

Ryan, R., & Gross, N. (1943). The diffusion of hybrid seed corn in two Iowa communities. *Rural Sociology, 8*, 15-24.

Salganik, M. J., & Heckathorn, D. D. (2004). Sampling and estimation in hidden populations using respondent-driven sampling. *Sociological Methodology, 34*, 193-239.

Sarason, I. G., Levine, H. M., Basham, R. B., & Sarason, B. R. (1983). Assessing social support: The social support questionnaire. *Journal of Personality and Social Psychology, 44*, 127-139.

Schelling, T. (1978). *Micromotives and macrobehavior*. New York, NY: Norton.

Scott, J. (1991). *Social network analysis: A handbook*. Newbury Park, CA: Sage.

Scott, J. (2000). *Network analysis: A handbook* (2nd ed.). Newbury Park, CA: Sage.

Seary, A. J., & Richards, W. D. (2003). Spectral methods for analyzing and visualizing networks: An introduction. In R. Breiger, K. Carley, & P. Pattison (Eds.) *Dynamic social network modeling and analysis: Workshop summary and papers* (pp. 209-228). Washington, DC: The National Academics Press.

Shaw, M. E. (1971). *Group dynamics*. New York, NY: McGraw-Hill.

Shrum, W., & Cheek, N. H. (1987). Social structure during the school years: Onset of the degrouping process. *American Sociological Review, 52*, 218-223.

Sieving, R., Perry, C., & Williams, C. (2000). Do friendships change behaviors, or do behaviors change friendships? Examining paths of influence in young adolescents' alcohol use. *Journal of Adolescent Health, 26*, 27–35.

Sikkema, K. J., Kelly, J. A., Winett, R. A., *et al.* (2000). Outcomes of a randomized community-level HIV prevention intervention for women living in 19 low-income housing developments. *American Journal of Public Health, 90*, 57–63.

Snijders, T. A. (2005). Models for longitudinal data. In P. J. Carrington, J. Scott, & S. Wasserman (Eds.) *Models and methods in social network analysis*. Cambridge, UK: Cambridge University Press.

Snijders, T. A. B. (2001). The statistical evaluation of social network dynamics. *Sociological Methodology, 31*, 361–395.

Snijders, T. A. B., & Baerveldt, C. (2003). A multilevel network study of the effects of delinquent behavior on friendship evolution. *Journal of Mathematical Sociology, 27*, 123–151.

Snijders, T. A. B., Steglich, C. E. G., Schweinberger, M., & Huisman, M. (2007). *Manual for SIENA, version 3*. Groningen, the Netherlands: University of Groningen.

Snijders, T. A. B., van de Bunt, G. G., & Steglich, C. (2010). Introduction to stochastic actor-based models for network dynamics. *Social Networks, 32*(1), 44–60.

Soumerai, S. B., McLaughlin, T. J., Gurwitz, J. H., *et al.* (1998). Effect of local medical opinion leaders on quality of care for acute myocardial infarction: A randomized controlled trial. *Journal of the American Medical Association, 279*, 1358–1363.

Steglich, C., Snijders, T. A. B., & Pearson, M. (2009). Dynamic networks and behavior: Separating selection from influence. Interuniversity Center for Social Science Theory and Methodology, Revised version, Groningen, June 22, 2009.

Stephenson, K., & Zelen, M. (1989). Rethinking centrality: Methods and applications. *Social Networks, 11*, 1–37.

Stoebenau, K., & Valente, T. W. (2003). The role of network analysis in community-based program evaluation: A case study from Highland Madagascar. *International Family Planning Perspectives, 29*, 167–173.

Strang, D., & Tuma, N. B. (1993). Spatial and temporal heterogeneity in diffusion. *American Journal of Sociology, 99*, 614–639.

Sussman, S., Dent, C. W., Mestel-Rauch, J., Johnson, C. A., Hansen, W. B., & Flay, B. R. (1988). Adolescent nonsmokers, triers, and regular smokers' estimates of cigarette smoking prevalence: When do overestimations occur and by whom? *Journal of Applied Social Psychology, 18*, 537–551.

Sussman, S., Dent, C. W., Stacy, A., Sun, P., Craig, S., Simon, T. R., & Burton, D. (1993). Flay, B. R. Project towards no tobacco use: 1-Year behavior outcomes. *American Journal of Public Health, 83*, 1245–1250.

Sussman, S., Stacy, A. W., Dent, C. W., Simon, T. R., Galaif, E. R., Moss, M. A., Craig, S., & Johnson, C. A. (1995). Continuation high schools: Youth at risk for drug abuse.

*Journal of Drug Education, 25,* 191-209.

Sussman, S., Sun, P., & Dent, C. W. (2006) A meta-analysis of teen cigarette smoking cessation. *Health Psychology, 25,* 549-557.

Tanjasiri, S. P., & Tran, J. (2008). Community capacity for cancer control collaboration: The Weaving an Islander Network for Cancer Awareness, Research and Training. *Cancer Detection and Prevention, 32,* S37-S40.

Tanjasiri, S. P., Tran, J., Palmer, P. H., & Valente, T. W. (2007). Network analysis of a collaboration for Pacific Islander Cancer Control. *Journal of Health Care for Poor and Underserved, 18,* 184-196.

Travers, J., & Milgram, S. (1969). An experimental study of the small world problem. *Sociometry, 32,* 425-443.

Treboux, D., & Busch- Rossnagel, N. A. (1990). Social network influences on adolescent sexual attitudes and behavior. *Journal of Adolescent Research, 5,* 175-189.

Trotter, R. T., II, Bowen, A. M., & Potter, J. M., Jr. (1995). *Network models for HIV outreach and prevention programs for drug users.* Department of Anthropology, Northern Arizona University, Flagstaff.

Turner, R. J., & Marino, F. (1994). Social support and social structure: A descriptive epidemiology. *Journal of Health and Social Behavior, 35,* 193-212.

Tutzauer, F. (2007). Entropy as a measure of centrality in networks characterized by pathtransfer flow. *Social Networks, 29,* 249-265.

Unger, J. B., & Chen, X. (1999). The role of social networks and media receptivity in predicting age of smoking initiation: A proportional hazards model of risk and protective factors. *Addictive Behaviors, 3,* 371-381.

Unger, J. B., Chou, C. P., Palmer, P. H., Ritt-Olson, A., Gallagher, P., Cen, S., Lichtman, K., Azen, S., & Johnson, C. A. (2004). Project Flavor: 1-Year outcomes of a multicultural, school-based tobacco prevention curriculum for adolescents. *American Journal of Public Health, 94,* 263-265.

Urberg, K. A., Degirmencioglu, S. M., & Pilgrim, C. (1997). Close friend and group influence on adolescent cigarette smoking and alcohol use. *Developmental Psychology, 33,* 834-844.

Uzzi, B. (1997) Social structure and competition in interfirm networks: The paradox of embeddedness. *Administrative Science Quarterly, 42,* 417-418.

Valente, T. W. (1993). Diffusion of innovations and policy decision-making. *Journal of Communication, 43,* 30-41.

Valente, T. W. (1995). *Network models of the diffusion of innovations.* Cresskill, NJ: Hampton Press.

Valente, T. W. (1996). Social network thresholds in the diffusion of innovations. *Social Networks, 18,* 69-89.

Valente, T. W. (2002). *Evaluating health promotion programs.* New York, NY: Oxford

328 参考文献

University Press.

Valente, T. W. (2005). Models and methods for innovation diffusion. In P. J. Carrington, J. Scott, & S. Wasserman (Eds.) *Models and methods in social network analysis*. Cambridge, UK: Cambridge University Press.

Valente, T. W. (2007). Communication network analysis. In M. D. Slater, A. Hayes, & L. B. Snyder (Eds.) *The Sage handbook of advanced data analysis methods for communication research* (pp. 247–273). Thousand Oaks, CA: Sage.

Valente, T. W., Chou, C. P., & Pentz, M. A. (2007a). Community coalition networks as systems: Effects of network change on adoption of evidence-based prevention. *American Journal of Public Health, 97*, 880–886.

Valente, T. W., Coronges, K., Lakon, C., & Costenbader, E. (2008a). How correlated are centrality measures? *Connections, 28*(1), 16–26.

Valente, T. W., Coronges, K., Stevens, G., & Cousineau, M. (2008b). Collaboration and competition in a children's health initiative coalition: A network analysis. *Evaluation & Program Planning, 31*, 392–402.

Valente, T. W., & Davis, R. L. (1999). Accelerating the diffusion of innovations using opinion leaders. *The Annals of the American Academy of the Political and Social Sciences, 566*, 55–67.

Valente, T. W., & Foreman, R. K. (1998). Integration and radiality: Measuring the extent of an individual's connectedness and reachability in a network. *Social Networks, 20*, 89–109.

Valente, T. W., & Fosados, R. (2006). Diffusion of innovations and network segmentation: The part played by people in the promotion of health. *Journal of Sexually Transmitted Diseases, 33*, S23–S31.

Valente, T. W., & Fujimoto, K. (2010). Bridges: Locating critical connectors in a network. *Social Networks, 32*(3), 212–220.

Valente, T. W., Fujimoto, K., Chou, C. P., & Spruijt-Metz, D. (2009). Friendship affiliations and adiposity: A social network analysis of adolescent friendships and weight status. *Journal of Adolescent Health, 45*, 202–204.

Valente, T. W., Fujimoto, K., Palmer, P., & Tanjasiri, S. P. (2010). A network assessment of community-based participatory research: Linking communities and universities to reduce cancer disparities. *American Journal of Public Health, 100*(7), 1319–1325.

Valente, T. W., Hoffman, B. R., Ritt-Olson, A., Lichtman, K., & Johnson, C. A. (2003). The effects of a social network method for group assignment strategies on peer led tobacco prevention programs in schools. *American Journal of Public Health, 93*, 1837–1843.

Valente, T. W., Kim, Y. M., Lettenmaier, C., Glass, W., & Dibba, Y. (1994). Radio promotion of family planning in Gambia. *International Family Planning Perspectives,*

*20*, 96-100.

Valente, T. W., Mouttapa, M., & Gallaher, M. (2004). Social network analysis for understanding substance abuse: A transdisciplinary perspective. *Substance Use & Misuse, 39*, 1685-1712.

Valente, T. W., Paredes, P., & Poppe, P. R. (1998). Matching the message to the process: The relative ordering of knowledge, attitudes and practices in behavior change research. *Human Communication Research, 24*, 366-385.

Valente, T. W., & Pumpuang, P. (2007). Identifying opinion leaders to promote behavior change. *Health Education & Behavior, 34*, 881-896.

Valente, T. W., & Rogers, E. M. (1995). The origins and development of the diffusion of innovations paradigm as an example of scientific growth. *Science Communication: An Interdisciplinary Social Science Journal, 16*, 238-269.

Valente, T. W., & Saba, W. (1998). Mass media and interpersonal influence in a reproductive health communication campaign in Bolivia. *Communication Research, 25*, 96-124.

Valente, T. W., Sussman, S., Unger, J., Ritt-Olson, A, Okamoto, J., & Stacey, A. (2007b). Peer acceleration: Effects of a network tailored substance abuse prevention program among high risk adolescents. *Addiction, 102*, 1804-1815.

Valente, T. W., Unger, J., & Johnson, A. C. (2005). Do popular students smoke? The association between popularity and smoking among middle school students. *Journal of Adolescent Health, 37*, 323-329.

Valente, T. W., Unger, J., Ritt-Olson, A., Cen, S. Y., & Johnson, A. C. (2006). The interaction of curriculum and implementation method on 1 year smoking outcomes. *Health Education Research: Theory & Practice, 21*, 315-324.

Valente, T. W., & Vlahov, D. (2001). Selective risk taking among needle exchange participants in Baltimore: Implications for supplemental interventions. *American Journal of Public Health, 91*, 406-411.

Valente, T. W., Watkins, S., Jato, M. N., Van der Straten, A., & Tsitsol, L. M. (1997). Social network associations with contraceptive use among Cameroonian women in voluntary associations. *Social Science and Medicine, 45*, 677-687.

Valente, T. W., Zogg, J., Christensen, S., Richardson, J., Kovacs, A., & Operskalski, E. (2009). Using social networks to recruit an HIV vaccine preparedness cohort. *Journal of Acquired Immune Deficiency Syndromes, 52*(4), 514-523.

Van den Bulte, C., & Lillien, G. L. (2001). Medical innovation revisited: Social contagion versus marketing effort. *American Journal of Sociology, 106*, 1409-1435.

Van den Bulte, C., & Wuyts, S. (2007). *Social networks and marketing.* Cambridge, MA: Marketing Science Institute.

Van Duijn, M. A. J., Gile, K. J., & Handcock, M. S. (2009). A framework for the comparison of maximum pseudo-likelihood and maximum likelihood estimation of exponential family random graph models. *Social Networks, 31*(1), 52-62.

Vaux, A. (1988). *Social support: Theory, research, and intervention.* New York, NY: Praeger.

Vega, W. A., Apospori, E., Gil, A. G., *et al.* (1996). A replication and elaboration of the self esteem-enhancement model. *Psychiatry: Interpersonal Biological Processes, 59,* 128-144.

Wallace, R. (1994). A fractal model of HIV transmission on complex socio-geographic networks. Part 2: Spread from a ghettoized "core group" into a "general population." *Environment and Planning A, 26*(5), 767-778.

Wallerstein, N. B., & Duran, B. (2006). Using community-based participatory research to address health disparities. *Health Promotion Practice, 7,* 312-323.

Wang, M. Q., Fitzhugh, E. C., Eddy, J. M., *et al.* (1997). Social influences on adolescents' smoking progress: a longitudinal analysis. *American Journal of Health Behavior, 21,* 111-117.

Wasserman, S., & Faust, K. (1994). *Social networks analysis: Methods and applications.* Cambridge, UK: Cambridge University Press.

Watts, D. (1999). *Small worlds: The dynamics of networks between order and randomness.* Princeton, NJ: Princeton University Press.

Watts, D. J., & Strogatz, S. H. (1998). Collective dynamics of 'small-world' networks. *Nature, 393,* 409-410.

Wellman, B., & Berkowitz, S. D. (Eds.) (1988). *Social structures: A network approach.* Cambridge, UK: Cambridge University Press.

White, H. C., Boorman, S. A., & Breiger, R. L. (1976). Social structure from multiple networks. I. Blockmodels of roles and positions. *The American Journal of Sociology, 81*(4), 730-780.

White, K., & Watkins, S. C. (2000). Accuracy, stability and reciprocity in informal conversational networks in rural Kenya. *Social Networks, 22,* 337-356.

Wickizer, T. M., Korff, M. V., Cheadle, A., Maeser, J., Wagner, E. H., Pearson, D., Beery, W., & Psaty, B. M. (1993). Activating communities for health promotion: A process evaluation method. *American Journal of Public Health, 83,* 561-567.

Wiist, W. H., & Snider, G. (1991). Peer education in friendship cliques: Prevention of adolescent smoking. *Health Education Research, 6*(1), 101-108.

Windle, M. (2000). Parental, sibling, and peer influences on adolescent substance use and alcohol problems. *Applied Developmental Science, 4,* 98-110.

Wipfli, H., Fujimoto, K., & Valente, T. W. (2010). Global tobacco control diffusion: The case of the framework convention on tobacco control. *American Journal of Public Health, 100*(7), 1260-1266.

Young, P. H. (2006) *The spread of innovations through social learning.* Washington, DC: Brookings Institute, working paper.

## 訳者あとがき

　本書は、トーマス・ヴァレンテ（著）の *Social Networks and Health: Models, Methods, and Applications*. Oxford University Press の全訳である。ネットワーク分析の教科書としての基礎的な技法はもちろん、これまで日本では体系的に語られることがほとんどなく、世界的にも応用・実証研究が始まったばかりの最新の分析手法やモデルについても、その保健分野への応用に関して詳しく紹介と解説をしている。

　著者であるトーマス・ヴァレンテ博士は、南カリフォルニア大学の予防医学（公衆衛生）の教授 Professor of Preventive Medicine, University of Southern California であり、社会ネットワーク分析の研究者である[1]。ヴァレンテ博士はメアリーワシントン大学で数学の学士号を、サンディエゴ大学にてマスコミュニケーションの修士号（MS）を取得、南カリフォルニア大学（アンネンバーグ・スクール・フォー・コミュニケーション）で Ph. D. を 2008 年に取得している。米国国立衛生研究所の客員研究員、フランス公衆衛生高等研究院（Paris/Rennes）の客員教授の経験も持ち、社会学のみならず医療分野におけるネットワーク分析の応用研究や政策提案に優れた実績を持つ。

　本書が扱うネットワークに関する基礎および応用研究は、イノベーションの普及の閾値に関するモデルと理論構築、喫煙、薬物乱用や感染症の予防など、きわめて多様でありながら、手堅くかつ実践的である。我々はここに、ヴァレンテの研究上のメンターとして彼の研究の方向を決定づけた、あのコミュニケーション研究の第一人者、エヴェレット・ロジャーズの影響を認める[2]。ロジャーズは晩年の一時期を南カリフォルニア大学で過ごし、ヴァレンテは彼と豊かな時間と知的空間を共有している。本書が公衆衛生のみならず、あらゆる普

---

1)　https://ipr.usc.edu/faculty.php?faculty_id=46.

2)　Rodgers, E. M., & Kincaid, D. L (1981). *Communication networks: Toward a new paradigm for research*. New York, NY: Free Press.

及に関わる社会現象の研究者、マーケティングや広報に関わる実務家にとっても極めて重要な知見と、将来の研究へのヒントを含むことを、我々が確信している所以である。

イノベーションの普及は、社会ネットワーク研究では王道ともいえるテーマである。オピニオンリーダーが社会関係上で占める構造的な位置についての古典的データに関わる執念的ともいえる再分析、流行や普及現象の収束か拡散かを見極める「閾値」のモデルなど、グラノヴェッターの閾値モデルを発展させ、ヴァレンテがその最先端を担ってきた、普及事象に関わる論考と解説は、難解だが本書の白眉である。

とりわけ、本書で特徴的なのは、ヴァレンテ自身の専門でもある、人々の態度変容や行動変化を促進するためのネットワークによる「介入」と「接触量（照射量、曝露量）」の概念である。介入の概念は、疾病や健康上望ましくないような生活習慣、すなわち感染症、喫煙や肥満などの連鎖を止めるためには極めて重要である。既存のネットワークを利用して行動を変化させる、いわば「弱い介入」や、ネットワークそのもののより望ましいありかたを設計し積極的に変化させることで、さらに態度変容を促そうとする「強い介入」研究は、公衆衛生や医療社会学、マーケティング分野などを中心に、今後一層、発展すべきテーマである。

また、直接的、間接的な人間関係がもたらす態度変容への影響度を測る「接触量」の概念も注目すべきである。周囲の人々の行為や態度にさらされることで、物事に対する受容度が上がり、本人が態度や行動を変える。最も単純化して例をあげれば、講義や会議の最中に、1人が私語をしていれば自分も私語をし始めるか、参加者の1割が私語をしているならば自分も私語をしてもよいと思うか、参加者の半数が私語をしているならば自分も加わるのか、参加者の99%までが私語をするまで自分は我慢をするのか、各自はそれぞれ私語をするか否かを決定するための規範として何らかの数値を持っているであろう。各自の規範的な閾値と、どれだけの私語に周囲からさらされるかの接触量によって、受講生は私語をするか否かを決定する。接触量が一定の量（閾値）を超えると人は態度を変容させるが、直接的な関係の効果だけではなく、2段階、3段階……と、理論的には数段階先までのつながりが及ぼす影響を測定しようと

訳者あとがき 333

する分析手法は斬新である。

　その他、紹介されている多くの手法やモデルは、人のつながりのみならず、メディアからの情報の受容量や、保健行動、購買行動、投票行動などにも関連づけられる。周囲の人々が日常的に行う行動は望ましいものであれ、あまり望ましくないものであれ、我々は寛容になりがちであり、よい意味でも悪い意味でもそれを受容しがちである。さらには、対面的であれオンライン上のつながりであれ、人間関係が人になんらかの行為を行わせる（あるいは止めさせる）媒体力を持つ実体であるとヴァレンテは強調し、データをもってその証左とする。

　ヴァレンテは、2016年に英国、ブライトンでされたサンベルト国際社会ネットワーク分析学会の基調講演で、自身の研究者人生をふりかえり、多数の優れた指導者や共同研究者に恵まれたことに感謝している。明朗かつ誠実な人柄であり、アカデミアにも現場にも豊かなネットワークを持っていることから、今後も医療・公衆衛生の分野を中心的なフィールドとして、ネットワーク研究をリードしていくことは間違いない。本書の邦訳に際しては、我々からの依頼や度重なる質問にも快く応じていただいた。さらに「日本の読者の皆様へ」で書かれているように、関西にお住まいになっておられたご経験からも、日本と少なからぬつながりを持っていることに、我々は驚きとともに感謝を申し上げたい。

　人間関係を対象とする社会ネットワークに関する研究の多くが、記述的な分析にとどまる。研究対象が「どのようにつながっているのか」を可視化し、その特徴（量）を記述することと、そのネットワークの特徴量を使ってさらに分析を行う研究とは、性質も困難さも異なる。後者のレベルに達する研究は、極めて難しい。また、そのネットワークが、「なぜ、そのようにつながっているのか」という問いも、また、そのネットワークを、ある目的のために「どう利用すればよいのか」「どのような形に変えたらよいのか」という問いも、単なる構造の記述分析とは性質が異なる。さらに、複数の時点におけるネットワークの比較や状態変化の分析にも技術が必要だが、社会的な相互作用によるネットワークの共変関係を扱うことも、挑戦的な課題である。本書は、多様な分析手法と、その応用可能性を示唆している。

　例を挙げれば、人間関係のネットワークは多元的であり、かつ相互依存性が

ある。例えば、共同作業や共同所属の関係のありかたが、友人関係やサポート関係の強弱、リスクに関わる態度変容にも関わっている。いずれかのネットワークが変われば、他のネットワークの構造も、そして態度や行為も連動して変わる可能性が高い。複数の次元のネットワークの時系列的な変化と、相互の影響力、そして連鎖の構造を考察するために、トライアド（三者関係）を用いるなど、チャレンジングな手法の提案もなされており、伝統的な学問分野はもとより、ビッグデータの解析等にも応用可能性は高い。

　本書の翻訳は、結核という慢性感染症の疫学研究に携わってきた森と、社会ネットワーク分析をライフワークとしてきた安田の合作である。ともに医療・保健の分野における社会ネットワーク分析の応用の可能性を、本書から強く示唆され、日本での普及に大きな期待をもって翻訳に当たった。安田は、アルコールによる肝臓の病から大切な命を守れなかったことへの痛切な自省と、亡くなったかたへの追悼の意をこめた。

　ヴァレンテの理論モデルどおりに、自らの行動が直接的、間接的な知人に影響力を与え、健康状態や病状を好転または悪化させうるものだとすれば、人間はなんと大きな意図せざる影響力を持つのだろうか。だがそれは同様に、自分では認知さえしえない遠くにつながる人々の健康を保ち、さらには増進する力をも誰もがみな、持っていることを意味する。

　私たちは、最前線で保健・医療に従事する人々をはじめ、研究者に敬意を表すとともに、感染症や生活習慣病、リスク行動の連鎖をとめるために、本書を通じてネットワーク分析が役立ち、1人でも多くの人々の健康と幸福に貢献できることを心から祈る。

　おわりに、本書の刊行に対して種々援助を賜った同志社大学の池田謙一教授、関西大学の高鳥毛敏雄教授、東京大学の小林廉毅教授に感謝を捧げる。さらに東京大学出版会の後藤健介・依田浩司氏の懇切なご配慮にも深謝したい。


　2018 年 7 月

安田　雪＋森　　亨

# 著者索引

## A

Adelman, M. B. **45**
Ainlay, S. L. **46**
Ajzen, I. **42**
Albrecht, T. L. **45-46**
Alexander, C. **9, 20, 39, 44, 84, 119, 232**
Allison, P. D. **229**
Aloise-Young, P. **39**
Amirkhanian, Y. A. **250**
Amos, A. **41**
Anderson, C. J. **187**
Anderson, R. M. **47**
Aral, S. O. **46-47**
Asch, S. E. **42**

## B

Baerveldt, C. **199, 208**
Bailey, N. T. J. **211**
Bak, P. **24**
Bandura, A. **40, 78**
Banks, D. L. **15**
Barabási, A. L. **14, 28**
Barns, S. B. **34**
Barrera, M. **46**
Bass, F. M. **211**
Bauman, K. E. **9, 39-41, 92**
Bavelas, A. **101**
Beal, G. M. **211**
Bearman, P. S. **9**
Becker, M. H. **20, 221**
Beniger, I. R. **49**
Berkman, L. F. **46**
Berkowitz, S. D. **8**
Bernard, H. R. **62, 82, 288**
Bertrand, J. T. **219**
Bettinger, J. A. **47**

Bhatia, S. **48**
Bloor, M. **247**
Blythe, J. **66**
Bogue, D. J. **56**
Bohlen, J. M. **211**
Boissevain, J. **8, 34**
Bonacich, P. **34-35, 70, 116, 299**
Boorman, S. A. **34**
Borgatti, S. P. **3, 15, 20-21, 26, 101, 113, 116, 145-146, 162, 174-175, 180, 207, 248, 255**
Bott, E. **34**
Botvin, G. J. **39**
Boulay, M. **292**
Brandes, U. **26, 110**
Breiger, R. **34, 53, 60, 62**
Broadhead, R. S. **253**
Brown, L. **211**
Buller, D. B. **23, 250**
Burk, W. J. **185, 201**
Burt, R. S. **8, 53, 55, 70, 78, 87-88, 153, 155, 166, 224-225, 227, 298**
Busch-Rossnagel, N. A. **47**
Bush, P. J. **43, 92, 289**

## C

Cairns, R. B. **34**
Campbell, K. E. **54, 288**
Carley, K. M. **15, 34, 62, 144**
Carrington, P. J. **8**
Cartano, D. G. **120, 242**
Cartwright, D. **34**
Cassel, J. **46**
Cheek, N. H. **45**
Chen, X. **39**
Chou, C. **198-199**
Christakis, N. A. **8-9, 62, 232, 274, 293**

336 著者索引

Chung, W. **48**
Clark-Lempers, D. S. **45**
Coender, G. **289**
Cohen, S. **46**
Coleman, J. S. **15, 49, 212, 220**
Contractor, N. S. **8, 294**
Cornwell, B. **116**
Coromina, L. **289**
Costenbader, E. **26, 112, 115**
Coyle, S. L. **8**
Crabb, A. R. **214**
Crane, D. **214**
Cross, R. **23**
Crouch, B. **187-188**
Cutrona, C. E. **46**

**D**

D'Avanzo, K. **44**
Davis, A. **53, 60, 62**
Davis, R. **10, 20, 23, 250, 252**
Degenne, A. **8**
Diani, M. **8**
Dishion, T. J. **263**
Dodge, K. A. **264**
Donato, F. **39**
Donohew, L. **40**
Doreian, P. **15, 59, 144**
Dunbar, R. I. M. **160, 287**
Dunphy, D. C. **45**
Duran, B. **204**
Dutton, W. H. **62**

**E**

Eccles, R. **8**
Ellen, J. **119**
Engels, R. **41**
Ennett, S. T. **9, 39-41**
Entwisle, B. **9**
Epstein, J. M. **24**
Erlebach, T. **26, 110**
Everett, M. **20-21, 101, 174-175**

**F**

Faust, K. **8, 118, 166, 171, 298-299**
Feiring, C. **45**
Fernandez, R. M. **166**
Festinger, L. **34, 164**
Fishbein, M. **42**
Fisher, J. **41, 47**
Flay, B. R. **39**
Foreman, R. K. **107, 224**
Forsé, M. **8**
Fosados, R. **23**
Fowler, J. H. **8-9, 62, 232, 274, 293**
Freeman, L. C. **20, 33, 38, 66, 70, 101-102,
  104, 109-110, 116, 124, 173, 298-299**
Friedkin, N. E. **8, 227**
Friedman, S. R. **9, 39, 47, 219**
Fujimoto, K. **140, 178, 198-199, 234, 258**
Furman, W. **45**

**G**

Galaskiewicz, J. **49**
Gavin, L. A. **45**
Gilmore, J. B. **138**
Girvan, M. **125, 132-133, 146, 150, 249,
  273**
Gladwell, M. **218, 226**
Glanz, K. **211**
Goodman, L. A. **53**
Gottlieb, B. H. **45-46**
Gould, R. V. **166**
Granovetter, M. **16, 22, 34, 48, 83, 164,
  222-223, 235, 256, 258-260, 299**
Gross, C. P. **232**
Gross, N. **9, 211-213**

**H**

Hägerstrand, T. **211**
Hall, J. **41-42, 233**
Hamblin, R. **226**
Hammer, M. **46**
Harary, F. **8, 298**

Harrigan, N. 185, 197
Harris, J. 8-9, 46, 62
Havanon, N. 47
Heckathorn, D. D. 56, 253
Heider, F. 34, 164
Hoffman, B. 18, 38
Holland, P. W. 164-165, 187
Homans, G. C. 34
House, J. S. 45-46
Huckfeldt, R. 93
Huisman, M. 9, 26, 64, 116
Hummon, N. B. 62, 144

I, J

Ianotti, R. J. 43, 92, 289
Ikeda, K. 93
Israel, B. A. 204
Iyengar, R. 267
Jasuja, G. K. 166
Jenkins, J. E. 39, 44

K

Kandel, D. 41
Katz, E. 211, 217, 238
Kelly, J. A. 48
Kelner, M. 48
Killeya-Jones, L. A. 262
Killworth, P. D. 160
Kincaid, D. L. 8, 20, 48, 57-58, 119, 221
King, C. W. 267
Kirke, D. 39
Kleinberg, J. 12
Klovdahl, A. S. 46-47, 53, 56, 94
Knoke, D. 8, 35
Knowlton, A. 45-46
Kochen, M. 11
Koehly, L. 198
Kohler, H. P. 46
Koschützki, D. 26
Kossinets, G. 62, 222
Krackhardt, D. 134, 139, 180
Krebs, V. E. 22

Kretzschmar, M. 85
Kuklinski, J. H. 8, 35
Kwait, J. 9, 46

L

Latkin, C. A. 47, 246, 253
Laumann, E. 58
Lazarsfeld, P. 217
Lee, B. A. 54, 288
Leinhardt, S. 164-165, 187
Lewis, K. 62
Lewis, M. 45
Liben-Nowell, D. 12
Lillien, G. L. 230
Lin, N. 8, 15
Lomas, J. 23, 46, 49, 245, 247
Lorrain, F. 144
Luce, R. D. 171
Luke, D. A. 8
Luthar, S. S. 44

M

MacKinnon, D. P. 43
Mahajan, V. 213, 226
Marino, F. 46
Markus, M. L. 227
Marsden, P. Y. 8, 26, 53, 55, 63, 79, 227, 298
Marwell, G. 226
May, R. M. 47
McAdam, D. 8
McCarty, C. 54
McGrath, C. 66
McPherson, M. 17, 55
Meijer, R. R. 39
Merton, R. 217
Michell, L. 41
Milgram, S. 11-12
Minor, M. J. 8
Mitchell, C. 34
Mizruchi, M. 53, 60
Monge, P. R. 8, 294

338　著者索引

Montgomery, M. R.　**48**
Moody, J.　**9**
Moore, K. A.　**245**
Moore, S.　**16**
Moreno, J. L.　**33**
Morris, M.　**8, 47, 85-86, 211**
Moscovici, S.　**126**
Murray D. M.　**37, 51**
Myers D. J.　**234**

　N

Namboodori, K.　**299**
Neaigus, A.　**9, 47**
Needle, R. H.　**7, 47**
Newman, M. E. J.　**26, 110, 125, 132-133,**
　**146, 150, 249, 273**
Nohria, N.　**8**

　O

Obbo, C.　**47**
Oh, H.　**139**
Orth-Gomer, K.　**46**

　P

Palmore, J. A.　**53**
Park, H. J.　**48**
Parker, A.　**23**
Pattison, P.　**197-198**
Pearson, M.　**39-40**
Pennings, J.　**59**
Perry, A. D.　**171**
Peters, R. H.　**245**
Peterson, R. A.　**213, 226**
Pierce, J.　**6**
Pitts, F. R.　**119**
Podolny, J.　**227**
Pool, I. S.　**11**
Potterat, J. J.　**218**
Provan, K. G.　**9, 49**
Pumpuang, P.　**20, 123, 242-244**
Putnam, R. D.　**16**

　R

Rai, A. A.　**39**
Rice, R. E.　**39, 43, 62, 92, 289**
Richards, W. D.　**116**
Robertson, T. S.　**211**
Robins, G.　**192, 195, 197, 199**
Rogers, E. M.　**8, 18, 20, 37, 48, 57-58, 119-**
　**120, 211-212, 220, 242**
Rosenfield, A. G.　**48**
Rothenberg, R.　**9, 47**
Ryan, R.　**213-214**

　S

Saba, W.　**55, 227, 237**
Sabidussi, G.　**101**
Salganik, M. J.　**56, 253**
Sarason, I. G.　**45-46, 53**
Schelling, T.　**226**
Scott, J.　**8, 34, 127, 298-299**
Seary, A. J.　**116**
Shaw, M. E.　**119**
Shrum, W.　**45**
Sieving, R.　**39**
Sikkema, K. J.　**246**
Snider, G.　**250**
Snijders, T. A. B.　**185, 197, 199, 201, 208,**
　**210, 299**
Soumerai, S. B.　**46, 245**
Spruijt-Metz, D.　**198-199**
Steglich, C. E. G.　**203**
Stephenson, K.　**70, 116**
Stern, R. N.　**134**
Stoebenau, K.　**46**
Stokman, F.　**15**
Strang, D.　**234**
Strogatz, S. H.　**28, 170, 225, 292**
Suhr, J. A.　**46**
Sussman, S.　**43-45, 264**
Syme, S. L.　**46**

## T

Tanjasiri, S. P.   **204**
Tran, J.   **204**
Travers, J.   **11**
Treboux, D.   **47**
Trotter, R. T.   **48**
Tuma, N. B.   **234**
Turner, R. J.   **46**
Tutzaer, F.   **116**

## U

Unden, A. L.   **46**
Unger, J. B.   **39, 252**
Urberg, K. A.   **39, 41, 84, 232**
Uzzi, B.   **139**

## V

Valente, T. W.   **7-9, 18-20, 22-23, 26, 29,
        37, 41-42, 44, 46, 48, 51, 53, 55, 57, 63,
        72, 84, 91, 93, 95, 107, 112, 114-115,
        120, 123, 138, 140, 156-157, 163, 166,
        175-176, 198-199, 204, 206, 209, 211-
        213, 215, 224, 226-227, 230, 233-234,
        237, 242-244, 250-253, 258, 264, 289,
        292, 299**
Van den Bulte, C.   **8, 78, 121, 231**
Van Duijn, M. A. J.   **9, 26, 64, 116, 192**

Vaux, A.   **46**
Vega, W. A.   **44**
Vlahov, D.   **63, 84, 289**

## W

Wallace, R.   **47**
Wallerstein, N. B.   **204**
Wang, M. Q.   **39**
Wasserman, S.   **8, 118, 171, 187, 298-299**
Watkins, S. C.   **26**
Watts, D. J.   **10, 62, 170, 222, 225, 292**
Wellman, Barry   **8, 34**
Wellman, Beverly   **48**
West, P.   **39**
White, H. C.   **34, 69, 144**
White, K.   **26**
Wickizer, T. M.   **46, 49**
Wiist, W. H.   **250**
Windle, M.   **39**
Wipfli, H.   **234, 291**
Wuyts, S.   **8, 78**

## Y, Z

Yang, S.   **8**
Young, P. H.   **213**
Zelen, M.   **70, 116**
Zunguze, S. T.   **39**

# 事項索引

## あ　行

アーカイブ　62
アイデンティティー（社会的）　125
アルゴリズム　26
閾値　19, 77, 93, 227, 286, 299
医原性効果　263-265
医師　9, 45-49, 266-267
意思決定　239
依存グラフ　195
位置　143-158
　位置（介入のための）　250
位置的同値　69
逸脱訓練　263
イベントヒストリー分析　229
イメージ行列　145, 149
医療新技術データ　221, 231, 237-238
飲酒　39
影響　77, 83, 86, 92, 122-123, 137, 217-219,
　→「社会的影響」も見よ
エイズ（後天性免疫不全症候群）　35, 45
エージェント・ベース・モデル　24-26,
　278-286
エゴセントリック　7, 52-56, 63, 77, 97,
　298
オピニオン・リーダー　10, 20-21, 30, 119-
　123, 174, 217-222, 226, 242-247
重み行列　227

## か　行

回答者駆動抽出　→「RDS」を見よ
介入　23, 241-269
架空ネットワーク　55
確度（知覚の）　44
果実野菜類　250
加重（紐帯への）　69, 93
過剰推定　43

家族計画　18, 45, 48
家族計画（韓国のデータ）　18, 230-231,
　236
関係　3-6
感受性（普及測定上の）　234
感染（普及の推定）　234
完全ネットワーク　57, 96, 273
キー・プレーヤー　247-248
喫煙　9, 38-43, 120, 186, 251-252
喫煙に対する感受性　6
規範　42-44
急性心筋梗塞（AMI）　245
共同　9, 46, 176
行列（マトリックス）　299
距離　10, 104, 106-107, 152-154, 255, 259,
　298
　距離（非結合ネットワークの）　107-109
ギルヴァン・ニューマン　132-135, 150
近接性　→「中心性」を見よ
クラスタリング　170-171
クリーク　127-131, 298
グループ　125-141, 143
グループ（介入対象の）　249-251
計量書誌学　62
結核　47
欠測データ　112-113
限界（ネットワーク分析の）　294-295
研究課題　288-292
コア─周辺　21, 127-128, 174-175
行為者中心モデル　200-204
構成的尺度　79-80
構造的空隙　166, 224
構造同値　152-154, 298
拘束性　69, 86, 224
行動　3, 7, 9, 17, 28, 31, 39-40, 91, 135,
　155-156, 178, 186, 211
行動科学　38

342 事項索引

効率 21-22
互換性（行列における） 60, 179
互酬性 27, 162-163, 166
コネクテッドネス 29, 69, 298
固有値に基づく中心性 112, 115-116
孤立者 5

さ　行

サイズ 81-82, 159-160
最大疑似尤度推定量（MPLE） 188
採択 18, 78, 213-214
最短パス長 109-110
雑種種子 213-214
自殺 9
次数 102, 104, 203, →「中心性」も見よ
指数型ランダムグラフモデル 26, 191-199,
　　298
質問紙 54
シミュレーション 24
　シミュレーション（ERGM による） 192,
　　→「エージェント・ベース・モデル」も
　　見よ
社会的影響 8, 83, 181, 290
社会的学習理論 40
社会的結末 44
社会的支援 45-46
社会的役割 54
就職 16
重層モデル 188
集団行動 8
集中度 27, 117, 140, 171-174, 298
周辺 182
縮約型ネットワーク 144
出次数 →「中心性」を見よ
ジョイントネス →「2 モード」を見よ
生涯研究 44-45
所属ネットワーク 178
信頼 122, 136
推移性 27, 164-166, 202, 298
数理モデル（普及の） 215
スケールフリー・ネットワーク 13-14
スノーボール抽出 52-53, 93, 298

スモールワールド 10-13
スモールワールド・ネットワーク 10-13
性感染症／性的感染 47, 95, 252
生殖保健 48
精緻化（問題の） 68
成分 126-127
製薬関連の実例 266-268
接触（ネットワークでの） 40, 77, 82-83,
　　92, 157, 227-233, 299
接触者追跡 252
接続行列 →「所属ネットワーク」を見よ
潜在ブリッジ 255
センサス（標本抽出） 53, 57-58
選択 18, 40-42, 136
相関（中心性指標間の） 114
総合的社会調査 55, 63, 78-79
相互性 162-163
ソーシャルキャピタル 15-16, 30, 78, 136
属性 3, 5, 8, 72, 90, 103, 149-150, 156,
　　180, 186, 188, 191, 194, 200-202, 209,
　　233, 241, 261-265, 275-276, 288
属性効果（SIENA） 203
測地線 109-110, 298
速度関数（SIENA） 201-202
ソシオグラム 66
ソシオメトリー 52-53, 298
組織づくり 140, 166, 175
組織間関係 46, 49
組織行動 8

た　行

ダイアド／ダイアドの 63, 72, 89-91
対称的（紐帯の） 68
他者 78
たばこ使用 →「喫煙」を見よ
地域保健 48-49
知覚 42, 91-92
逐次型データ 56-57, 93
仲介 198-199
注射器共用 84
注射薬物使用者 8, 47, 245
中心性 20-21, 26, 70, 101-124

事項索引　343

近接中心性　20, 70, 104-107, 298
次数中心性　70, 102-104, 110, 298
媒介中心性　20, 70, 109-111, 299
紐帯の強さ　83-85, 92, 163, 224, 289
調査　54
調査標本　301-302
直接結合　168-169
直径　108, 166-168, 300
データ管理　51, 53-54, 62-63
データ収集　51-52
適合性（革新技術の）　221
テキスティング　137
テロリスト・ネットワーク　22, 235
転換点　226
電子メール　137
伝染　→「普及（新技術の）」を見よ
転置（行列の）　59-61, 178
統合性／放射性　107, 220-221
同時性進行　85
糖尿病検診　221
特性　122
特別高校　44, 128, 264
トライアド　164-166, 170-171
トライアド・センサス　164-165, 298

　な　行

二重データ　→「2モード」を見よ
2段階フロー仮説　55, 217-219, 238
2モード　53, 59-60, 178-180
入次数　→「次数中心性」を見よ
ニューマン・ギルヴァン・アルゴリズム
　→「ギルヴァン・ニューマン」を見よ
人気　120
ネーム・ジェネレーター　53-54, 78, 82, 93,
　298
NetDraw　207
ネットワーク関係　68-69
ネットワーク進化　201-204
ネットワーク・レベル　159-182
ノード　5
ノードリスト　64

　は　行

パーソナル・ネットワーク　77-97, 168
パーソナル・ネットワーク密度　86-88,
　170, 301
媒介性　→「中心性」を見よ
バランス　164-165, 203
パワー中心性　301
ハワイ会合　34
非結合ネットワーク　107
被接種者募集　253
非対称　68, 102, 111, 115, 149, 154, 162-
　165, 286
ヒト免疫不全ウィルス　9, 47, 84, 246, 250
避妊　9, 44, 82-83, 91, 119, 237-238
肥満　9, 198-199
フェイスブック　62, 137, 215, 265
普及（新技術の）　17-20, 139, 174, 211-240,
　278-285
部分ネットワーク　56
ブラジル農民のデータ　18, 157, 230-231
ブリッジ　5, 30, 255-261, 299
フロー　299
ブロックモデル化　144-146, 148
平均パス長　166-168, 299
併発症　246
辺（連結の）　116
変形（データの）　73-74
変質（モデル推定での）　196
変動の指標（エゴセントリック・データの）
　80-81
放射状　86-87
放射性　107
膨張性　103
保健サービス供給　9, 48
母集団尺度　81
ホモフィリー　16-17, 38-39, 219

　ま　行

マーケティング　8
麻疹予防接種　221
マッチ（UCINET）　152

344 事項索引

マラリア **47**
マルコフ連鎖モンテカルロ **192**
ミクロ／マクロ **144**
ミシガン大学 **34**
密度 **22, 27, 161-162, 299**
　最適水準 **138-141**
　パーソナル・ネットワーク密度 **69**
無作為抽出 **7, 36-38, 51-52**
目的関数（SIENA） **201**
モジュラリティ **133**

　　や　行

薬物使用 **40, 43, 139**
役割 **33, 40-52, 54-55, 143, 149, 222, →**
　「社会的役割」も見よ
ユークリッド距離 **153**
弱い紐帯 **83-84, →**「弱い紐帯の強さ」も
　見よ
弱い紐帯の強さ **165, 222-225, 259-260**

　　ら　行

ランダム効果（回帰） **188**
ランダム・ネットワーク **25**
リーチ **69, 299**
リレーショナル尺度 **69-70**
理論 **38, 146, 164, 202, 241, 272**
臨界量指標 **234**
リンク（除去、追加） **255-258**
リンク推定 **255-258**
リンク中心性 **133**
リンクリスト **64, 89**
隣接行列 **157**
歴史（ネットワーク分析の） **33-38**
連鎖の長さ **12**
ローカル・ネットワーク **54**

　　アルファベット

BMI（Body-Mass Index） **198-199**

CBPR（地域社会参加研究） **204**
Characteristic Path Length →「平均パス
　長」を見よ
CONCOR **151-152, 156**
E-I index（E-I 指数） **134**
HIV vaccine（エイズワクチン） **96**
INSNA（国際 SNA ネットワーク） **34, 299**
IQV（質的変動指数） **80**
K-core（K-コア） **127-129**
K-plex（K-プレックス、K-叢） **130-131**
LinkedIn **62, 265**
MAN（distribution） **165**
Multinet **299**
Myspace **62, 265**
N-clique（N-クリーク） **129**
ORA（Organization Risk Analyzer） **64,
　299**
Orgnet **299**
p*（p-star） **299**
Pajek **64, 299**
PNET **201**
Q（モジュラリティ） **134-135**
QAP（Quadratic Assignment Procedure）
　**180**
R **64, 72, 299**
RDS（Respondent-driven sampling） **252**
SAS **36, 63-64, 89**
SIENA **201-202, 299**
Social Networks Journal **144**
SPSS **36, 63-64, 89**
STATA **63-64, 89**
STATNET **64, 201, 300**
UCINET **35, 65, 67, 116, 128-131, 145-
　146, 148, 152, 248, 293, 300**
VBAC（帝王切開後経膣分娩） **49, 245**
Visualizer **65, 300**
WINCART **204-210**

## 著者・訳者紹介

［著者］

トーマス・W・ヴァレンテ（Thomas W. Valente）　南カリフォルニア大学予防医学部
教授（社会ネットワーク分析）。メアリーワシントン大学で数学の学士号を、サンディ
エゴ大学でマスコミュニケーションの修士号（MS）を取得。2008 年、南カリフォルニ
ア大学（アンネンバーグ・スクール・フォー・コミュニケーション）で Ph. D. を取得。
米国国立衛生研究所の客員研究員や、フランス公衆衛生高等研究院（Paris/Rennes）
の客員教授を歴任。主な業績は、*Network Models of the Diffusion of Innovations*（Ha-
mpton Press, 1995）、*Evaluating Health Promotion Programs*（Oxford University
Press, 2002）等。

［訳者］

森　亨（もり・とおる）　結核予防会結核研究所名誉所長（結核病学、疫学、公衆衛生
学）。1942 年生まれ。1967 年、東京大学医学部卒業。結核予防会結核研究所、茨城県水
海道保健所、結核研究所副所長、所長を経て、2016 年より現職。主な業績は、『結核病
学』（結核予防会、1983 年）、『現代の結核』（ニュートンプレス、1998 年）、Mori, T. *et
al., Tuberculosis and War: Lessons Learned from World War II*（Karger, 2018）等。

安田　雪（やすだ・ゆき）　関西大学社会学部教授（社会学、経営学、人工知能）。1986
年、国際基督教大学教養学部卒業。1993 年、コロンビア大学大学院社会学研究科博士
課程修了。Ph. D.（Sociology）。立教大学社会学部講師、助教授、東京大学大学院経済
学研究科特任准教授を経て、2008 年より現職。主な業績は、『日米市場のネットワーク
分析：構造社会学からの挑戦』（木鐸社、1996 年）、『ネットワーク分析：何が行為を決
定するか』（新曜社、1997 年）、『大震災に学ぶ社会科学　第 8 巻　震災から見える情報メ
ディアとネットワーク』池田謙一編・共著（東洋経済新報社、2015 年）、『ルフィの仲
間力：『ONE PIECE』流、周りの人を味方に変える法』（PHP 文庫、2018 年）等。

社会ネットワークと健康
「人のつながり」から健康をみる

2018 年 9 月 28 日　初　版

［検印廃止］

著　者　トーマス・W・ヴァレンテ

訳　者　森　亨＋安田　雪

発行所　一般財団法人　東京大学出版会

代表者　吉見俊哉
153-0041　東京都目黒区駒場 4-5-29
http://www.utp.or.jp/
電話　03-6407-1069　Fax 03-6407-1991
振替　00160-6-59964

印刷所　株式会社三秀舎
製本所　誠製本株式会社

© 2018 Toru Mori and Yuki Yasuda, Translators
ISBN 978-4-13-060413-0 Printed in Japan

JCOPY　〈（社）出版者著作権管理機構　委託出版物〉
本書の無断複写は著作権法上での例外を除き禁じられています．複写される
場合は，そのつど事前に，（社）出版者著作権管理機構（電話 03-3513-6969,
FAX 03-3513-6979，e-mail：info@jcopy.or.jp) の許諾を得てください．

川上憲人・橋本英樹・近藤尚己 編
社会と健康　　　　　　　　　　　　　　　　　　A5・3800 円

川上憲人・小林廉毅・橋本英樹 編
社会格差と健康　　　　　　　　　　　　　　　　A5・3400 円

東京大学医学部健康総合科学科 編
社会を変える健康のサイエンス　　　　　　　　　B5・2500 円

ピーター J ホッテズ 著／北潔 監訳／BT スリングスビー・鹿角契 訳
顧みられない熱帯病　　　　　　　　　　　　　　A5・4200 円

竹内啓 監修／市川伸一・大橋靖雄・岸本淳司・浜田知久馬・下川元継・田中佐智子 著
SAS によるデータ解析入門 ［第 3 版］　　　　　　B5・3400 円

竹内啓 監修／豊田秀樹 著
SAS による共分散構造分析　　　　　　　　　　　B5・3800 円

辻竜平・佐藤嘉倫 編
ソーシャル・キャピタルと格差社会　　　　　　　A5・3800 円

遠藤薫 編
ソーシャルメディアと公共性　　　　　　　　　　A5・4400 円

池田謙一 編
クチコミとネットワークの社会心理　　　　　　　A5・3200 円

ここに表示された価格は本体価格です．御購入の
際には消費税が加算されますので御了承ください．